# 코코넛 오일의 기적

사람의집은 열린책들의 브랜드입니다.
시대의 가치는 변해도 사람의 가치는 변하지 않습니다.
사람의집은 우리가 집중해야 할 사람의 가치를 담습니다.

이 책은 실로 꿰매어 제본하는 정통적인 사철 방식으로 만들어졌습니다.
사철 방식으로 제본된 책은 오랫동안 보관해도 손상되지 않습니다.

# 코코넛 오일의 기적

브루스 파이프 의학박사 지음  이원경 옮김

♠ 사람의집

# 차례

# 서문

코코넛 오일에 함유된 독특한 포화지방의 놀라운 효능은 최근 까지도 소수의 지방 연구자들만 알고 있었다. 건강 산업에 종 사하는 사람들은 대부분 그런 효능을 모르고 있으며, 식이지방 에 대한 그릇된 통념 때문에 코코넛 오일을 멀리한다. 하지만 열대 오일의 풍부한 영양과 탁월한 치유력이 점차 알려지면서 상황이 바뀌고 있다.

이 책에서 여러분은 모든 포화지방이 건강에 해롭지는 않 다는 사실을 알게 될 것이다. 실제로 건강에 긍정적인 영향을 주는 포화지방도 엄연히 존재한다. 이 책에서 간략히 소개하는 독특한 포화지방들의 놀라운 건강 증진 효과는 최근에야 지방 연구자들 사이에서 서서히 밝혀지고 있는데, 모유와 코코넛 오 일에 함유된 이런 포화지방은 〈중사슬 지방산medium-chain fatty acid(MCFA)〉이라고 불린다. 이 매혹적인 책은 여러분 의 건강에 심대한 영향을 끼칠 것이다.

이 책을 집어 드는 분들은 몸에 좋은 포화지방이 있다는 사실에 놀랄 수도 있다. 일반 대중과 의학 전문가들 모두 흔히 코코넛 오일에 함유된 포화지방이 몸에 해롭다고 믿지만, 실은 그렇지 않다. 어찌 보면 놀라운 일도 아니다. 만약 코코넛 오일이 몸에 해롭다면 수 세대에 걸쳐 코코넛 오일을 써온 사람들은 질병으로 신음했을 것이다. 하지만 실상은 정반대다. 코코넛 오일을 사용하는 사람들은 굉장히 건강한 삶을 산다.

역사적으로 코코넛 오일은 식용과 약용으로 쓰인 최초의 오일 중 하나이다. 아유르베다(고대 힌두교의 의술 및 생명 연장술) 문헌에 따르면 인도에서는 오래전부터 건강과 미용 목적으로 코코넛 오일을 사용할 것을 장려했다. 오늘날에도 세계 인구의 절반가량이 몰려 있는 아시아 태평양 지역에서는 여러 가지 형태로 코코넛 오일을 사용한다. 코코넛 오일을 많이 먹는 열대 기후 주민들에 대한 연구에 따르면 그들은 다른 지역 사람들보다 더 건강하고, 심장병이나 암, 소화 계통 문제, 전립선 질환으로 고생하는 일이 거의 없다. 북아메리카와 유럽에서 출간된 유명한 19세기 요리책에는 코코넛 오일이 들어가는 조리법이 많이 소개되어 있는데, 당시에는 심장병이나 암이 보고된 사례가 거의 없다. 코코넛 오일에 함유된 포화지방이 일반적인 통념처럼 정말 해롭다면 이런 상황은 상식적으로 앞뒤가 맞지 않는다.

그렇다면 코코넛 오일에 대한 부정적인 시각은 어디서 비롯됐을까? 〈포화지방〉이 심장병과 관련이 있다는 믿음이 보편화되면서부터 코코넛 오일은 건강을 위협하는 기름으로 낙인

찍혔다. 하지만 코코넛 오일이 심장병 증가와 연관성이 있다는 정보는 대부분 기껏해야 추정일 뿐이며, 논리적으로도 문제가 있다. 코코넛 오일을 먹으면 혈중 콜레스테롤이 증가해 심장병 발병 위험이 커진다는 연구 결과는 근거가 빈약하다. 필수 지방 섭취 없이 오로지 코코넛 오일만 먹였기 때문이다. 코코넛 오일 섭취량이 많은 사람들은 항상 채소와 생선에서 다른 지방을 보충하기 때문에 한결 균형 잡힌 식단을 유지한다.

미국 대두 협회American Soybean Association와 공익 과학 센터Center for Science in the Public Interest(정말로 공익을 추구하는 곳일까?)가 벌인 〈과학적〉이면서 정치적인 선동도 열대 오일을 미국 농부들이 생산한 고도불포화 대두 기름으로 대체하자는 캠페인에 한몫했다. 이 캠페인 때문에 식품 제조사들과 식당 및 극장 체인점들은 코코넛 오일 대신 고도불포화 기름을 사용하기 시작했다. 심지어 영양학 전문가와 의학 전문가조차 그런 부정적인 선동에 눈이 멀어 〈심장 건강에 좋다〉는 명분으로 고도불포화 기름 사용을 부추겼다. 이 캠페인은 모든 포화지방을 전반적으로 〈해로운 것〉으로 폄하했다. 그래서 일반 언론은 물론이요 과학 잡지들도 특정 포화지방이 건강에 긍정적인 기능을 한다는 점을 간과하고 있다.

이 책에서 소개하는 수많은 정보는 과학적으로 입증된 사실들이며, 미국의 인기 라디오 DJ 폴 하비가 진행하는 코너의 제목처럼 코코넛 오일에 대해 〈못다 한 이야기〉를 들려 줄 것이다. 이 책을 읽어 보면 〈포화지방〉이 크게 두 가지로 분류된다는 사실을 알게 된다. (1)장사슬 지방과 (2)단사슬 및 중사슬 지방. 이들 두 지방의 생물학적 작용은 뚜렷이 다르다. 고도 불포화지방을 과잉 섭취하는 것이 열대 오일에 함유된 포화지방을 섭취하는 것보다 건강에 더 해롭다는 사실을 여러분은 곧 알게 될 것이다.

코코넛 오일은 〈해로운 기름〉이 아닐뿐더러 모노라우린이라는 놀라운 지방도 함유하고 있다. 내 연구실에서 처음으로 발견한 중사슬 지방인 모노라우린은 자연이 준 가장 특별하고 신비로운 지방 중 하나이다. 모유와 코코넛 오일에서 자연적으로 섭취되는 이 독특한 오일은 이미 라우리시딘Lauricidin®이라는 상표로 시중에 나와 있다. 모노라우린은 현재 음부 포진과 C형 간염, 에이즈 치료를 목적으로 임상 실험이 진행 중이다. 초기 실험 결과는 매우 고무적이며, 대체 의약으로서 중요한 신무기가 탄생할 놀라운 가능성을 보여 준다.

이 흥미진진한 책을 통해 코코넛 오일, 특히 모노라우린의 긍정적인 효능을 세상에 알린 브루스 파이프 박사에게는 그 어떤 칭찬도 아깝지 않다. 호기심 많은 독자라면 우리 식단에서 지방의 역할, 특히 포화지방의 기능에 대해 더욱 균형 잡힌 새로운 시각을 갖게 될 것이다.

미시건 주립 대학 의학박사, 존 J. 카바라

# 들어가는 글

몇 년 전에 영양학자들과 모임을 가진 자리에서 그중 한 여성이 이런 말을 했다. 「코코넛 오일은 몸에 좋아요.」 우리는 어안이 벙벙했다. 믿을 수가 없었다. 코코넛 오일이 건강 음식이라고? 터무니없는 소리. 우리 생각은 그랬다. 어디를 가나 코코넛 오일이 〈동맥을 막는〉 포화지방의 원천이어서 건강에 해롭다는 이야기만 들었기 때문이다. 그런 코코넛 오일이 어떻게 몸에 좋을 수 있겠는가?

우리가 믿지 않을 것을 예상했던 그 여성은 한마디 덧붙였다. 「지금껏 코코넛 오일은 억울하게 손가락질 당했어요, 하지만 실은 좋은 지방 중 하나랍니다.」 그녀는 코코넛 오일이 흔히 알려진 것처럼 사악한 괴물이 아니라 실은 몸에 이로운 놀라운 효능이 많다는 사실을 여러 연구 논문을 언급하며 입증했다. 또한 수십 년 전부터 병원에서 중환자들에게 정맥 주사로 코코넛 오일을 투여하고 있으며, 사람 모유와 같은 영양분이 코코넛 오일에 많아 유아용 분유의 주성분으로 쓰인다는 이야기도

했다. 그리고 다양한 일반 질병 치료에도 코코넛 오일이 쓰일 뿐만 아니라, 미국 식품의약국(FDA)도 코코넛 오일을 안전한 천연 식품으로 취급한다고 했다. FDA에서 발표하는 〈일반적으로 안전한 식품〉 목록인 GRAS에 코코넛 오일이 등재되어 있다.

　그날 이후 나는 호기심이 발동했다. 많은 것을 알게 됐지만, 그로 인해 생긴 여러 의문이 머릿속을 맴돌았다. 코코넛 오일이 진짜 몸에 좋다면 어째서 지금껏 해로운 식품으로 거론되었을까? 정말로 건강 식품이라면 왜 그런 이야기를 듣지 못했을까? 병원에서 환자에게 코코넛 오일을 투여하고, 분유를 비롯한 여러 용도에 쓰인다는 말이 왜 생소하게 들릴까? 환자와 유아에게 좋다면 보통 사람들에도 좋지 않을까? 만약 몸에 해로운 식품이라면 어째서 정부가 코코넛 오일을 안전 식품 목록에 올렸을까? 왜 코코넛 오일에 대한 연구가 대중에게 잘 알려지지 않을까? 어째서 우리는 그릇된 통념을 믿고 살까? 정말로 그릇된 통념일까? 어쩌면 코코넛 오일은 진짜 나쁜 식품인데 아기에게 분유를 먹이는 부모들과 환자들이 속고 있는 것은 아닐까? 답을 찾아야만 했다. 그때부터 코코넛 오일에 관한 정보는 무엇이든 죄다 모으기 시작했다. 가장 먼저 알게 된 것은 코코넛 오일에 관한 글이 실린 잡지나 책이 거의 없다는 점이었다. 심지어 내가 갖고 있던 영양학 교재들도 이 문제는 비교적 간단히 다루고 있었다. 자세히 아는 사람은 아무도 없는 것 같았다. 〈유명한〉 건강서들에서 내가 찾아낸 정보는 대부분 코코넛에 포화지방이 많아 몸에 나쁘다는 비판적인 내용이었다. 다들 새로운 연구나 설명도 없이 다른 저자의 주장만 앵무새처럼 되풀이하는 듯했다. 마치 정치적 일관성 차원에서(정보의 정확성과는 상관없이) 모든 저자가 코코넛 오일에 대해 같은 말만 해야 한다는 칙령이라도 내려진 것 같았다. 이런 통념에 반기를 들고 용감하게 코코넛 오일이 해롭지 않다고 주장한 이들도 더러 — 지극히 소수 — 있었지만, 그들도 자세히 모르기는 마찬가지였다. 정말로 코코넛 오일에 대해 잘 아는 사람은 한 명도 없는 것 같았다.

내가 바라던 확실하고 객관적인 사실들을 찾아낸 유일한 곳은 흔히 간과하고 넘어가는 학술지들이었다. 거기서 나는 정보의 금광을 발견했으며, 내가 품은 모든 의문의 답을 찾았다. 학술지는 자료 조사에 최적의 장소였다. 왜냐하면 그런 학술지에 실린 실질적인 연구 결과들은 유명한 잡지나 책에 나오는 기사처럼 단순한 개인 견해가 아니었기 때문이다. 가장 평판이 좋은 과학 학술지와 의학 학술지 수십 개를 읽어 보니, 코코넛 오일에 관한 연구 논문이 수백 편이나 실려 있었다. 거기서 실로 놀라운 사실을 알게 되었다. 코코넛 오일은 우리가 쉽게 구입할 수 있는 가장 뛰어난 건강 식품 중 하나였다. 마치 세상이 거의 잊어버린 고대의 건강 식품을 다시 찾아낸 기분이었다. 또한 코코넛 오일이 지금껏 잘못 알려져 해로운 식품이라는 오명을 뒤집어쓴 까닭도 알게 되었다(독자들이 충격을 받고 분통을 터뜨릴지도 모르니 이 문제는 나중에 다루겠다).

그때부터 나도 코코넛 오일을 먹으면서 내 환자들에게 권하기 시작했다(나는 영양사 및 자연요법사 자격증이 있는 의사이다). 결과는 놀라웠다. 만성 건선이 사라지고, 비듬이 없어지고, 전암기의 피부 병변이 자취를 감추고, 방광염이 완화되고, 만성피로가 걷히고, 치질에서 해방되었으며, 그밖에도 많은 효능이 있었다. 이뿐만 아니라 과학 학술지에 실린 연구에 따르면 충치와 소화성 궤양, 양성 전립선 비대증, 암, 간질, 치매, 음부 포진, C형 간염, 에이즈 치료에도 쓰일 수 있다. 물론 터무니없는 소리로 들리겠지만, 코코넛 오일이 에이즈를 극복하는 데도 사용할 수 있다는 것이다. 치료가 불가능하다고 여겨져 온 치명적인 질병인 에이즈를! 이미 효과를 본 에이즈 환자도 많다. 그중 한 가지 사례를 소개하겠다.

1996년 9월에 인디애나 주 클로버데일의 에이즈 환자 크리스 대포는 자신이 앞으로 얼마 살지 못하겠구나 싶었다. 체중이 너무 많이 줄었고, 늘 기운이 없었으며, 날이 갈수록 몸 상태는 점점 더 나빠졌다. 병원에서 받은 검사 결과는 그의 관에 마지막 못을 박은 것과 다름없었다. 치명적인 에이즈 바이러스 수치가 60만을 넘어선 것이다. 살날이 별로 남지 않았다는 뜻이었다. 결국 그는 자신의 장례를 예약하고 장례 비용도 미리 지불했다. 하지만 죽기 전에 기운이 조금 남아 있는 동안 마지막 여행을 떠나고 싶었다. 그가 평생 꿈꿔 왔던 남아메리카 정글로 떠나는 여행이었다. 남아메리카의 작은 나라 수리남으로 날아간 그는 밀림 속으로 들어가 토착 원주민 마을에서 짧은 휴가를 보냈다. 거기서 지내는 동안 원주민들이 먹는 음식을 함께 먹었는데, 날마다 어김없이 코코넛 요리가 나왔다.

크리스는 이렇게 말했다. 「거기 촌장 말로는 코코넛을 이용해 모든 약을 만든다더군요. 코코넛 즙뿐만 아니라 밀림에서 구한 다른 풀과 향초도 약을 만드는 데 쓴다고 합니다. 그 사람들은 병을 예방하려고 매일 아침 코코넛을 먹었습니다.」 거기서 크리스의 건강은 한결 호전되었다. 없던 기운과 활력이 생겼고, 몸무게도 16킬로그램이나 회복되었다. 6주 뒤에 집으로 돌아온 그는 다시 병원에서 검사를 받았다. 결과를 받아 보니, 이번에는 바이러스 수치가 확 떨어져 거의 감지되지 않는 수준이었다. 한때 그의 몸에 가득 찼던 에이즈 바이러스가 자취를 감춘 것이다. 크리스는 지금도 매일 아침 코코넛을 따뜻한 시리얼과 섞어 먹으며, 코코넛이 에이즈 바이러스를 억제해 준다고 믿는다. 새로운 삶의 활력을 얻은 그는 이렇게 말한다. 「기분 최고예요. 지금껏 이렇게 기운이 넘친 적이 없습니다.」

코코넛 오일의 또 다른 놀라운 효능은 심장병을 예방해 주는 것이다. 농담이 아니다. 정말로 심장병을 예방해 준다. 지난 수십 년간 우리는 코코넛 오일이 심장병 위험도를 높인다고 믿어 왔지만, 최근 연구 결과는 정반대다. 머지않아 미래에는 코코넛 오일이 심장병과 기타 심혈관 질환을 물리치게 해주는 강력한 지원군으로 널리 인식될지도 모른다.

나는 지금껏 코코넛 오일을 비롯한 여러 기름을 연구해 오면서, 코코넛 오일의 잠재적 효능에 깊은 감명을 받았다. 그래서 내가 알게 된 것을 온 세상에 나눠 줘야 한다는 의무감을 느꼈다. 그것이 이 책을 쓴 까닭이다. 더 깊이 들어가기 전에 이 자리에서 분명히 해두겠다. 나는 코코넛 오일을 팔지도 않고, 코코넛 산업과 금전적인 이해 관계가 없다. 내가 이 책을 쓴 목적은 코코넛 오일에 관한 잘못된 통념을 깨뜨리고 그 기적적인 치유력을 세상에 알리는 것이다. 이 책을 읽다 보면 믿기 어려운 내용도 있을 테고, 가끔은 터무니없어 보일 때도 있겠지만, 여기 실린 글은 내가 지어낸 것이 아니다. 이 책에서 내가 하는 모든 말은 기존에 발표된 과학적 연구 자료와 역사적 기록, 개인의 경험으로 검증된 것들이다. 진짜인지 확인하고 싶은 분들을 위해 이 책 말미에 관련 자료와 참고 문헌 목록을 실었다.

내가 코코넛 오일에 대해 이야기할 때면 사람들은 〈댁한테만 좋은 거 아니오?〉라는 생각부터 한다. 이 책을 처음 읽는 분들도 그런 반응을 보일지 모른다. 의심은 그만하고 잠시 생각해 보라. 간단한 상식만 있으면 충분하다. 코코넛이 해롭다는 생각이 얼마나 터무니없는지 금세 깨달을 것이다. 코코넛(코코넛 오일)은 지난 수천 년 동안 아시아와 태평양 섬 지역, 아프리카, 중앙아메리카에서 주식으로 사용되어 왔다. 전통적으로 이 지역 사람들은 코코넛을 먹지 않는 북아메리카와 유럽 사람들보다 훨씬 더 건강했다. 현대적인 식품들이 유입되기 전까지 그곳 사람들은 대부분 거의 전적으로 코코넛에 의지하며 살아왔다. 그들은 심장병이나 암, 관절염, 당뇨병을 비롯한 온갖 퇴행성 질환에 시달리지 않았다. 적어도 코코넛을 기반으로 한 전통 식단을 버리고 현대적인 식품을 섭취하기 전까지는 그랬다. 머지않아 우리는 코코넛이 지금껏 널리 알려진 것처럼 사악한 괴물이 아니라는 사실을 당연하게 받아들일 것이다.

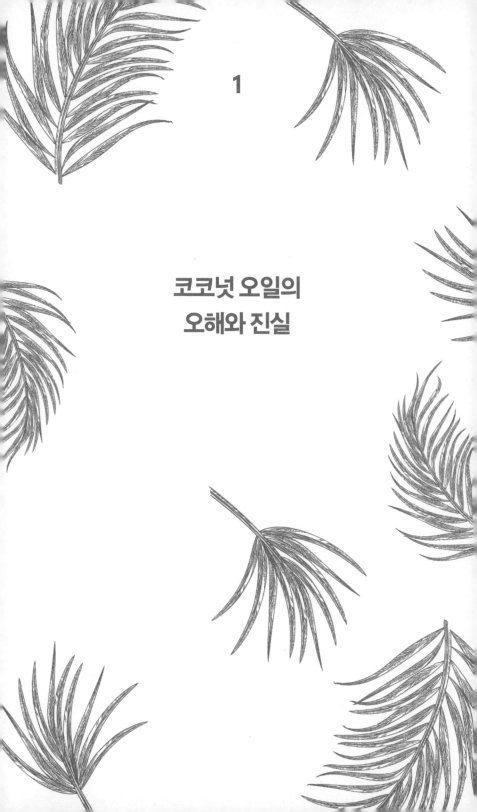

# 1

# 코코넛 오일의
# 오해와 진실

웬만한 나라들보다 건강 수준이 훨씬 높은 지역에서 고통스러운 퇴행성 질환으로부터 상대적으로 자유로운 삶을 누리는 사람들을 찾고자 세계 여행을 떠난다면, 단연 남태평양 섬 주민들이 눈길을 사로잡을 것이다. 열대 낙원에서 살아가는 이 사람들은 건강 수준이 매우 높으며, 전 세계 다른 지역 대부분의 주민들을 괴롭히는 퇴행성 질환의 고통에서 비교적 자유롭다. 이곳 사람들은 튼튼하고 건강하다. 심장병이나 암, 당뇨병, 관절염에 걸린 사람을 찾아보기 어려울 정도다. 적어도 전통적인 토속 음식을 꾸준히 섭취하는 이들은 그렇다.

학자들이 오래전부터 눈여겨본 바에 따르면, 이런 섬 주민들도 전통적인 식단을 버리고 서구의 음식을 먹기 시작하면 건강이 나빠진다. 식생활이 서구화될수록 서구 사람들에게 흔한 질병이 늘어나는 것이다. 심장병 전문의이자 뉴질랜드 웰링턴 병원 역학과 과장인 의학박사 이언 프라이어는 이런 경향이 태평양 섬 주민들 사이에 아주 뚜렷이 나타난다면서, 태평양 원주민들이 조상 대대로 내려오는 식단을 멀리할수록 통풍, 당뇨병, 동맥경화, 비만, 고혈압 같은 퇴행성 질환에 점점 더 자주 걸린다고 한다.

대체 어떤 기적의 음식을 먹기에 그들이 퇴행성 질환에 걸리지 않는 걸까? 태평양의 열대 섬 문화 전반에 쓰이지만 서구 식단에서는 비교적 보기 드문 이 불가사의한 식품은 무엇일까? 이 지역 사람들이 흔히 먹는 식품들을 조사해 보면 바나나, 망고, 파파야, 키위, 사고야자 뿌리, 코코넛이 손에 꼽힌다. 이것들은 모두 열대 지역에 흔하지만, 수백만 명에 이르는 섬 주민들 사이에 널리 퍼져 주식으로 쓰이는 것은 몇 가지뿐이다. 예컨대 제한된 지역에서만 자라는 망고는 대부분의 섬 주민들에게 중요한 식량원은 아니다. 마찬가지로 일부 지역에서만 많이 나고 다른 지역에는 비교적 드문 바나나도 타 지역 주민의 식단에는 크게 기여하지 못한다.

아시아 태평양 지역과 폴리네시아 주민들이 가장 공통적으로 먹는 음식은 토란 뿌리와 사고야자, 그리고 코코넛 나무 열매이다. 전 세계 다른 지역에서 쌀이나 밀을 주식으로 삼듯, 섬유질과 탄수화물이 풍부한 토란과 사고야자 뿌리는 이 지역 대다수 섬 주민들의 주식이다. 하지만 이 음식들은 비타민과 미네랄 함유량이 낮아서 쌀이나 밀에 비해 영양가 면에서 뒤쳐진다. 따라서 이곳 섬 주민들이 건강한 삶을 누리는 비결로 보기 어렵다.

결국 이 지역에서 공통적으로 섭취하는 음식 중에 남은 것은 코코넛뿐이다. 폴리네시아 군도와 멜라네시아 군도, 아시아 태평양 지역에서는 대부분 수 세기 동안 코코넛을 식단의 주요 재료로 사용해 왔다. 요리나 양념에 쓸 뿐만 아니라 음료로도 만들어 마신다. 그리고 코코넛에 풍부하게 함유된 기름은 모든 요리에 사용된다.

코코넛 오일은 예로부터 전 세계 여러 문화권에서 높은 가치를 인정받았는데, 귀중한 식량 자원이었을 뿐만 아니라 약재로서의 효험도 뛰어났다. 오늘날에도 열대 지역에서는 코코넛으로 수많은 전통 약제를 만든다. 예컨대 인도에서는 코코넛이 일부 아유르베다 약제의 주성분으로 쓰인다. 수천 년 전부터 인도에서 보편화된 아유르베다 약제는 지금도 수백만 명이 사용하는 가장 중요한 치료제이다. 중앙아메리카 국가인 파나마에서는 사람들이 코코넛 오일을 컵에 따라 마시며 병을 이겨낸다고 한다. 코코넛 오일을 섭취하면 병이 빨리 낫는다는 사실을 수 세대에 걸쳐 터득한 것이다. 자메이카 사람들은 코코넛 오일을 심장 강장제로 여긴다. 나이지리아를 비롯해 아프리카의 일부 열대 지역에서는 코코넛 오일과 매우 흡사한 야자씨 기름이 모든 병을 낫게 해준다고 믿는다. 워낙 오래전부터 효험이 있었던 터라 이제는 거의 모든 전통 약제에 그 기름이 들어간다. 2,000년도 더 된 고대 중국 의서들을 보면, 코코넛으로 만든 약제가 최소 69가지 질병을 치료해 준다고 나온다. 폴리네시아 주민들은 영양이 풍부하고 치유력이 있는 코코야자를 그 어떤 식물보다도 귀하게 여긴다. 코코넛이 자라는 문화권에서는 그 기적 같은 치유력을 오래전부터 알고 있었다. 겨우 최근에야 전 세계 다른 지역에도 그런 효능이 알려지기 시작했다.

비록 서구 사회에는 아직 널리 알려지지 않았지만, 지방 연구자들은 코코넛에 함유된 독특한 기름의 치유 효능을 익히 알고 있다. 병원에서는 소화불량으로 양분 흡수가 어려운 환자들에게 이 기름을 먹인다. 또한 다른 지방을 소화하지 못하는 유아와 어린이들의 이유식에도 코코넛 오일이 들어가며, 시중에 판매되는 분유도 대부분 코코넛 오일이 주성분이다. 여느 지방과 달리 코코넛 오일은 심장병과 암, 당뇨병을 비롯해 각종 소화계 질환을 예방해 준다. 그리고 우리 몸이 감염이나 질병의 공격을 피할 수 있도록 면역력을 강화해 준다. 또한 특이하게도 체중을 감소시켜 주는데, 덕분에 세계에서 유일한 저칼로리 지방이라는 명성을 얻었다.

지방 섭취를 줄이라는 경고를 끊임없이 듣고 사는 현대인에게는 어떤 특별한 기름을 먹으면 건강해지고 질병을 예방할 수 있다는 말이 이상하게 들릴 것이다. 하지만 기름을 많이 먹는 것이 최선의 식습관 변화일 수도 있다. 그 기름이 코코넛 오일이라면 말이다. 심장병에 걸릴 위험을 줄이기 위해서는 하루에 섭취하는 총 칼로리 중 지방 섭취량이 30%를 넘으면 안 된다고 한다. 하지만 폴리네시아 사람들은 주로 코코넛 오일에서 다량의 지방을 섭취한다. 전체 칼로리 섭취량의 60%가 지방인 사람들도 있다. 이는 권고 한계치의 두 배에 이르는 수치이다. 30% 제한은 서구인들이 먹는 일반적인 기름에 대해서는 적절한 기준일지 모르지만, 코코넛 오일은 다르다. 몸을 건강하게 해주는 〈좋은〉 기름이기 때문이다. 코코넛 오일에 대한 연구가 다각도로 진행되면서, 기존에 높이 평가받던 다른 기름들보다 더욱 탁월한 효능을 지닌 코코넛 오일이야말로 가장 뛰어난 식이지방이란 사실이 밝혀지기 시작했다.

코코넛 오일 이야기를 들을 때면 대부분의 사람들은 곧바로 포화지방을 떠올리면서 코코넛 오일이 나쁠 거라고 지레짐작한다. 코코넛 오일이 기본적으로 포화지방인 것은 사실이다. 하지만 사람들이 모르는 것은, 포화지방의 종류가 매우 다양하고 그것들이 우리 몸에 끼치는 영향이 각기 다르다는 점이다. 식물성 기름인 코코넛 오일에 함유된 포화지방은 육류에서 발견되는 포화지방과 다르다. 그 극명한 차이는 지난 수십 년간 발표된 과학 논문에 상세히 기술되어 있다.

만약 포화지방이 들어 있다는 이유로 지금껏 코코넛 오일을 멀리했다면, 여러분은 자기 잇속만 차리는 의도적인 상술에 속아온 수많은 사람들과 다를 바 없다. 이쯤에서 의심의 눈초리로 코코넛 오일이 건강 식품이라는 주장을 거부하려는 이들도 있을지 모른다. 한때 나도 같은 생각을 했다. 하지만 지난 수년간 과학 논문과 학술지를 철저히 조사하며 환자들에게 코코넛 오일을 직접 사용해 본 결과, 이 신비로운 식이지방의 새로운 모습이 드러났다. 이 책에서 소개하는 정보는 대부분 너무 새로워서 건강 관리 전문가들조차 생소하게 여길 것이다.

요리할 때마다 코코넛 오일을 사용하면 우리의 건강이 획기적으로 개선될 수도 있다. 이 책에서 여러분은 코코넛과 코코넛 오일이 가져다 주는 수많은 건장 증진 효과를 알게 될 것이다. 또한 오늘날 많은 연구자들이 코코넛 오일을 세상에서 가장 몸에 좋은 기름으로 여기는 까닭도 알게 될 것이다. 어째서 아시아와 폴리네시아 사람들이 코코야자수를 〈생명의 나무〉라고 부르는지 말이다.

## 열대 오일에 대한 치밀한 음모

이쯤에서 이런 질문이 나올 법하다. 〈당신 말처럼 코코넛 오일이 몸에 좋다면, 어째서 전에는 그렇게 욕을 먹은 겁니까?〉 이유는 간단하다. 돈과 정치, 오해 때문이다. 코코넛 오일이 포화지방이라는 사실은 누구나 안다. 그리고 우리는 포화지방 섭취를 줄여야 한다는 말을 끊임없이 듣는다. 이제는 〈포화지방〉이 〈심장병〉과 동의어 취급을 받는다. 코코넛 오일에 함유된 중사슬 포화지방산이 육류를 비롯한 다른 식품에 들어 있는 장사슬 포화지방산과 다르다는 사실을 아는 사람은 거의 없다. 보통 사람들에게 포화지방은 포화지방일 뿐이다. 심장마비로 사람을 공격해 쓰러뜨릴 기회를 호시탐탐 노리며 음식 속에 숨어 있는 사악한 물질. 심지어 의학 전문가들도 그런 차이를 모른다. 대부분 포화지방이 한 종류만 있는 게 아니라는 사실조차 모른다. 안타깝게도 건강 관리 전문가들과 건강서 저자들 중에는 남에게 들은 이야기만 되풀이하면서 지방이 몸에 끼치는 영향에 무지한 이들이 많다. 겨우 최근에야 코코넛 오일의 진실이 재조명 받기 시작했다.

1950년대로 거슬러 올라가면, 당시에 이미 코코넛 오일의 효능에 대한 연구가 시작되었다. 그로부터 수년간 코코넛 오일은 영양이 풍부하고 쓸모가 많은 좋은 기름으로 인식되었다. 그런 코코넛 오일이 어쩌다 동맥을 막는 괴물로 손가락질 받게 된 걸까? 여기에 혁혁한 공을 세운 장본인은 바로 미국 대두 협회(ASA)다. 시작은 1980년대부터였다. 당시 언론은 새로이 발견된 건강의 적, 즉 열대 오일의 위험성을 대중에게 경고하는 일에 광적으로 매달렸다. 그들은 코코넛 오일이 포화지방이라 심장병을 유발한다고 주장했다. 코코넛 오일이 들어간 식품은 죄다 〈몸에 나쁜 음식〉으로 싸잡아 매도하는 뉴스와 기사가 판을 쳤다. 이런 선동에 일반 대중이 열렬히 호응하는 듯 보이자, 영화관들은 콩기름으로 팝콘을 튀기기 시작했다. 식품 제조사들은 수십 년간 사용해 온 열대 오일을 콩기름으로 바꾸기 시작했고, 식당들도 콩기름이나 다른 식물성 기름으로 열대 오일을 대체했다. 결국 1990년대 초반에는 한때 번성했던 열대 오일 시장이 급격히 축소되었으며, 언론의 공습을 부추긴 자들은 열대 오일과의 싸움에서 승리했다고 선언했다.

불행히도 이 전쟁의 피해자는 미국의 모든 남녀노소였다(다른 나라 사람들도 마찬가지다). 슬프게도 코코넛 오일과 야자 오일을 대체한 기름은 수소를 첨가한 경화 지방인데(주로 콩기름), 이는 지구상에 존재하는 가장 몸에 해로운 식이지방 중 하나이다. 그리고 이 왜곡된 건강 식품 광풍의 실질적인 수혜자는 대두 업계에 종사하는 이들뿐이었다. 이런 경화 지방에는 열대 오일만큼 포화지방이 들어 있지만, 코코넛 오일에 함유된 중사슬 포화지방산과 달리 소화가 잘 되지 않는다. 오히려 해로운 트랜스지방으로 이루어져 있다. 결국 몸에 좋은 열대 오일을 화학적으로 변형된 나쁜 식물성 기름으로 대체한 것이다. 우리 모두가 피해자다. 그런 기름이 들어간 음식을 먹으면 건강을 해치기 마련이다.

이 모든 일은 ASA가 수입 열대 오일과의 경쟁을 원천 봉쇄하려고 치밀하게 꾸민 음모에서 비롯되었다. 1960년대와 1970년대 사이에 일부 포화지방이 혈중 콜레스테롤을 증가시킨다는 연구 결과가 나왔다. 콜레스테롤이 증가하면 심장병에 걸릴 위험이 커진다는 것은 상식이다. 결국 포화지방은 음식에 들어가면 안 되는 성분으로 치부되었고, 포화지방 섭취를 줄여야 한다는 인식이 팽배해졌다. 당시에는 포화지방을 덜 먹을수록 좋다는 주장이 지배적이었다.

사람들이 점점 더 포화지방을 두려워하고 포화지방이 심장병과 관련이 있다는 인식이 강해지자, 이를 이용해 ASA는 국민 건강이 위기에 처했다는 분위기를 조장했다. 그들이 꾸며 낸 위기 상황에 모두가 겁을 먹고 열대 오일을 더 이상 쓰지 않게 하려는 속셈이었다. 1986년에 ASA가 발송한 『지방과 싸우는 사람의 도구Fat Fighter Kit』를 받은 대두 재배 농부들은 〈포화지방 함량이 높은 야자유와 코코넛 오일〉의 침입에 항의하는 편지를 정부 관료와 식품 회사 등등 곳곳에 보냈다. 40만 가구가 넘는 대두 농가의 가족과 아내들은 전국 각지로 퍼져 콩기름의 장점을 선전하는 로비 활동을 벌였다. 설립 취지는 좋았지만 길을 잘못 든 건강증진 단체인 공익 과학 센터(CSPI)도 이 전투에 뛰어들어 야자유와 코코넛 오일, 야자씨 기름이 〈동맥을 막는 지방〉이라는 보도 자료를 발표했다.

　비영리 소비자 권익 단체인 CSPI는 1970년에 설립될 때부터 포화지방을 줄기차게 비난했다. 당시 활동한 대부분의 영양학자들과 마찬가지로 그들도 모든 포화지방이 똑같다고 잘못 알고 악의적인 공격을 퍼부었다. 그리고 ASA가 조장한 사회 분위기를 등에 업고 점점 더 격렬하게 공세를 펼쳤다. 콩기름을 권장하는 글과 보도 자료를 내고 로비 활동을 벌이면서, 포화지방 함량이 높은 열대 오일을 맹렬히 비난했다. 마치 포화지방을 인류 역사상 최악의 적으로 간주하는 것 같았다. ASA는 이 막강하고 목소리 큰 동지와 함께 열대 오일 시장을 빼앗으려 했다.

CSPI는 책임 있는 영양 교육을 추구하는 단체를 자처했지만, 포화지방에 대해 특히 코코넛에 관해서는 놀라울 정도로 무지했다. 포화지방의 진실을 대중에게 알리기는커녕 그릇된 통념과 거짓을 더욱 공고히 했을 뿐이다. 지방의 생화학적 특성에 대한 CSPI의 무지는 그들이 발간한 『포화지방의 습격 *Saturated Fat Attack*』이라는 소책자에서 드러난다. 보통 사람들과 건강 관리 전문가 대부분은 이 책에 실린 정보를 곧이곧대로 믿었지만, 영양 생화학자 메리 G. 이니그 박사의 생각은 다르다. 「그 소책자에는 중대한 오류가 아주 많았습니다. 지방과 기름의 생화학적 특성도 잘못 기술해 놓았고, 각종 식품에 함유된 지방 비율도 완전히 엉터리로 표기했습니다.」하지만 일반 대중은 이런 사실을 알 리가 없었으며, 그 책을 비롯해 CSPI가 배포한 다른 부정확한 정보를 곧이곧대로 받아들인 많은 사람들은 아예 열대 오일을 멀리했다. 정확한 과학적 지식이 결여된 CSPI는 결국 ASA의 맹목적인 꼭두각시로 전락했다.

1988년 10월에 네브래스카 주의 백만장자 필 소콜로프는 심장마비에서 회복된 뒤 미국 심장 구조 협회를 설립하고 언론의 선동에 동참했는데, 우선 식품 회사들이 포화지방 함량이 높은 열대 오일을 사용하여 미국에 해를 끼친다고 비난하는 전면 광고를 신문에 올리기 시작했다. 극단적인 포화지방 반대자

였던 그는 열대 오일이 건강의 적이라고 공격하는 노골적인 광고를 전국에 내보냈다. 어떤 광고에서는 심지에 불이 붙은 코코넛 〈폭탄〉을 등장시켜 시청자들의 건강이 야자유와 코코넛 오일 때문에 위협받고 있다고 경고했다. 머지않아 사람들은 코코넛 오일이 심장병을 일으킨다고 믿게 되었다.

식품 제조사들도 이 운동에 가담했다. 열대 오일 반감 정서를 이용해 이윤을 높이려고 그들은 〈열대 오일 무첨가〉라는 라벨을 제품에 붙이려 했다. 미국 연방 거래 위원회(FTC)는 그런 라벨 부착을 위법으로 규정했는데, 제품에 열대 오일이 들어 있지 않아서 몸에 더 좋다는 의미가 내포되어 있으나 이를 뒷받침할 근거가 없다는 것이 이유였다.

## 진실을 이긴 거짓말

그 사이 말레이시아의 열대 오일 수출 업체들은 자신들의 제품에 대한 음해를 〈악랄한 위협 전술〉이라고 비난하면서 대중 홍보 캠페인을 준비했다. 열대 오일 전쟁이 전면전에 돌입한 것이다. 30억 달러 규모의 식물성 기름 시장이 걸린 미국에서는 이미 시장을 지배하고 있던 자국 콩기름 생산 업체들이 외국 경쟁자들을 몰아내려는 악의적인 선전전을 펼쳤다. 동지가 거의 없고 반격할 자금력도 상대적으로 빈약한 열대 오일 업계는 ASA와 CSPI를 비롯한 여러 집단의 협공을 감당할 수 없었다. 열대 오일에 대한 거짓 정보 살포에 반대하는 소수의 목소리는 사람들의 이목을 끌지 못했다.

코코넛 오일이 공격의 표적이 되자, 이 기름을 잘 아는 의학 전문가들과 학자들은 의문을 제기했다. 그들은 코코넛 오일이 심장 질환과 관련이 없을뿐더러 오히려 몸에 좋은 점이 많다는 것을 알고 있었다. 잘못된 정보를 바로잡겠다고 나서는 이들도 있었다. 하지만 이 무렵에는 대중의 정서가 ASA 쪽으로 완전히 기울어서 아무도 귀담아 들으려 하지 않았다.

열대 오일을 잘 아는 학자들은 미국 상원 공청회에 나가 이런 기름이 인체에 끼치는 영향에 대해 증언했다. 1988년 6월 21일에 의회에서 열린 열대 오일 공청회에서는 하버드 의과대학 교수인 조지 블랙번 박사가 이렇게 진술했다. 「코코넛 오일은 혈중 콜레스테롤 증가와 아무 관련이 없습니다. 오로지 코코넛 오일만으로 지방을 섭취하는 경우에도 마찬가지입니다.」 지방 및 기름 전문가이자 과거 메릴랜드 대학에서 연구원으로 일한 메리 G. 이니그 박사의 증언도 다르지 않다. 「이 열대 오일들은 지난 수천 년 동안 여러 지역 식단의 주요 성분으로 소비되었지만, 이런 기름을 먹은 사람들의 건강이 나빠졌다는 증거는 전혀 없습니다.」 과거에 미군 의무감을 지낸 에버렛 쿱 박사는 열대 오일에 대한 공포를 〈어리석은 두려움〉이라고 일축했다. 잘못을 남 탓으로 돌리려 하거나 무작정 포화지방 히스테리를 맹종하는 상업적 이해 집단들 때문에 〈아무것도 아닌 일로 사람들이 겁에 질려〉 있다는 것이었다. 웨인 주립 대학 식품영양학부 학과장인 데이비드 클러펠트 박사는 열대 오일 반대 운동을 가리켜 〈대중을 미혹하는 주술〉이라 했다. 그리고 미국인이 먹는 식품 중에서 열대 오일의 비중은 고작 2% 정도라 설령 ASA의 주장대로 코코넛 오일이 몸에 나쁘다 해도 국민 건강을 해칠 가능성은 없다고 단언했다. 「미국인의 식단에서 열대 오일이 차지하는 비중은 아주 낮기 때문에 걱정할 필요가 없습니다. 세계에서 야자유 섭취량이 가장 높은 나라는 코스타리카와 말레이시아인데, 두 나라의 심장 질환 비율과 혈중 콜레스테롤 수치는 서구 국가들에 비해 훨씬 낮습니다. 열대 과일에 대한 공포는 전혀 근거 없는 것입니다.」

존경받는 의학 전문가들과 지방 연구자들이 증언대에 섰지만, 언론은 거의 관심을 보이지 않았다. 그들이 원하는 뉴스는 포화지방이었고, 그들의 헤드라인은 포화지방의 몫이었다. 주요 신문과 텔레비전, 라디오 방송들은 줄기차게 포화지방 반대 광고를 내보내면서, 사람들을 겁주는 새로운 이야기를 만들어 냈다. 심지어 어떤 기사의 제목은 〈지옥의 기름〉이었다. 코코넛 오일의 진실을 아는 사람들은 무시당했으며, 언론의 선동에 세뇌된 자들에게 비난받기까지 했다. 이 광풍을 일으킨 ASA 패거리가 떠들어 댄 거짓 주장이 과학적 사실을 압도한 것이다.

## 트랜스지방의 저주

대중의 정서에 영합한 맥도널드, 버거킹, 웬디스 같은 패스트 푸드 회사들은 지금껏 써 온 포화지방 기름을 더욱 〈몸에 좋은〉 식물성 기름으로 바꾸겠다고 선언했다. 하지만 대타로 등장한 식물성 기름으로 요리한 음식의 지방 함량은 오히려 증가했다. 결코 몸에 좋은 변화가 아니었다. FDA를 비롯한 여러 기관에서 시험한 바에 따르면, 쇠기름으로 조리한 감자튀김이 식물성 기름으로 조리한 것보다 지방 흡수율이 훨씬 낮았다. 즉, 식용유가 식물성 기름으로 대체되면서 감자튀김의 지방 함량이 두 배 이상 높아져 결국 소비자의 지방 섭취량이 늘어났다는 것이다. 더구나 이 기름은 경화 지방이었다. 이런 지방은 해로운 트랜스지방이 들어 있어서 쇠기름보다 더 나쁘다. 트랜스지방은 혈중 콜레스테롤을 대폭 증가시키기 때문에 심장병을 일으킬 위험이 더욱 크다고 알려져 있다.

ASA는 있지도 않은 국민 건강 위기를 만들어 내는 데 성공했다. 일반적으로 영양학을 잘 모르는 대중은 대두 업계 쪽으로 쉽게 쏠렸는데, 이는 돈과 정치가 진실을 압도할 수 있다는 것을 입증한다. 사실 대중의 요구 따위는 없었다. 공격적이고 부정적인 열대 오일 반대 운동이 불러온 변화일 뿐이었다. 결국 소비자의 두려움에 민감한 주요 식품 회사 대부분이 열대 오일을 경화 지방 기름으로 대체하면서 수백 가지 제품의 조리법이 바뀌었다. 1990년 이래 지금껏 패스트푸드 업계는 쇠기름이나 열대 오일 대신 식물성 경화유로 감자튀김을 만들어 왔다. 이런 변화는 식물성 기름이 다른 기름보다 몸에 좋다는 지배적인 정서 때문이었다.

1980년대 후반까지만 해도 열대 오일은 우리가 먹는 수많은 음식에 흔히 사용되었다. 빵, 과자, 수프, 스튜, 소스, 사탕을 비롯해 온갖 종류의 냉동식품과 즉석식품에 들어갔다. 식품 업계가 열대 오일을 광범위하게 사용한 것은 그런 기름이 들어간 음식이 영양 면에서 장점이 많았기 때문이다. 이런 식물성 포화지방은 매우 안정적이기 때문에 고도불포화지방처럼 쉽게 상하지 않는다. 열대 오일이 들어간 식품은 신선함이 더 오래 지속되기 때문에 우리 몸에 더 좋았다.

열대 오일 전쟁이 막을 내리면서 코코넛 오일과 야자유는 식품 시장에서 거의 자취를 감췄다. 그 결과 오늘날 우리는 코코넛 오일에 함유된 몸에 좋은 지방산 대신 경화 대두 기름에 들어 있는 건강을 위협하는 트랜스지방을 다량 섭취하고 있다. 현재 미국에서 쓰이는 전체 식물성 기름의 80%가량이 콩기름이며, 이 기름의 75%는 경화유이다(트랜스지방이 50% 이상 함유되어 있다). 이로 인해 과거와 달리 지금 우리 식단에는 나쁜 트랜스지방이 끔찍할 정도로 넘쳐난다. 예컨대 한 식당의 요리 하나에 들어 있던 트랜스지방이 1982년에는 고작 2.5그램이었던 반면 오늘날에는 19.2그램으로 터무니없이 많다. 음식은 똑같다. 기름만 다를 뿐이다. 요즘은 어디서나 경화유를 사용하기 때문에, 식사를 할 때마다 트랜스지방의 저주에서 헤어날 수가 없다(처음부터 직접 요리해 먹지 않는다면).

그렇다. 우리는 전쟁에서 졌다. 주기적으로 코코넛 오일을 먹음으로써 얻을 수 있던 수많은 장점을 모두 잃었다. 물론 얻은 것도 있다. 심장 질환, 암, 당뇨병, 전염병, 비만, 면역 기능 장애에 시달릴 가능성은 전보다 커졌다. 이런 건강 문제는 모두 경화 지방과 식물성 부분 경화유를 먹는 것에서 비롯된다. ASA의 교활한 선동 전술과 거기에 휘말린 공익 단체들의 그릇된 노력 덕분에 우리는 몸에 좋은 건강 지방을 매우 파괴적이고 해로운 지방으로 대체한 것이다.

지금도 전쟁의 불씨는 여전히 타오르고 있다. 많은 저술가들과 전문가들이 잘못된 지식을 바탕으로 코코넛 오일이 〈동맥을 막는〉 포화지방이라는 주장을 되풀이하고 있다. 하지만 여러분은 누구의 말을 믿겠는가? 어마어마한 금전적 이해관계에 얽혀 있는 대두 업계의 주장을 믿을 것인가, 아니면 코코넛 오일을 다량 섭취하면서 세계 어느 곳보다 높은 건강 수준을 유지하는 태평양 섬 주민들과 날마다 코코넛 오일을 먹은 덕분에 심장 질환 발병률이 세계에서 가장 낮은 스리랑카 사람들에 대한 과학적 연구 결과를 믿겠는가? 개인적으로 나는 코코넛 오일을 먹으면서 심장병으로 고생하지 않는 사람들을 믿는다. 서구인들은 코코넛 오일을 거의 먹지 않으면서 식물성 경화유만 엄청나게 많이 섭취한다. 그 결과는 어떤가? 심장병이 기승을 부리고 있다. 현대인의 목숨을 앗아 가는 주범이 바로 심장병이다.

평소에 천연 코코넛 오일을 즐겨 먹어도 혈중 콜레스테롤이 증가하지 않는다는 것은 이미 여러 연구에서 밝혀졌다. 비경화 천연 코코넛 오일은 건강에 전혀 해롭지 않다. 지금껏 이루어진 역학 조사에 따르면, 코코넛 오일을 소량만 섭취하는 사람들과 달리 다량 섭취하는 사람들은 거의 심장병에 걸리지 않는다고 한다. 만약 코코넛 오일이 정말로 건강에 악영향을 끼친다면, 코코넛 오일 섭취량이 많은 사람들의 발병률과 사망률에서 분명히 확인할 수 있을 것이다. 하지만 그들은 세계에서 가장 건강한 삶을 누린다. 이 간단한 논리 앞에서 ASA의 중상모략은 설 자리가 없다. 여러분도 이 책을 읽어 나가면서 코코넛 오일의 수많은 효능을 알게 되면, 〈지구상에서 가장 몸에 좋은 기름〉이라는 주장에 고개를 끄덕이게 될 것이다.

# 2

## 심장병에 맞서는 새로운 무기

얼마 전에 친구들과 저녁을 먹으며 담소를 나누다 코코넛 오일이 우리 몸에 가장 좋은 기름이라는 말을 했다. 그러자 한 친구가 고개를 젓고는 힘주어 반박했다. 「코코넛 오일은 해로운 기름이야. 심장병을 유발한다고.」 내 반론은 짧고 간단했다. 「자네 말이 맞다면 태평양 섬 주민들은 수백 년 전에 모두 죽었을 걸.」 친구는 더 이상 반박하지 못했다. 한 가지 사실은 분명하다. 코코넛이 풍부한 전통 음식을 먹으며 사는 태평양 섬 주민들은 심장병에 걸리지 않는다.

지난 수천 년 동안 코코넛은 태평양 섬 주민들의 주식이었다. 그들은 날마다 코코넛을 다량 섭취한다. 상식적으로 볼 때, 우리가 믿는 것처럼 코코넛이 몸에 해롭다면 태평양 섬 주민들은 오래전에 모두 죽었어야 한다. 하지만 현대적인 식품을 받아들이기 전까지 이들은 심장병을 비롯한 각종 퇴행성 질환에 걸린 적이 없다. 코코넛과 코코넛 오일로 만든 전통 음식을 현대적인 가공 음식과 식물성 정제유로 대체한 섬 주민들에게서만 심장병이 나타났다.

16세기와 17세기에 남태평양 군도를 방문한 초기 탐험가들은 그곳 주민들이 굉장히 튼튼하고 강건하며, 육체가 아름답고 성품이 온화하다고 묘사했다. 태평양 섬 주민들이 신체적 발달이 뛰어나고 아름다우며 건강하다는 소문이 퍼지자, 일부 섬들은 더없이 건강하고 아름다운 사람들이 사는 에덴동산으로 비춰졌으며, 이런 소문들 때문에 젊음의 샘에 대한 전설마저 세간의 관심을 불러일으켰다. 그런 샘이 있는 신비의 섬 이야기는 수백 년 전부터 유럽에서 인기를 끌었는데, 후안 폰세 데 레온 같은 탐험가들이 그런 전설의 샘을 찾아 탐험에 나섰지만 허사였다. 결국 영원한 젊음을 주는 샘은 발견되지 않았지만, 태평양 섬 주민에게는 실제로 젊음의 샘이 있었다. 그들이 생명의 나무라고 부르는 코코넛 나무의 열매가 바로 그 샘이었다. 생명의 물(기름과 즙)이 담긴 코코넛은 이들 섬 주민에게 당시 유럽인들은 누리지 못한 높은 수준의 건강을 선사했다.

현대 과학이 태평양 섬 주민들이 누리는 건강의 열쇠를 찾아내고 코코넛 오일의 기적적인 여러 효능을 밝힌 것은 비교적 최근이다. 웨스턴 A 프라이스, 이언 A. 프라이어, 존 J. 카바라를 비롯한 여러 학자들의 선구적인 연구 덕분에, 이제 우리는 코코넛을 바탕으로 한 식단이 태평양 섬 주민의 건강과 젊음에 크게 기여했다는 사실을 알게 되었다.

## 푸카푸카와 토켈라우 연구

태평양 섬들과 아시아에서 코코넛을 많이 먹는 사람들이 심혈관 질환과 암을 비롯한 각종 퇴행성 질환에 잘 걸리지 않는다는 것은 오래전부터 알려진 사실이다. 주로 코코넛을 통해 지방을 많이 섭취하는 사람들에 대한 심도 있는 연구 중 하나가 푸카푸카와 토켈라우 연구이다. 이는 두 산호섬에 사는 사람들의 건강도를 측정하고 뉴질랜드로 이주한 사람들이 서구의 음식과 문화에 노출되면서 발생한 변화를 알아내려는 장기적이고 종합적인 연구였다. 1960년대에 시작된 푸카푸카와 토켈라우 연구는 대략 2,500명에 이르는 두 섬의 전체 인구를 대상으로 진행되었다.

푸카푸카 섬과 토켈라우 섬은 남태평양 적도 부근에 자리잡고 있다. 푸카푸카는 북부 쿡 제도에 있는 환상 산호섬이고, 역시 산호섬인 토켈라우는 남동쪽으로 640여 킬로미터 떨어져 있다. 두 섬 모두 뉴질랜드 영토이지만, 그곳 주민들은 서구 문화 영향권에서 비교적 동떨어져 있다. 이들의 토속 음식과 문화는 대부분 수백 년 전의 모습과 다르지 않다. 푸카푸카와 토켈라우는 폴리네시아의 섬들 중 가장 외진 섬들이어서 폴리네시아 외부 세계와의 교류가 별로 없는 편이다.

이런 섬의 해변은 다공성 산호로 이루어져 있고 부엽토가 없기 때문에, 다른 열대 섬에 번성하는 식용 식물이 자라기 어렵다. 코코야자를 비롯해 몇몇 열대성 전분질 과일과 뿌리채소가 이곳 식단의 주를 이룬다. 단백질은 돼지와 닭, 바다에서 나는 생선을 통해 조금씩 보충한다. 그리고 섬들을 오가는 소형 화물선에서 약간의 밀가루와 쌀, 설탕, 통조림 고기를 구입한다. 이곳 사람들의 식단은 섬유질 함량이 높고 당분은 적다.

두 섬의 기본 식단은 코코넛 덕분에 지방 함량이 높지만 콜레스테롤 수치는 낮다. 모든 음식에는 어떤 형태로든 코코넛이 들어간다. 초록색 코코야자는 음료의 주요 공급원이고, 잘 익은 야자는 갈거나 코코넛 크림 형태로 토란이나 빵나무 열매, 쌀과 함께 요리한다. 잘게 썬 코코넛 과육은 중요한 간식이다. 또한 각종 채소와 생선을 코코넛 오일로 요리한다. 토켈라우에서는 코코넛 수액을 감미료나 빵 발효제로 사용한다.

학자들의 연구에 따르면, 서구의 기준으로 볼 때 두 섬의 주민들은 지극히 높은 건강 수준을 누리며 살았다. 지방 수치에 영향을 줄 수 있는 신장병이나 갑상선 기능 저하의 징후는 전혀 없었으며, 혈중 콜레스테롤 수치도 높지 않았다. 포화지방 함량이 매우 높은 음식을 먹는데도 주민 모두가 날씬하고 건강했다. 오히려 영양학자들이 사용하는 신체 용적 지수로 보면 전반적으로 이상적인 체중-신장 비율이었다. 소화불량이나 변비로 고생하는 사람은 드물었다. 이곳 사람들은 하루에 평균 한두 차례 배변을 했으며, 동맥경화증이나 심장병, 대장염, 결장암, 치질, 궤양, 게실증, 충수염 같은 질병이 흔치 않았다.

## 코코넛의 포화지방은 해롭지 않다

미국 심장 협회(AHA)는 지방을 총 칼로리의 30% 미만으로 섭취하고 포화지방 섭취율을 10% 미만으로 제한하라고 권고하지만, 토켈라우 사람들은 이런 지침을 모르는 것 같다. 그들은 총 칼로리의 60% 가까이를 지방에서 얻고, 그중 대부분이 주로 코코넛에 들어 있는 포화지방이다. 푸카푸카 주민들이 섭취하는 지방도 주로 코코넛에 함유된 포화지방이며, 총 칼로리의 35%를 지방으로 흡수한다.

전형적인 서구 식단을 고수하는 미국인 대부분과 타 지역 사람들은 총 칼로리의 32%에서 38%를 지방에서 얻는데, 거의 불포화 식물성 기름 형태로 섭취한다. 하지만 그들은 여전히 수많은 퇴행성 질환과 비만에 시달리고 있다. 반면 두 섬의 주민들은 전형적인 미국인만큼, 또는 그 이상의 총 지방과 훨씬 많은 포화지방을 섭취하지만 퇴행성 질환에서 비교적 자유로우며, 대체로 날씬하고 건강하다.

이언 A. 프라이어 박사가 이끈 연구진은 서구의 기준을 바탕으로 두 섬 주민들의 콜레스테롤 수치를 측정했다. 그 결과 이들의 실제 혈중 콜레스테롤 수치는 예상보다 70밀리그램에서 80밀리그램쯤 낮았고, 1데시리터당 170밀리그램에서 208밀리그램 정도로 분포되었다. 두 섬 중 토켈라우 주민의 콜레스테롤 수치가 더 높았는데, 이들이 총 칼로리의 57%를 지방에서 얻고 그중 50%가 포화지방이었기 때문이다. 외부에서 구입한 밀가루와 쌀, 설탕, 고기를 포함한 총 음식 섭취량도 그들이 더 높았다. 반면 식이성 콜레스테롤과 고도불포화지방산 수치는 두 집단 모두 낮았다. 프라이어 박사는 두 섬 주민들 사이에 혈관 질환자가 드물다는 점을 들어 코코넛에 함유된 고도포화지방 섭취가 인체에 해롭다는 증거는 없다고 단언했다.

## 서구화 식단의 악영향

산호섬에 살던 토켈라우 주민들이 환경이 전혀 다른 뉴질랜드로 이주하면서 지방 섭취에 변화가 생기자 동맥경화증에 걸릴 위험이 커졌다. 이러한 이주로 인해 포화지방 섭취율은 총 칼로리의 50%가량에서 41%로 줄었고, 식이성 콜레스테롤 섭취는 340밀리그램으로 증가했으며, 고도불포화지방과 당분의 섭취도 늘었다. 지방 섭취의 변화로 전체 콜레스테롤 수치도 증가했는데, LDL(나쁜 콜레스테롤)과 트리글리세리드는 늘어난 반면 HDL(좋은 콜레스테롤)은 감소했다.

뉴질랜드로 이주한 뒤 식단의 총 지방 함량은 줄었는데도 토켈라우 주민들의 혈중 콜레스테롤은 오히려 증가했다. 토켈라우에서는 총 칼로리의 57%가 지방이었고 그중 80%를 코코넛 오일에서 섭취했는데, 뉴질랜드에 와서는 총 칼로리의 43%가 지방이었다. 하얀 빵과 쌀, 고기를 비롯한 각종 서구 음식 섭취는 늘어난 반면, 섬유질이 많고 코코넛이 풍부한 음식은 덜 먹었다.

두 섬 주민들에 대한 연구를 주도한 이언 프라이어는 이렇게 말했다. 「두 섬 모두 혈관 질환자가 드물기 때문에, 이들에게서 포화지방이 많은 음식을 먹는 것이 몸에 해롭다는 증거는 찾을 수 없다.」 그의 연구는 코코넛 오일을 아주 많이 섭취해도 (총 칼로리의 50%가량) 몸에 해롭지 않다는 것을 보여 주었다.

## 다른 지역 연구

1990년대에 이루어진 일련의 또 다른 연구인 키타바 연구는 남태평양 파푸아뉴기니 근처 키타바 섬에 사는 사람들의 식생활과 건강을 조사한 것이다. 스웨덴 룬드 대학의 스타판 린드베르그 박사와 그의 동료들은 코코넛과 코코넛 오일로 만든 전통 식단을 고수하는 섬 주민 12,000명을 여러 해에 걸쳐 연구했다. 이들 연구진의 관심사는 〈다량의 코코넛 섭취〉 문제였는데, 코코넛이 심장병과 연관이 있다는 증거는 찾지 못했다. 단하나도! 키타바에는 고혈압이나 동맥경화증, 협심증 환자가 전혀 없었고, 빈혈성 심장병이나 뇌졸중으로 죽은 사람도 없었다. 심지어 이 섬의 의료 기관에도 그런 사망자의 기록이 전혀 없었다.

이 연구진은 서구에서 흔한 당뇨병이나 치매 같은 퇴행성 질환을 앓는 사람이 전무하다는 사실도 알아냈다. 심지어 그 섬에서 가장 나이가 많은 100세 노인도 심장병이나 치매의 징후가 전혀 보이지 않았으며, 여전히 신체 활동이 가능할 정도로 건강했다. 이곳 주민들은 평생 날마다 코코넛과 코코넛 오일을 먹는다. 100년 동안 날마다 코코넛 오일을 먹어도 심장병에(다른 어떤 퇴행성 질환에도) 걸리지 않는다면, 코코넛 오일을 아무리 오래 섭취해도 심장병에 걸리지 않는다고 장담할 수 있을 것이다. 100년 동안 날마다 코코넛 오일을 먹을 사람이 과연 몇이나 되겠는가? 이 일련의 연구는 코코넛 오일이 심장에 해롭지 않다는 사실을 과학적으로 입증해 준다.

이러한 여러 섬 주민 연구를 통해 우리가 내릴 수 있는 결론은 코코넛 오일로 만든 고도포화지방 음식이 건강을 해치지 않고 동맥경화증을 일으키지도 않는다는 것이다. 오히려 여타 식물성 기름 대신 코코넛 오일을 먹는 섬 주민들은 서구 세계에 너무나 흔한 퇴행성 질환에서 놀라울 정도로 자유롭다. 게다가 몸무게도 거의 이상적인 수준이며, 완벽한 건강의 본보기처럼 보인다. 하지만 이들도 코코넛이 들어간 음식 대신 다른 기름과 가공 식품(대개 고도불포화 경화유가 잔뜩 들어 있는 음식)을 먹으면 건강이 나빠진다.

## 동맥을 막는 포화지방? NO!

오래전부터 포화지방은 어떤 경우에도 먹지 말아야 할 유해 물질이란 꼬리표가 붙었다. 그래서 우리는 이 두려운 물질 섭취를 제한하려고 기름기가 적은 고기와 무지방 우유, 온갖 종류의 저지방 식품을 사먹는다. 하지만 어째서 포화지방이 그토록 나쁠까? 학계나 언론에서 주장하는 이유는 정말로 딱 하나뿐이다. 간에서 쉽게 콜레스테롤로 바뀌는 포화지방은 혈중 콜레스테롤 수치를 증가시키고, 결국 심장병에 걸릴 위험을 높인다는 것이다.

그러나 흔히 우리가 믿는 것과 달리, 포화지방과 콜레스테롤은 심장병을 일으키지 않는다. 이는 지방 연구자들과 의학 전문가들은 모두 아는 사실이지만, 나머지 보통 사람들은 모르고 있다. 혈중 콜레스테롤 수치가 높은 것은 이른바 심장병 위험 요소라 불리는 여러 징후 중 하나일 뿐이다. 이 말은 심장병 환자 중에 가끔 혈중 콜레스테롤 수치가 높은 사람도 있다는 뜻이다. 혈중 콜레스테롤 수치가 높은 사람이 모두 심장병에 걸리지는 않으며, 심장병을 앓는 사람들의 혈중 콜레스테롤 수치가 모두 높지는 않다. 만약 혈중 콜레스테롤 수치가 높아서 심장병이 생긴다면 심장병 사망자는 모두 콜레스테롤 수치가 높겠지만, 실은 그렇지 않다. 알고 보면 심장병 환자들은 대부분 혈중 콜레스테롤 수치가 높지 않다.

심장병과 관련이 있는 다른 위험 요소로는 고혈압, 연령, 성별(특히 남성), 흡연 유무, 당뇨, 비만, 스트레스, 운동 부족, 인슐린 수치, 호모시스테인 수치 등이 있다. 혈중 콜레스테롤 수치가 높은 것은 연령이나 성별 같은 여러 발병 요인 중 하나일 뿐이다. 연관성이 유일한 죄목인 셈이다.

〈동맥을 막는 포화지방〉이라는 말도 틀렸다. 동맥 내벽에 침전물로 쌓이는 지방은 주로 불포화지방(74%)과 콜레스테롤이다. 쉽게 산화되지 않는 포화지방은 고도불포화지방이나 단불포화지방처럼 동맥 안에 쌓이지 않는다. 산화된 지방만 동맥지방종이 된다. 식물성 기름은 복잡한 생산 과정과 가열 때문에 쉽게 산화된다. 더구나 간에서 콜레스테롤로 바뀌는 물질은 포화지방만이 아니다. 다른 지방뿐만 아니라 모든 과일과 채소, 곡식의 주요 영양 성분인 탄수화물도 우리 몸속에서 콜레스테롤로 변한다. 포화지방만이 혈중 콜레스테롤을 증가시킨다는 생각은 완전히 잘못된 오해이다.

## 코코넛 오일은 콜레스테롤 수치를 낮춘다

지금껏 코코넛 오일을 겨냥한 모든 비난의 기본 전제는 코코넛 오일이 포화지방이고 포화지방은 혈중 콜레스테롤을 증가시키는 것으로 알려져 있다는 사실이다. 하지만 비경화 천연 코코넛 오일이 혈중 콜레스테롤 수치를 높인다는 증거를 제시하는 합리적인 연구는 여태 한 번도 없었다. 오히려 코코넛 오일이 콜레스테롤 수치에 영향을 주지 않는다는 사실은 수많은 연구에게 명확히 밝혀졌다.

코코넛 오일이 콜레스테롤 수치에 악영향을 끼치지 않는 이유는 거의 중사슬 지방산으로 이루어져 있기 때문이다. 이 지방산은 다른 식품에서 흔히 발견되는 지방산과 달리 몸속에 들어오자마자 연소되어 에너지를 생산하기 때문에 다른 지방처럼 체지방이나 콜레스테롤로 바뀌지 않고, 혈중 콜레스테롤 수치에도 영향을 주지 않는다.

일반적으로 코코넛 오일은 혈중 콜레스테롤에 직접적인 영향을 끼치지 않는 것으로 알려져 있지만, 간접적으로는 LDL(나쁜 콜레스테롤)을 줄여 주고 물질대사를 자극함으로써 HDL(좋은 콜레스테롤)을 증가시킨다(물질대사 증진 효과에 대해 더 자세히 알고 싶다면 5장 참조). 예컨대 필리핀에서 진행된 한 연구에서는 의대생 10명이 동물 지방과 코코넛 오일을 서로 다른 비율로 섞어 만든 음식을 먹는 실험을 했다. 식이지방의 총 칼로리는 20%, 30%, 40%로 나누었고, 세 경우 모두 동물 기름과 코코넛 오일의 구성 비율을 1 대 1, 1 대 2, 1 대 3으로 다르게 했다. 그 결과 콜레스테롤 수치의 의미 있는 변화는 관찰되지 않았다. 코코넛 오일보다 동물 기름을 더 많이 섭취하도록 구성 비율을 바꿨을 때와 지방의 총 칼로리가 40%에 다다랐을 때만 혈중 콜레스테롤이 눈에 띄게 증가했다. 이 연구는 코코넛 오일이 콜레스테롤 수치에 악영향을 주지 않을 뿐만 아니라 동물 기름의 콜레스테롤 증가 효과마저 감소시킨다는 사실을 보여 주었다.

코코넛 오일을 주식으로 삼는 사람들에 대한 여러 역학 조사와 임상 실험을 살펴보면, 식용 코코넛 오일이 혈중 콜레스테롤을 증가시키거나 관상동맥 심장 질환을 유발하지 않는다는 것을 알 수 있다. 전통 식단을 고수하던 사람들이 코코넛 오일을 그만 먹고 고도불포화 식물성 정제유를 섭취하기 시작하면 그들도 심장병 위험이 증가한다.

평소 코코넛 오일이 많이 들어간 전통 음식을 즐겨 먹는 사람들은 심장병 발병률이 매우 낮고 혈중 콜레스테롤도 정상 수준이다. 이는 각종 연구에서 잘 드러난다. 코코넛 오일을 다량 섭취하는 사람들은 놀라울 정도로 심혈관이 건강하다. 서방 세계에 흔한 심장마비나 뇌졸중은 찾아볼 수 없다.

스리랑카에서는 수천 년 전부터 코코넛이 지방의 주요 공급원이었다. 1990년대 초반까지 이 나라 국민은 남녀노소 모두 평균적으로 매년 120개 분량의 코코넛을 섭취했다. 그렇게 코코넛을 많이 먹는데도 당시 이 나라의 심장병 발병률은 세계 최저 수준이었다. 사망자 10만 명 중 고작 한 명이 심장병으로 죽었다. 하지만 지난 수십 년 사이에 스리랑카 식단에서 식물성 가공유가 코코넛 오일을 거의 대체하면서 코코넛 오일 소비는 급감했다. 그 결과 흥미로운 현상이 발생했다. 코코넛 오일 소비가 줄자 심장병 발병률이 증가한 것이다! 코코넛 오일 대신 다른 식물성 기름을 쓰면서 심장병 발병률이 줄기는커녕 오히려 증가했다.

예로부터 코코넛과 코코넛 오일을 많이 먹어 온 인도 케랄라 주에서는 1979년 당시 1,000명 중 평균 2.3명만이 관상동맥 심장병을 앓았다. 하지만 1980년대 들어 코코넛 오일이 〈몸에 해로운〉 포화지방이라는 주장을 근거로 불매 운동이 벌어지면서 코코넛 오일 소비가 감소했다. 가정에서도 식물성 정제유가 코코넛 오일의 자리를 빼앗았다. 그 결과, 1993년 무렵에는 심장병 발병률이 세 배나 뛰었다!

오늘날 인도에서 코코넛 오일이 대부분 다른 식물성 기름으로 바뀐 지역들은 심혈관 질환이 증가하는 추세이다. 식생활과 심장병의 연관성을 연구하는 인도의 학자들은 이제 심장병의 위험을 줄이려면 다시 코코넛 오일을 사용하라고 충고한다. 이는 코코넛 오일이 다른 식물성 기름으로 바뀌면서 심장병 발병이 늘어나는 현상을 관찰한 결과이다.

식물성 정제유가 지방의 주요 공급원인 서방 국가들에서는 심장병이 전체 사망 원인의 태반을 차지한다. 심장병으로부터 자신을 지키고 싶은가? 그렇다면 지금 사용하는 식물성 가공유 대신 코코넛 오일을 써야 할 것이다.

## 혈액 응고와 심장병

심혈관 건강에 영향을 주는 중요한 요인 중 하나는 피가 굳으려 하는 성질이다. 우리 몸에 상처가 나면 혈액 속에 들어 있는 혈소판이라는 단백질이 모여 피떡, 즉 혈전을 형성하는데, 이것이 출혈 과다로 인한 사망을 막아 준다. 건강한 사람의 몸속에서는 상처가 생긴 부위에서만 피가 끈적끈적해진다. 만약 몸속에 손을 넣어 동맥을 따라 이동하는 건강한 혈액 세포를 만질 수 있다면, 그런 피는 미끈미끈하게 느껴질 것이다. 하지만 최근에 심장마비에 걸린 사람의 피는 심장마비를 겪은 적이 없는 사람의 피보다 4.5배가량 점성이 높다. 현미경으로 들여다보면 혈소판들이 서로 엉겨 동맥 내벽에 들러붙은 모습을 볼 수 있을 것이다. 이는 혈전 형성의 결과인데, 이로 인해 혈류가 막혀 심장마비나 뇌졸중이 발생할 수 있다.

흔히 포화지방은 혈소판의 점성(피의 끈적임)을 증가시켜 피떡 형성을 촉진한다고 비난받는다. 실제로 일부 장사슬 지방산은 혈소판의 점성을 증가시키지만, 식물성 기름에 함유된 고도불포화지방도 대부분 마찬가지이다.

사실 오메가3 지방산(아마인유와 생선 기름)과 중사슬 지방산(열대 오일)을 제외한 모든 식이지방은 포화지방과 불포화지방의 구분 없이 혈소판의 점성을 증가시킨다. 심지어 심장에 좋은 기름이라고 불리는 올리브오일도 혈전의 위험을 증가시킨다. 따라서 옥수수유, 홍화유, 콩기름, 목화씨 기름, 카놀라유, 땅콩기름을 먹으면 심장병이나 뇌졸중에 걸릴 위험이 커지는 셈이다. 반면 오메가3 지방산과 MCFA를 먹으면 그런 위험이 줄어든다.

## 코코넛 오일이 어떻게 심장병을 예방해 주나

코코넛 오일이 어떻게 심장병을 예방해 주는지 이해하려면 심장병이 발생하는 기본 원리부터 이해해야 한다. 심장병은 동맥이 딱딱해지는 증상, 즉 동맥경화가 원인인데, 이는 동맥에 침전물이 쌓이면서 발생한다. 동맥경화의 원인이 뭐냐고 물으면 사람들은 대부분 피 속에 콜레스테롤이 너무 많아서 그런다고 대답할 것이다. 콜레스테롤 혹은 지질이 심장병을 일으킨다는 가설이다. 흔히 언론(그리고 대두 업계)에서는 지금도 이런 주장을 요란하게 떠들어 대지만, 사실 이 논리는 임상 실험이나 과학적 연구와 전혀 동떨어져 있으며 이미 상처 반응 가설로 대체되었다.

무엇이 동맥에 침전물이 쌓이게 하여 동맥경화를 일으키는 것일까? 딱딱해진 동맥을 생각하면 대개 콜레스테롤을 떠올리게 마련이다. 하지만 콜레스테롤은 자유롭게 동맥을 따라 이동하다가 갑자기 어딘가에 들러붙지 않는다. 인체는 콜레스테롤을 이용해 동맥 내벽의 상처를 덧대고 치료한다. 사실 콜레스테롤은 동맥경화나 침전물 생성의 필수 요건도 아니다. 흔히 예상하는 것과 달리 동맥 침전물의 주성분은 콜레스테롤이 아니라 단백질(주로 반흔 조직)이다. 딱딱해진 동맥 중에는 콜레스테롤이 거의 혹은 아예 없는 것들도 있다.

상처 반응 가설에 따르면, 동맥 내벽에 상처가 생기면서 동맥경화가 시작된다. 이런 상처는 독소나 자유 라디칼, 바이러스, 박테리아 같은 여러 요인이 일으킬 수 있다. 만약 상처의 원인이 제거되지 않으면 손상이 심해질 수 있고, 자극과 염증이 지속되는 한 반흔 조직은 계속 자라난다.

상처와 맞닥뜨린 혈액 응고 단백질(혈소판)은 점성이 생겨

도해 2.1
동맥 내부 표면에
상처가 난다.

도해 2.2
동맥 내벽에 침전물이
쌓이기 시작한다.

도해 2.3
침전물이 커져 동맥
내벽이 안쪽으로 불거지면
혈류가 막힌다.

서로 엉기면서 손상 조직에 들러붙는데, 마치 상처 치유를 돕
는 밴드처럼 작용한다. 이 과정에서 혈전이 생긴다. 동맥 내부
에 상처가 나 혈소판이 엉겨 붙어 혈전이 생기면, 동맥 세포들
은 단백질 성장 요소를 분비해 동맥 내벽의 근육 세포 성장을
촉진한다. 반흔 조직, 혈소판, 칼슘, 콜레스테롤, 트리글리세리
드로 이루어진 복합 물질이 상처 부위에 모여 치유를 돕는다.
콜레스테롤이 아니라 이 섬유질 조직 덩어리가 침전물의 주성
분인 셈이다. 침전물에 들어 있는 칼슘이 동맥경화의 특징인
혈관 경화를 일으킨다.

　흔히 생각하는 것과 달리 이런 침전물은 정원 호스에 들러
붙은 진흙처럼 동맥 통로를 따라 그냥 붙어 있지 않는다. 그 자
리에서 자라며 동맥 내벽의 일부가 된다(위의 도해 참조). 동

맥 내벽을 둘러싼 튼튼한 원형 근육은 침전물이 밖으로 퍼지는 것을 막는데, 바깥으로 확장하지 못한 침전물이 점점 안쪽으로 성장하면 혈관 통로가 좁아지면서 혈류가 막히게 된다.

상처 부위에 모인 혈소판은 혈전을 형성하면서 손상 혈관에 난 구멍을 막아 준다. 하지만 상처가 낫지 않거나 피가 자꾸 엉겨 붙으면, 혈전이 너무 커져서 동맥을 완전히 막을 수 있다. 침전물 때문에 좁아진 동맥은 혈전에 쉽게 막힌다. 이 증상이 심장에 산소를 공급하는 관상 동맥에서 발생하는 것을 심장마비라고 부른다. 뇌로 가는 경동맥에서 발생하면 뇌졸중이 일어난다.

## 만성 염증과 동맥경화

심장병과 관련된 위험 요소는 많지만, 심장병의 원인으로 입증된 것은 하나도 없다. 운동 부족도 혈중 콜레스테롤 수치가 높은 것만큼 중요한 위험 요소지만, 둘 다 실질적인 심장병 원인은 아니다. 만약 신체 활동 부족이 심장병을 일으킨다면 운동하지 않는 사람들은 모두 심장마비로 죽겠지만 실제로는 그렇지 않다. 마찬가지로 콜레스테롤 수치가 높은 사람이 모두 심장병에 걸리지는 않으며, 심장병이 있는 사람이 모두 콜레스테롤 수치가 높지도 않다. 이런 위험 요소는 연관성만 관찰되었을 뿐 확실한 원인은 아니다. 하지만 심장병 환자 중 상당수가 흔히 거론되는 위험 요소를 전혀 갖고 있지 않다. 심장병은 직접적인 원인이 모호하며, 다양한 요소에 좌우되는 듯하다.

오늘날 큰 관심이 쏠리고 있는 연구 분야는 만성 염증과 동맥경화의 연관성이다. 가벼운 만성 염증과 심장 질환 사이에는 모종의 인과관계가 있는 것으로 보인다. 최근 연구 결과에 따르면, 심장병을 일으키는 동맥 침전물 생성에 특정 미생물이 원인이거나 적어도 관여하는 것으로 나타났다.

만성 박테리아 염증이나 바이러스 염증과 심장병의 연관성을 보여 주는 연구는 무수히 많다. 1970년대로 거슬러 올라가면, 당시 연구자들은 닭에게 포진 바이러스를 주입한 실험에서 닭의 동맥에 침전물이 생기는 것을 확인했다. 1980년대에는 여러 박테리아(예를 들어 헬리코박터 파일로리균과 클라미디아 폐렴균)와 일부 포진 바이러스(특히 시토메갈로 바이러스)에 감염된 인간에게서 비슷한 연관성이 보고되었다. 예컨대 핀란드 헬싱키 대학의 페트라 사이쿠와 그녀의 동료들이 벌인 연구에서, 심장마비 환자 40명 중 27명과 심장 질환자 남성 30명 중 15명이 흔히 치주염과 폐렴의 원인으로 알려진 클라미디아의 항체를 보유하고 있었다. 심장병이 없는 피실험자 41명 중에서는 7명에게서만 그런 항체가 발견되었다. 텍사스주 휴스턴 베일러 의과대학의 또 다른 연구에서는 동맥경화 수술을 받은 환자 중 70%가 대개 호흡기 질환을 일으키는 시토메갈로 바이러스(CMV)의 항체를 보유한 반면, 일반 환자들은 고작 43%만 항체가 나타났다.

1990년대 초기에 학자들이 동맥 침전물에서 박테리아 조각을 찾아내면서 염증과 심혈관 질환의 연관성을 뒷받침하는 증거가 속속 드러났다. 동맥경화를 유발하는 침전물에서 미생물을 발견한 최초의 연구자 중 한 사람은 솔트레이크시티 LDS 병원과 유타 대학의 심장 전문의인 브렌트 멀스타인이었다. 그가 주도한 연구진은 심장병 환자 90명의 관상 동맥에서 채취한 침전물 표본의 79%에서 클라미디아균의 존재를 발견했다. 반면 보통 사람들의 동맥 내벽에서 클라미디아균이 나온 경우는 4% 미만이었다. 동물 실험에서는 박테리아가 만성 염증과 침전물 형성에 관여한다는 더욱 직접적인 증거가 나왔다. 멀스타인의 실험에서 토끼를 클라미디아균에 감염시키자 동맥 내벽이 눈에 띄게 두꺼워졌다. 하지만 클라미디아균을 죽이는 항생제를 투여하자 동맥이 한결 정상적인 크기로 줄어들었다.

동맥경화 요인으로 지목된 몇몇 박테리아는 충치와 치주염 발생과도 연관이 있다. 노스캐롤라이나 대학의 제임스 벡 연구진은 치과 치료 기록을 분석해 치아 염증이 있는 사람들의 심장병과 뇌졸중 발병률이 더 높다는 사실을 밝혀냈다. 이는 치아 건강과 심장 질환의 연관성을 뒷받침하는 결과였다. 치아 건강과 전반적인 건강의 관계는 지난 수십 년간 관찰되어 왔다. 치과의사 웨스턴 A. 프라이스는 1930년대 태평양 섬 주민들을 연구하면서 이런 특징을 발견했다. 전반적인 건강 수준이 가장 높은 사람들(공교롭게도 코코넛과 코코넛 오일을 주기적으로 먹은 사람들)은 치아 건강도 최고 수준이었다.

　오늘날 문명화된 국가에서는 적어도 성인 2명 중 한 명 꼴로 헬리코박터 파일로리균이나 클라미디아 폐렴균, 시토메갈로 바이러스(CMV)에 대한 항체를 갖고 있다. 항체가 있다고 해서 반드시 염증이 심하거나 동맥경화증에 걸린 것은 아니지만, 이는 한때 염증이 발생했다는 증거이다. 대개 이런 미생물로 인한 감염은 영구적이다. 예를 들어 포진에 한 번 감염되면 그 바이러스는 평생 가는데, 이런 바이러스가 일으키는 문제의 강도는 개인의 면역력에 좌우된다. 면역 체계가 부실할수록 염증이 오래가서 문제를 일으킬 가능성이 높다. 이런 미생물이 혈관에 침투하면 동맥 내벽이 공격을 받아 징후를 감지할 수 없는 가벼운 만성 염증이 발생한다. 동맥 안에 정착한 미생물은 동맥 세포를 손상시키는데, 이 상처를 치유하려고 혈소판과 콜레스테롤, 단백질이 동맥 내벽에 모여 침전물 생성과 동맥경화 단계가 시작된다. 염증과 자극이 지속되면 침전물은 점점 커진다. 이런 염증은 동맥 경화를 야기하고 촉진할 수 있으며, 결국 심장병으로 이어지게 된다.

　이 지점에서 학자들은 염증이 모든 심장 질환의 원인이라고 단언하지 못한다. 다른 요인들, 예컨대 자유 라디칼과 고혈압, 당뇨병 등등도 동맥 내벽에 상처를 입혀 침전물 생성을 초래할 수 있기 때문이다. 그리고 모든 염증이 동맥경화를 촉진하지는 않는다. 면역 체계가 염증을 다스릴 수 없을 때만 문제가 발생한다. 면역력을 떨어뜨리는 심각한 질병이나 영양실조, 직간접 흡연, 운동 부족 같은 전형적인 심장병 관련 위험 요인들도 대부분 동맥경화를 촉진하는 가벼운 만성 염증에 우리 몸을 열어 줄 수 있다.

오늘날 항생제로 치료할 수 있는 심장병도 몇 가지는 있다. 하지만 항생제는 박테리아에만 듣고 바이러스성 염증에는 소용이 없기 때문에 사용이 제한적이다. 그러나 동맥경화와 가장 관련이 깊은 박테리아(헬리코박터 파일로리균과 클라미디아 폐렴균)와 바이러스(시토메갈로 바이러스)를 모두 파괴하는 물질이 있는데, 바로 MCFA나 코코넛 오일이 그것이다. 물론 믿기 어려울지도 모른다. 하지만 코코넛 오일에 함유된 MCFA는 동맥에 해로운 주요 미생물 세 가지를 모두 죽인다고 알려져 있다. 이 특별한 지방산은 인체에 해롭지 않을뿐더러 양분과 에너지까지 공급하지만, 염증과 질병을 일으키는 미생물에게는 치명적이다. 연구 결과에 따르면, 코코넛에 들어 있는 MCFA는 감기와 포진, 방광염, 치주염을 비롯한 수많은 질병의 원인인 박테리아와 바이러스를 죽일 수 있다. 코코넛 오일은 온갖 일상적인 질병을 예방하고 심지어 이겨 내게 해주는 안전하고 효과적인 수단이다. 이 주제는 4장에서 더 자세히 다루도록 하겠다.

## 자유 라디칼로 인한 상처

동맥경화를 부르는 동맥 상처의 또 다른 주요 원인은 자유 라디칼이다. 담배 연기와 매연을 비롯해 우리가 먹는 음식과 환경에 존재하는 수많은 물질에서 발견되는 이 떠돌이 분자는 체내로 들어가기만 하면 어디서든 세포 조직을 망가뜨린다. 우리가 먹는 음식과 환경 속의 수많은 물질이 이 파괴적인 자유 라디칼 생성을 유발한다.

아마도 심장과 동맥에 가장 위험한 식이성 물질은 산화 지질(지방)일 것이다. 지방은 산패하면 해로워진다. 이 과정에서 자유 라디칼이 생성되는데, 흥미롭게도 동맥 침전물에서는 산화 지방과 산화 콜레스테롤만 발견된다. 산화되지 않은 지방과 콜레스테롤은 침전물 속에 축적되지 않는다. 심장과 동맥에 해로운 지방은 산화로 손상된 지방뿐이다.

현대인의 식단에는 산화 지방이 넘쳐난다. 식물성 정제유가 특히 나쁜데, 산화와 자유 라디칼 생성을 막아 주는 천연 항산화물질이 정제 과정에서 제거되기 때문이다. 그 결과 이런 기름이 가공되고 병에 담기는 동안 산화가 일어나 자유 라디칼이 만들어진다. 우리가 매장에서 구입하는 기름에는 이미 해로운 자유 라디칼이 들어 있다. 가정이나 식당에서 식물성 정제유로 요리를 하면, 가열이 산화와 자유 라디칼 생성을 엄청나게 가속시킨다. 이런 손상된 기름을 섭취하면 화학적으로 매우 활동적인 자유 라디칼이 혈류 속으로 들어가 동맥 내벽을 공격해 염증과 상처를 일으킨다.

자유 라디칼의 또 다른 주요 원천은 담배 연기이다. 담배 연기에 함유된 자유 라디칼이 폐로 들어와 혈류에 흡수되면 동맥을 공격할 수 있다. 그래서 흡연은 심장병의 가장 강력한 위험 요인 중 하나이다. 매연의 효과도 비슷하다.

자유 라디칼 생성을 막는 유일한 방법은 항산화물질 섭취다. 항산화물질은 자유 라디칼을 중화시켜 무해하게 만드는 분자이다. 대표적인 항산화물질인 비타민 A, C, E와 베타카로틴이 풍부한 과일과 채소를 먹으면 심장병과 뇌출혈 위험이 감소한다는 것은 수많은 연구에서 이미 밝혀졌다. 혈류 속에 항산화물질이 충분하면 동맥이 자유 라디칼로 인해 손상되는 것을 막을 수 있고, 심장병에 걸릴 위험도 줄어든다.

우리는 신선한 과일과 채소에서 항산화물질을 흡수할 수 있지만, 대개 이런 음식을 충분히 먹지 않기 때문에 만족스러운 방어력을 기대하기 어렵다. 따라서 항산화 보조제가 도움이 될 수 있다. 자유 라디칼에 맞서는 또 다른 방법은 코코넛 오일을 먹는 것이다. 식물성 정제유와 달리 코코넛 오일은 화학적으로 매우 안정적이기 때문에 쉽사리 산화되지 않는다. 또한 자유 라디칼 공격에 대한 내성이 아주 강해서 다른 기름이 산화되는 것을 막아 주는 항산화물질 노릇도 한다. 코코넛 오일은 심장과 동맥이 자유 라디칼로 인해 손상되는 것을 예방하기 때문에 심장 질환 발병 위험을 줄여 줄 수 있다.

## 심장병 예방의 새로운 수단

오늘날 현대인의 식생활과 건강의 가장 큰 비극 중 하나는 코코넛 오일이 심장병을 일으키는 악당이라는 그릇된 믿음이다. 아이러니하게도 코코넛 오일은 심장병 예방을 돕는 가장 좋은 식품 중 하나이다. 흔히 사람들에게 손가락질 받는 악당이 아니라 실은 성자인 셈이다. 코코넛 오일을 먹으면 심장마비에 걸릴 가능성이 줄어든다!

앞서 보았듯이 코코넛 오일은 혈중 콜레스테롤이나 트리글리세리드 농도에 부정적인 영향을 끼치지 않을뿐더러 혈소판의 점성(과도한 혈전 생성)을 촉진하지도 않는다. 여러 연구에서 밝혀졌다시피, 가공 기름 대신 코코넛 오일을 섭취하면 심장병 위험을 줄여 주는 많은 이점이 생긴다. 예컨대 체지방 축적률이 낮아지고, 생존율이 높아지고, 혈전 생성이 둔화되고, 세포 안에 활동성 자유 라디칼이 줄어들고, 간의 콜레스테롤 수치가 낮아지고, 세포 내 항산화물질 비축량이 늘어나고, 심장병 발병률이 떨어진다. 이는 실제 연구에서 입증된 사실이다.

코코넛 오일은 박테리아와 바이러스, 자유 라디칼이 일으키는 심장과 동맥 손상을 막아 준다. 동맥 손상의 원인을 제거함으로써 추가 손상을 예방하고 동맥 내벽을 낫게 해주며, 심장병 위험을 줄여 줄 뿐만 아니라 실질적으로 건강을 증진시켜 준다.

코코넛 오일은 심장에도 직접적인 영향을 주는 것으로 보인다. 나는 이 기름이 심장 기능 조절에도 도움을 준다고 믿는다. 예컨대 심장병 환자였던 마리아는 담당 의사로부터 앞으로 5년밖에 살지 못한다는 말을 들었다. 그녀의 증상 중 하나는 불규칙적인 심박 가속화였다. 그녀가 부정맥으로 너무 괴로워하자, 의사는 가슴 속에 심박 조절기를 삽입할 것을 권고했다. 마리아는 거부했다. 대신 갖가지 자연요법을 시도했지만 상태는 오히려 악화되었다. 결국 그녀는 내 권고에 따라 코코넛 오일을 보조 식품으로 먹기 시작했다. 하루에 네 숟가락씩. 섭취 첫날 그녀는 부정맥이 50% 정도 완화됐다고 알려왔다. 그렇게 심장이 얌전한 것은 수년 만에 처음이라고 했다. 그녀가 전에 시도한 방법 중에 이처럼 효과가 뛰어난 것은 없었다. 마리아는 지금도 코코넛 오일을 먹고 있으며, 그녀의 심장은 점점 더 정상적으로 작동한다. 마치 그녀의 심장이 코코넛 오일을 좋아하는 것처럼.

나는 마리아의 성공 소식을 듣고 뛸 듯이 기뻤지만, 사실 그건 놀라운 일도 아니었다. 코코넛 오일을 즐겨 먹는 사람들은 이 기름이 심장에 좋다는 사실을 익히 알고 있다. 자메이카 사람들 말처럼, 〈코코넛은 심장에 좋은 강장제이다.〉 그로부터 몇 년이 지난 요즘 마리아는 여전히 코코넛 오일을 먹고 있으며, 의사가 예상한 5년을 훌쩍 넘겨 치명적인 심장마비 없이 잘 살고 있다.

이 사례만으로도 코코넛 오일은 심장에 좋은 식품, 적어도 심장에 해를 끼치지는 않는 음식으로 여겨져야 마땅하다. 하지만 단순히 해롭지 않은 구경꾼이 아니라 심장병과의 전쟁에서 매우 중요한 도움을 줄 잠재력이 있다. 이를 뒷받침하는 증거는 매우 뚜렷하며, 머지않아 코코넛 오일은 심장병과의 싸움에 강력한 신무기로 거듭날지도 모른다.

## 돈과 정치, 그리고 심장병

일반적인 심장병 치료제와 달리 코코넛 오일은 저렴하고, 나쁜 부작용도 전혀 없으며, 누구나 쉽게 사용할 수 있다. 하지만 이게 결점일 수도 있다. 코코넛 오일은 이미 널리 쓰이는 천연 식품이기 때문에, 제약 업계와 의료 업계는 이 분야에 연구 자금을 들이거나 관심을 불러일으킬 생각이 없다. 이익이 될 것이 전혀 없기 때문이다. MCFA와 코코넛 오일에 대한 정보는 대부분 과학 논문이나 학술지 속에 묻혀 있어서 그 효능을 아는 사람이 드물다. 코코넛 오일이 건강에 끼치는 참된 효능에 대한 정보는 그 가치를 잘 아는 숙련된 의료인과 저술가, 연구자들이 알려야 한다. 하지만 이윤 추구에 눈이 먼 막강한 기업들이 조장하는 선입견과 그릇된 통념에 맞서야 하는 힘겨운 싸움이 그들을 가로막는다.

열대 오일에 대한 대두 업계의 공격은 그런 기름이 심장병을 유발한다는 음해에 기반을 두고 있다. 아이러니하게도 열대 오일을 식물성 경화유로 바꾸자 오히려 심장병으로 인한 사망자가 늘었다. 그리고 그들은 이미 알고 있었다. 1950년대부터 경화유는 심장병을 유발하는 기름으로 의심받았다. 경화유가 몸에 해롭다는 사실을 분명히 알고 있던 대두 업계는 콩기름에 부정적인 견해를 제시하는 연구를 방해하거나 심지어 못 하게 하려 했다. 『의사가 당신에게 말해 주지 않는 것*What Your Doctor Won't Tell You*』이란 책에서 제인 하임리히는 경화유에 부정적인 연구 결과를 발표했다가 연구 자금이 끊긴 어느 학자를 예로 들었다. 그녀는 자신의 연구 목적이 상품 광고가 아니라 진실을 밝히고 지식을 퍼뜨리는 것이라고 생각했지만, 이를 못마땅하게 여긴 식물성 기름 업계는 더 이상 그녀의 연구에 돈을 대지 않았다.

경화유와 트랜스지방의 진실은 결국 만천하에 드러났다. 흡연이 암을 유발한다는 사실을 수십 년간 부정해 온 담배 업계와 마찬가지로, 대두 업계는 트랜스지방이 심장병을 촉진한다는 사실을 줄곧 부정해왔다. 오히려 포화지방과 열대 오일 쪽으로 대중의 관심을 돌려 그것들이 골칫거리라고 손가락질하는 교활한 꼼수를 부렸다. 대두 업계의 열대 오일 불매 운동이 기승을 부리던 1980년대와 1990년대 초반에, 실은 경화유가 심장병뿐만 아니라 수많은 다른 질병과 연관이 있다는 연구가 줄을 이었다. 경화유가 해롭다는 증거가 늘어나는 것을 감지한 대두 업계는 이런 논의를 회피한 채 열대 오일 불매 운동에만 열을 올렸다. 변함없이 열대 오일을 〈다른 식물성 기름〉으로 바꿔야 한다는 주장만 되풀이했다. 어떤 식물성 기름을 써야 한다는 말은 없었지만, 그들이 원하는 것은 언제나 식물성 경화유였다.

코코넛 오일의 효능이 점점 알려지자, 대두 업계와 그 일당은 근거 없는 비판으로 대중을 혼란에 빠트리고 진실을 숨기면서 자신들의 제품이 더 좋다고 선전하는 연구에 돈을 쏟아 부으려 한다. 자금을 대는 기관이나 업계를 옹호하는 편향된 연구는 언제나 넘쳐난다. 1980년대와 1990년대 초반에 대두 업계를 등에 업은 그런 지저분한 캠페인은 앞으로도 계속될 것이 틀림없다.

# 3

## 지방을 이해하자

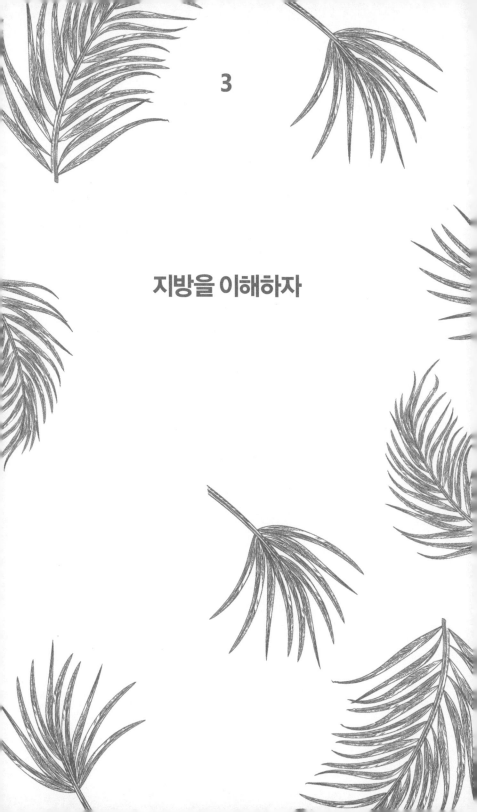

이번 장에서는 포화지방과 불포화지방의 차이를 밝히고 코코넛 오일이 나머지 기름들과 다른 이유를 설명할 생각이다. 각각의 기름은 화학적 구조에 특이성이 있기 때문에 화학용어를 사용할 수밖에 없다. 애석하게도 과학적 기반 지식이 없는 사람들은 화학이 등장하면 혼란에 빠지기 마련이다. 조금 어려워도 참아 주기 바란다. 보통 사람이 이해할 수 있도록 최대한 간단하게 설명하겠다. 그래도 혼란스럽다면, 본론은 건너뛰고 마지막으로 넘어가도 된다. 이번 장의 목적은 독자에게 과학적 기반을 제공하는 것이지만, 설령 화학을 모른다 해도 코코넛 오일의 효능을 경험하는 데는 아무 문제가 없다.

## 트리글리세리드와 지방산

의사들은 종종 지방이라는 말 대신 지질이라는 용어를 쓴다. 지질은 우리 몸속의 다양한 지방성 화합물을 아우르는 말이다. 그중 가장 흔하고 가장 중요한 지질은 트리글리세리드이다. 우리가 지방이나 기름이라고 부르는 것은 대개 트리글리세리드를 가리킨다. 나머지 두 지질 — 포스포리피드와 스테롤(여기에 콜레스테롤이 포함된다) — 은 트리글리세리드가 아니기 때문에 엄밀히 따지면 지방이 아니다. 하지만 특성이 유사해서 종종 지방으로 불린다.

지방과 기름의 차이는 무엇일까? 〈지방〉이라는 말과 〈기름〉이라는 말은 흔히 혼용된다. 일반적으로 둘 사이의 유일한 차이는 실온에서 지방은 고체이고 기름은 액체라는 점뿐이다. 이를테면 돼지기름은 지방으로 불리고 옥수수기름은 기름이라고 불린다. 하지만 둘 다 지방으로 통용된다.

스테이크를 잘랐을 때 보이는 하얀 지방 조직은 트리글리세리드로 이루어져 있다(콜레스테롤도 있긴 하지만, 고기 섬유질 사이에 섞여 있어 육안으로는 분간할 수 없다). 우리가 싫어하는 지방, 즉 팔뚝을 늘어지게 하고 허벅지를 물렁물렁하게 만들고 배를 터진 타이어처럼 처지게 하는 지방도 트리글리세리드로 이루어져 있다. 우리 몸의 지방을 구성하고 우리가 음식을 통해 먹고 보는 지방이 트리글리세리드이며, 채소와 육류로 섭취하는 지질의 95%는 트리글리세리드이다.

트리글리세리드는 〈지방산〉이라고 불리는 개별 지방 분자들로 이루어져 있다. 지방산 분자 셋이 모이면 트리글리세리드 분자 하나가 되고, 이 지방산들은 글리세롤 분자 하나로 연결되어 있다. 이 글리세롤 분자가 트리글리세리드의 중추 노릇을 하는 셈이다.

지방산의 종류도 수십 가지에 이른다. 과학자들은 이들 지방산을 크게 세 종류로 분류했다. 포화지방산, 단일불포화지방산, 고도불포화지방산. 세 가지 모두 하위 지방산들이 많다. 즉, 포화지방산도 종류가 다양하고, 마찬가지로 단일불포화지방산과 고도불포화지방산의 종류도 가지각색이다.

포화 여부를 떠나 이들 지방산 모두 우리 몸에 각기 다른 영향을 주고, 건강에 끼치는 영향도 제각각이다. 따라서 몸에 해로운 포화지방이 있는가 하면 건강을 증진시키는 포화지방도 있다. 단일불포화지방과 고도불포화지방도 마찬가지다. 예를 들어 올리브기름은 〈좋은〉 지방의 일종으로 떠받들어지는데, 다른 기름 대신 이 기름을 먹는 사람들이 심장병에 덜 걸리기 때문이다. 올리브기름의 주성분은 올레산이라고 불리는 단일불포화지방산이다. 하지만 단일불포화지방이 모두 몸에 좋은 것은 아니다. 에루크산이라고 불리는 또 다른 단일불포화지방산은 지금껏 알려진 그 어떤 지방산보다도 심장에 지극히 해롭다(Belitz and Grosch, 1999). 화학적으로 보면 둘의 차이는 극히 미미하다. 마찬가지로 고도불포화지방산 중에도 문제를 일으키는 것들이 더러 있다. 반면 코코넛 오일에서 발견되는 쇼화지방산은 우리 몸에 전혀 해롭지 않으며, 오히려 건강 증진 효과가 뛰어나다. 따라서 포화지방이면 무조건 나쁘고 단일불포화지방이나 고도불포화지방이면 무조건 좋다고 말할 수

## 도표 3.1 식이지방의 성분 구성 백분율

| 지방 | 포화지방 | 단일불포화지방 | 고도불포화지방 |
|------|----------|----------------|----------------|
| 카놀라유 | 6 | 62 | 32 |
| 홍화유 | 10 | 13 | 77 |
| 해바라기 기름 | 11 | 20 | 69 |
| 옥수수기름 | 13 | 25 | 62 |
| 콩기름 | 15 | 24 | 63 |
| 올리브기름 | 14 | 77 | 9 |
| 닭기름 | 31 | 47 | 22 |
| 돼지기름 | 41 | 47 | 12 |
| 쇠기름 | 52 | 44 | 4 |
| 야자유 | 51 | 39 | 10 |
| 버터 | 66 | 30 | 4 |
| 코코넛 오일 | 92 | 6 | 2 |

는 없다. 이는 단순히 포화도의 문제가 아니라 지방산의 특성
에 따라 결정된다.

순수한 포화지방이나 불포화지방은 존재하지 않는다. 가
공하지 않은 모든 천연 지방과 기름에는 세 가지 지방산이 혼
합되어 있다. 어떤 기름을 포화지방이나 불포화지방으로 단정

하는 것은 지나친 단순화이다. 올리브기름은 단일불포화지방이 주를 이루기 때문에 흔히 〈단일불포화지방〉이라고 부르지만, 여느 식물성 기름과 마찬가지로 고도불포화지방과 포화지방도 일부 함유하고 있다(도표 3.1을 보면 서로 다른 지방과 기름에 들어 있는 세 가지 지방산의 함량 비율을 알 수 있다).

동물성 지방은 일반적으로 포화지방의 비율이 가장 높다. 식물성 기름 역시 단일불포화지방과 고도불포화지방만 있는 게 아니라 포화지방도 있다. 대부분 고도불포화지방의 비율이 높지만, 예외적으로 야자유와 코코넛 오일만은 포화지방의 비율이 매우 높다. 코코넛 오일에는 포화지방이 92%나 함유되어 있는데, 이는 쇠기름과 돼지기름을 비롯한 다른 기름보다 훨씬 높은 수치다.

모든 지방의 건강 유익성을 결정하는 요인은 여러 가지이다. 포화도와 탄소 사슬의 크기, 그리고 지질 산화와 자유 라디칼 생성에 대한 민감도가 그런 요인이다.

## 포화도와 크기

포화, 단일불포화, 고도불포화. 요즘은 어디서나 듣는 이 말들이 대체 무슨 뜻일까? 포화지방은 무엇이 포화된 걸까? 포화도는 건강에 어떤 영향을 끼칠까? 내가 이 질문에 답해 주겠다. 모든 지방산은 기본적으로 여러 개의 탄소 원자에 다수의 수소 원자가 결합한 구조로 이루어져 있다. 각각의 탄소 원자에는

```
      H  H  H  H H H H  H H  H  H  H H H H H  H H O
      |  |  |  | | | |  | |  |  |  | | | | |  | | ‖
H - C - C - C - C-C-C - C - C - C - C - C - C-C-C- C - C - C - C-C-O- H
      |  |  |  | | | |  | |  |  |  | | | | |  | |
      H  H H  H H H  H  H H  H H  H  H H H H  H H
```

도해 3.1 포화지방은 수용 가능한 수소(H) 원자가 모두 들어찬 포화 상태다. 위에 나온 분자는 18개 탄소가 포화된 스테아르산으로, 흔히 쇠기름에서 발견된다.

```
      H  H  H  H H H H  H H           H H H H H  H H O
      |  |  |  | | | |  | |           | | | | |  | | ‖
H - C - C - C - C-C-C - C - C - C - C - C - C-C-C- C - C - C - C-C-O- H
      |  |  |  | | | |  | |           | | | | |  | |
      H  H H  H H H  H  H H          H H H H H  H H
```

도해 3.2 포화지방에서 수소 원자 한 쌍이 떨어져 나가면 탄소 원자들이 이중결합으로 서로 이어져 연결 요건을 충족시킨다. 그 결과 불포화지방이 만들어지는데, 이 경우에는 단일불포화지방이 된다. 위에 나온 분자는 18개 탄소 원자가 사슬을 이룬 단일불포화지방산인 올레산으로, 주로 올리브기름에서 발견된다.

```
      H  H  H  H H          H           H H H H H  H H O
      |  |  |  | |          |           | | | | |  | | ‖
H - C - C - C - C-C-C - C - C - C - C - C - C-C-C- C - C - C - C-C-O- H
      |  |  |  | | |        | |         | | | | |  | |
      H  H H  H H H  H      H H        H H H H H  H H
```

도해 3.3 수소 원자가 두 쌍 이상 빠지고 탄소 이중결합이 두 군데 이상 있으면 고도불포화지방이라고 불린다. 위에 나온 분자는 리놀레산으로, 18개 탄소 원자로 이루어진 고도불포화지방산이다. 대부분의 식물성 기름에서 가장 흔히 발견되는 지방이다.

최대 두 개의 수소 원자가 붙는다. 모든 탄소 원자에 수소 원자가 두 개씩 붙은 지방산 분자는 수용 가능한 수소가 모두 찼기 때문에 수소 〈포화〉 상태라고 한다. 수소 원자 한 쌍이 빠진 지방산은 단일불포화지방산이라고 부르고, 수소 원자가 두 쌍 이상 빠진 지방산은 고도불포화지방산이 된다. 수소 원자가 많이 빠질수록 지방의 포화도는 더욱 떨어지는 것이다.

수소 원자 한 쌍이 빠진 자리에는 인접한 탄소 원자들이 이중결합을 형성하는데(76쪽의 도해 참조), 이로 인해 탄소 사슬의 연결이 약해져 우리 몸에 심대한 영향을 끼칠 수 있다.

포화의 개념은 아이들을 가득 태운 스쿨버스에 비유해 설명할 수 있다. 버스는 탄소 사슬에 해당되고 학생들은 수소 원자로 보면 된다. 탄소 하나에 수소 두 개가 붙듯, 버스 내부 좌석은 모두 두 명씩 앉을 수 있다. 빈 좌석 없이 꽉 찬 버스는 포화지방을 의미한다. 더 이상 학생을 태울 자리가 없다. 만약 학생 두 명이 버스에서 내려 좌석 하나가 비면 단일불포화지방이 된다. 그리고 학생이 네 명 이상 버스에서 내리고 빈 좌석이 두 개 이상 생기면 고도불포화지방이 되는 셈이다. 학생이 반밖에 차지 않은 버스는 불포화 정도가 심한 지방으로 볼 수 있다.

지방산 사슬의 길이, 즉 스쿨버스의 크기도 중요하다. 일부 지방산은 탄소 원자가 두 개뿐인 반면, 24개 이상 가진 것들도 있다. 2탄소 지방산은 좌석이 두 개뿐인 버스와 같으며, 각 좌석에 학생 두 명씩, 즉 최대 네 명밖에 태울 수 없는 버스이다.

탄소 원자가 24개인 지방산은 좌석이 24개라 학생을 48명 태울 수 있는 버스인 셈이다.

식초에 함유된 아세트산의 분자 사슬에는 탄소 원자가 두 개뿐이다. 더 긴 사슬을 가진 지방산에는 탄소 원자가 네 개, 여섯 개, 여덟 개, 혹은 그 이상 붙는다. 자연 상태에서 생성되는 지방산은 대개 짝수의 탄소 원자로 이루어져 있다. 흔히 버터에 들어 있는 지방산의 일종인 부티르산은 4탄소 사슬로 구성된다. 육류와 어류에 주로 함유된 지방산은 14개 이상의 탄소 사슬이다. 쇠기름에 많은 스테아르산은 18탄소 사슬을 갖고 있다. 14개에서 24개의 탄소로 이루어진 지방산은 장사슬 지방산long-chain fatty acid(LCFA)이라 부르고, 중사슬 지방산medium-chain fatty acid(MCFA)은 탄소 개수가 6개에서 12개까지이며, 단사슬 지방산short-chain fatty acid(SCFA)은 탄소 원자가 6개 미만이다. 탄소 사슬의 길이는 식이지방의 소화와 물질대사 방식, 우리 몸에 끼치는 영향을 결정하는 핵심 요소이다.

길이가 비슷한 지방산 세 개가 글리세롤 분자 하나로 연결되어 생성된 분자는 지방산 길이에 따라 장사슬 트리글리세리드long-chain triglyceride(LCT), 중사슬 트리글리세리드medium-chain triglyceride(MCT), 단사슬 트리글리세리드short-chain triglyceride(SCT)로 불린다. 식품 성분 표시 라벨을 보면 중사슬 트리글리세리드, 또는 MCT라는 글귀가 종종 눈에 띌 것이다.

포화도와 탄소 사슬 길이 모두 지방산의 화학적 특성과 우리 몸에 끼치는 영향을 결정한다. 포화도가 높고 사슬 길이가 길수록 지방이 더 단단해지고 녹는점이 높아진다. 돼지기름에서 발견되는 포화지방은 실온에서 고체이고, 옥수수기름 같은 고도불포화지방은 실온에서 액체이다. 단일불포화지방은 실온에서 액체이지만, 냉장고에 넣으면 살짝 굳어지면서 불투명해지거나 반고체 상태가 된다.

도표 3.2는 식품에 가장 흔히 들어 있는 지방의 목록이다. 우리 몸뿐만 아니라 동물 세포에서 발견되는 지방은 주로 스테아르산과 팔미트산, 올레산으로 구성된 트리글리세리드이다. 올레산은 단일불포화지방이다. 스테아르산과 팔미트산은 포화지방이다. 식품에 함유된 포화지방은 여러 가지 지방산으로 이루어져 있다. 예컨대 우유에는 팔미트산, 미리스트산, 스테아르산, 라우르산, 부티르산, 카프로산, 카프릴산, 카프르산이 들어 있다. 각각의 지방산은 우리 몸에 서로 다른 영향을 끼치는데, 이는 탄소 사슬 길이와 포화도(이중결합의 수)에 의해 결정된다.

포화지방산 중 2탄소 사슬(C:2)에서부터 26탄소 사슬(C:26)까지가 지방의 구성 요소로 알려져 있다. 이중 팔미트산(C:16)이 가장 흔해서 거의 모든 지방에 들어 있다. 미리스트산(C:14)과 스테아르산(C:18)도 흔히 발견되는 지방산이다.

## 도표 3.2 지방산의 탄소와 이중결합

| 지방산 | 탄소 개수 | 이중결합의 수 | 대표적인 식품 |
|---|---|---|---|
| 포화 지방산 | | | |
| 아세트산 | 2 | 0 | 식초 |
| 부티르산 | 4 | 0 | 버터 |
| 카프로산 | 6 | 0 | 버터 |
| 카프릴산 | 8 | 0 | 코코넛 오일 |
| 카프르산 | 10 | 0 | 야자유 |
| 라우르산 | 12 | 0 | 코코넛 오일 |
| 미리스트산 | 14 | 0 | 육두구기름 |
| 팔미트산 | 16 | 0 | 동물 기름과 채소 기름 |
| 스테아르산 | 18 | 0 | 동물 기름과 채소 기름 |
| 아라킨산 | 20 | 0 | 땅콩기름 |
| 단일불포화지방산 | | | |
| 팔미트올레산 | 16 | 1 | 버터 |
| 올레산 | 18 | 1 | 올리브기름 |
| 에루크산 | 22 | 1 | 유채씨(카놀라) 기름 ● |

● 유채씨 기름에는 매우 유독한 지방산인 에루크산이 55%가량 들어 있다. 식품에 사용되는 카놀라유는 유전자 조작으로 에루크산을 1% 미만으로 줄인다.

| | 고도불포화지방산 | | |
|---|---|---|---|
| 리놀레산 | 18 | 2 | 채소 기름 |
| 알파리놀레산 | 18 | 3 | 아마인기름 |
| 아라키돈산 | 20 | 4 | 레시틴 |
| 이코사펜타에노산 | 20 | 5 | 생선 기름 |
| 도코사헥사에노산 | 22 | 6 | 생선 기름 |

단사슬 지방산은 비교적 드물다. 이런 지방산이 가장 많은 식품은 식초와 버터이다. 우유에는 단사슬 지방산이 미량 함유되어 있다. 이런 지방은 버터를 만들 때 많이 발생하는데, 총 지방 함량의 12% 정도를 차지한다. 중사슬 지방산도 비교적 드물지만, 일부 열대 견과류와 기름에 꽤 많이 들어 있다.

장사슬 지방산은 자연에서 가장 흔히 발견되는 지방산이다. 이 지방산은 가장 효율적이고 치밀한 에너지 저장 물질이기 때문에 동물과 식물 모두에게 최고의 에너지 공급원이다. 인체와 동물 몸속에 들어 있는 지방 세포는 대부분 장사슬 구조이며, 식물 지방도 마찬가지다. 우리가 먹는 음식에 함유된 지방은 대다수가 상사슬 지방산으로 이루어져 있다. 몸에 좋은 천연 단사슬 지방산은 극소수인데, 가장 훌륭한 공급원은 단연 코코넛 오일이다.

## 열대 오일은 독특하다

코코넛 오일과 그 친척뻘인 야자유, 야자씨 기름은 중사슬 지방산과 단사슬 지방산을 공급하는 최고의 천연 식품이라는 점에서 독특한데, 그런 지방산이 이들 기름에 놀라운 건강 증진 효능을 부여하기 때문이다.

야자유에는 중사슬 지방산이 극히 소량만 함유되어 있다. 반면 코코넛 오일과 야자씨 기름은 MCFA가 가장 풍부한 식품이다. 야자씨 기름에는 MCFA가 58% 함유되어 있고, 코코넛 오일에는 64%나 들어 있다. 두 기름 모두 MCFA가 주성분이기 때문에 이 지방산의 화학적, 생물학적 특성이 곧 우리 몸에 영향을 끼친다.

우리가 먹는 음식에 들어 있는 지방은 곧장 에너지원으로 쓰이지 않으면 대부분 우리 몸속에 지방 세포로 저장된다. 주로 중사슬 지방산과 단사슬 지방산으로 이루어진 코코넛 오일은 전형적인 장사슬 지방산(포화지방산과 불포화지방산 모두)으로 이루어진 동물상 기름이나 식물성 기름과는 그 효능이 완전히 다르다. 코코넛 오일에 함유된 중사슬 지방산은 체내에서 분해되면 주로 에너지 생산에 사용되기 때문에, 체지방으로 바뀌거나 동맥을 비롯한 체내에 쌓이는 일이 거의 없다. 즉, 지방을 만드는 게 아니라 에너지를 생산한다. 중사슬 지방산은 혈중 콜레스테롤을 증가시키기는커녕 심장병 예방에 도움을 준다.

## 자유 라디칼

지난 30년간 학자들이 연구한 바에 따르면, 퇴행성 질환과 노화를 일으키고 진행시키는 주범이 바로 자유 라디칼이다. 간단히 설명하자면, 자유 라디칼은 원자 주위의 전자 하나를 잃고 짝이 없는 전자 하나만 남은 떠돌이 분자이다. 이 상태의 분자는 지극히 불안정하고 강력하다. 자유 라디칼은 곧바로 근처에 있는 분자를 공격해 전자를 빼앗는다. 이제 전자 하나가 빠진 두 번째 분자는 고반응성 자유 라디칼로 변해 또 다른 분자의 전자를 빼앗는다. 이 파괴적인 과정이 연쇄적으로 일어나면 수백 개의 분자, 심지어 수천 개의 분자가 영향을 받게 된다.

라디칼로 바뀐 분자는 본래 갖고 있던 물리적, 화학적 특성이 완전히 변한다. 이 분자가 살아 있는 세포의 일부라면 세포 전체의 기능이 영향을 받는다. 자유 라디칼이 인체의 세포를 공격하면 말 그대로 체내의 보호막이 찢어지는 셈이다. 세포의 유전자 정보가 들어 있는 핵이나 DNA처럼 민감한 세포 구성 물질들이 손상을 입으면 세포 변형으로 세포가 죽을 수도 있다.

자유 라디칼의 공격이 많아질수록 세포 손상은 더욱 커지고, 우리 몸의 주요 장기와 관절, 신체 조직이 심각하게 파괴될 가능성도 커진다. 자유 라디칼로 인한 손상은 세포 조직 붕괴와 물리적 변질을 야기하는 것으로 알려져 있다. 자유 라디칼의 공격을 받는 세포는 점점 망가져간다. 일부 학자들은 자유 라디칼로 인한 세포 파괴가 노화의 주범이라고 믿는다. 신체가 노화될수록 평생 축적된 자유 라디칼 공격으로 인한 손상은 더욱 커지게 마련이다.

오늘날 60여 가지에 이르는 퇴행성 질환은 그 원인이나 발현이 자유 라디칼과 관련이 있는 것으로 보인다. 다른 질병들도 이 목록에 주기적으로 추가되는 실정이다. 심장병이나 암 같은 치명적 질병과 자유 라디칼의 연관성에 주목한 학자들은 이미 그 범위를 동맥경화증, 뇌졸중, 정맥류, 치질, 피부 노화, 피부염, 관절염, 소화불량, 불임, 백내장, 무기력증, 당뇨병, 알레르기, 기억력 감퇴로까지 넓혔다.

우리가 들이마시는 오염된 공기와 우리가 먹고 마시는 음식에 들어가는 화학첨가제 및 유독 성분 때문에 현대인은 자유 라디칼에 노출되어 있다. 일부 자유 라디칼 반응은 세포의 신진대사 과정에서 자연적으로 발생한다. 이런 환경 속에서 모든 자유 라디칼을 피할 수는 없지만 제한할 수는 있다. 예컨대 흡연은 폐 속에서 자유 라디칼 반응을 일으킨다. 특정 음식과 식품 첨가제도 몸 전체에 악영향을 주는 파괴적인 자유 라디칼 반응을 촉진한다. 이런 자유 라디칼 유발 물질을 멀리하면 수많은 퇴행성 질환에 걸릴 위험이 줄어들 것이다. 따라서 어떤 기름을 사용하느냐에 따라 우리 몸이 받는 영향이 크게 달라질 수 있다. 왜냐하면 많은 기름들이 자유 라디칼 생성을 촉진하기 때문이다.

## 고도불포화지방

영양학자들이 지방 섭취를 줄이라고 권고하면, 우리는 자동적으로 포화지방만을 떠올린다. 하지만 그들의 권고는 모든 지방을 줄이라는 것이며, 여기에는 고도불포화지방도 포함된다. 포화지방 섭취를 줄이려고 사람들은 흔히 동물성 기름 대신 식물성 기름을 사용한다. 하지만 우리가 피하려고 기를 쓰는 동물성 기름보다 별로 나을 게 없는 식물성 기름도 많다. 심지어 더나쁜 기름도 있다! 식물성 기름의 잠재적 유해성은 불포화에서 비롯된다. 탄소가 이중으로 결합된 고도불포화지방 분자는 산화와 자유 라디칼 생성에 극도로 취약하기 때문이다.

고도불포화지방이 산소나 열, 빛(태양광 또는 인공 조명)에 노출돼 산화하기 시작하면 산패가 일어나고 자유 라디칼이 생기면서 몸에 해로워진다. 자유 라디칼은 체내에 비축된 항산화물질을 소진하고 세포와 조직을 망가뜨리는 화학 반응을 일으킨다. 씨앗에서 기름을 추출하면 곧바로 산소와 열, 빛에 노출되기 때문에, 기름이 공장에서 출하되기 전부터 산화가 시작된다. 따라서 우리가 매장에서 기름을 살 때쯤이면 이미 어느 정도 산패된 상태이다. 기름 생산 과정이 복잡할수록 산화 가능성은 더욱 높아진다. 식물성 기름을 사용하는 가장 안전한방법은 저온에서 추출하여 불투명 용기에 담은 기름을 구입하는 것이다. 냉압식으로 생산한 기름은 공정이 간단해서 천연항산화물질이 대부분 남아 있다. 항산화물질은 산화와 자유 라디칼 생성 속도를 늦춰 산패를 지연시키기 때문에 매우 중요하다.

기름은 눈속임의 달인이다. 악인과 성인을 구분할 수가 없다. 모든 기름이 죄다 비슷해 보이기 때문이다. 가장 해로운 식물성 기름도 이상적인 조건에서 갓 추출한 기름처럼 몸에 좋고 순수해 보일 수 있다. 스위스 네슬레 연구소의 위르크 뢸리거 박사가 그의 권위 있는 저서 『자유 라디칼과 식품 첨가제*Free Radicals and Food Additives*』에서 이야기한 바에 따르면, 식물성 기름의 1차 산화물은 거부감이 드는 맛이나 향이 전혀 없지만 2차 산화물은 대개 맛과 향의 변질이 매우 심하고 구조도 변화될 수 있다. 따라서 순수한 식물성 기름이 설령 산패한다 해도 맛과 냄새에는 영향이 없기 때문에 표가 나지 않을 수 있다. 상한 식물성 기름을 먹어도 모를 수 있다는 것이다. 만약 이 기름이 다른 물질과 섞이면 자유 라디칼 반응 때문에 다른 물질이 불쾌한 맛과 향을 일으킬 수도 있다.

식물성 기름은 물류 창고에 저장되었다가 뜨거운 트럭에 실려 옮겨지고 매장 선반에 진열되는 동안 점점 산화된다. 식물성 기름을 냉장 보관하는 곳은 없다. 대개 투명한 통이나 병에 담기 때문에 빛에 노출되어 자유 라디칼이 더 많이 생긴다. 이런 기름은 몇 달 동안 열과 빛에 노출되다가 팔려 나간다. 하지만 순수한 식물성 기름은 산패 징후가 전혀 드러나지 않기 때문에 겉으로는 안전해 보인다. 일반적인 방식으로 추출하고 정제한 식물성 기름은 매장에 도착할 때쯤이면 모두 어느 정도 산패해 있다.

설상가상으로 소비자들은 매장에서 구입한 식물성 기름을 부엌 찬장에 몇 달 동안 놓아 둔다. 그리고 대개 음식을 조리할 때 사용한다. 조리 과정은 산화를 가속화하는데, 이로 인해 기름이 한층 더 산패되고 해로워진다. 일껏 건강 식품 매장에서 냉압식 기름을 사다가 요리용 기름으로 쓰면서 유해 물질로 탈바꿈시키니 아이러니가 아닐 수 없다. 최근 연구 결과에 따르면, 가열한 옥수수기름을 넣은 음식이 비가열 옥수수기름이 들어간 음식보다 동맥경화증을 더 많이 일으켰다. 가열한 고도불포화지방은 아무리 조금만 먹어도, 특히 주기적으로 오랫동안 섭취한다면 건강에 해로울 수 있다.

모든 식물성 기름은 공기가 들어가지 않게 밀봉해서 불투명 용기에 담아 냉장고에 보관해야 한다. 그런다고 자유 라디칼 생성이 완전히 억제되지는 않겠지만 속도는 늦춰질 것이다. 이런 식으로 보관하지 않은 기름을 갖고 있다면 당장 내다 버려라. 식용유 값 몇 푼보다는 당신의 건강이 더 중요하다.

오늘날 대부분의 식물성 기름은 심지어 건강 식품 매장에서 파는 제품도 생산과 정제 과정이 복잡하다. 정제 과정에서는 석유 용해제를 이용해 채소나 씨앗에서 기름을 분리한 다음 끓여서 용해제를 증발시킨다. 그리고 기름을 정제하고, 표백하고, 탈취하는 과정에서 섭씨 200도가 넘는 온도로 가열한다.

더구나 산화를 지연시키려고 화학 보존제를 넣는 일도 허다하다.

생산 공정이 간단한 기름일수록 우리 몸에 덜 해롭다. 가장 좋은 천연 기름은 저온에서 씨앗을 기계로 압착해 뽑아내며, 화학 물질을 일절 사용하지 않는다. 이런 방식으로 생산한 기름은 〈착유기로 짜낸 기름〉 또는 〈냉압식 추출 기름〉이라고 부른다. 우리가 먹어야 할 기름은 이런 기름뿐이다. 그렇다고 안심은 금물이다. 이런 기름도 산화를 피할 수는 없기 때문에 반드시 불투명 용기에 담아 보관하고 적절히 사용해야 한다.

## 포화지방

모든 포화지방이 불포화지방(단일불포화지방과 고도불포화지방 모두)에 비해 확실히 좋은 점은 떨어져 나간 수소 원자나 탄소 이중결합이 없다는 사실이다. 이는 포화지방이 불포화지방처럼 산화와 자유 라디칼 생성에 취약하지 않다는 뜻이다. 식품 회사들은 수십 년 전부터 이 사실을 알고 있었다. 그래서 자유 라디칼이 일으키는 산패를 막아 주는 포화지방(주로 코코넛 오일과 야자씨 기름)을 식품에 첨가했다.

지난 수십 년 동안 대부분의 음식에 들어가던 열대 오일들은 경화유나 부분 경화유로 대체되었다. 경화, 즉 수소화는 불포화지방 식물성 기름에 화학적 변형을 가해 좀 더 포화된 지방으로 만드는 공정이다. 포화도를 높이면 기름이 덜 쉽게 산패하고, 동물 기름이나 열대 오일을 쓰는 것보다 비용도 적게 든다. 경화는 기름을 고온으로 끓이면서 수소 원자를 들이붓는 방식인데, 이 과정에서 해로운 트랜스지방이 만들어진다. 이 인공 지방은 구조적으로 천연 지방과 다르다. 우리의 몸은 천연 지방을 처리할 수 있지만, 인체에 맞지 않는 트랜스지방을 섭취하면 건강에 문제가 생긴다. 대표적인 경화유인 쇼트닝과 마가린은 우리 식단에서 완전히 사라져야 한다.

1950년대와 1960년대에 포화지방과 콜레스테롤 증가의 연관성이 처음으로 밝혀지자, 학자들은 포화지방이 야기하는 다른 잠재적 악영향을 연구하기 시작했다. 포화지방 과잉 섭취가 심장 질환 발생 위험을 높인다면 다른 질병과도 연관이 있을지 모른다는 것이 그들의 생각이었다. 포화지방과 암의 연관성에 주목하던 학자들은 연구 결과에 깜짝 놀랐다. 다른 지방들과 비교해 보니, 포화지방은 암의 발병 요인이 아니라 오히려 예방 효과가 있었다. 정제된 비경화 고두불포화 기름이 암을 촉진하는 것으로 밝혀졌고, 불포화도가 높을수록 위험도가 컸다.

천식, 알레르기, 기억 상실, 노인성 치매 같은 다른 질환도 포화지방보다 정제된 고도불포화지방을 먹는 사람들에게서 발병률이 더 높았다. 이런 고도불포화지방의 또 다른 문제는 면역 체계 교란이다. 면역 체계는 우리를 병으로부터 지켜 준다. 고도불포화지방이 면역 체계를 교란하면 인체는 질병과 조기 노화에 더욱 취약해진다. 불포화지방은 면역 체계를 교란할 뿐만 아니라 백혈구도 죽일 수 있다. 전반적인 면역력이 약해지면 병에 잘 걸려 건강하게 살 수 없다. 학자들은 이런 상황의 원인이 대부분 자유 라디칼이라고 믿는다. 일반적인 방식으로 정제된 고도불포화지방, 즉 식품매장에서 흔히 파는 식용유를 먹는 것은 질병의 문은 열어젖히고 자신의 수명을 줄이는 짓이다.

쉽게 부러져 자유 라디칼을 생성하는 약한 고리인 탄소 이중결합이 없는 포화지방은 다양한 조건 하에서 훨씬 더 안정적이다. 열과 빛, 산소에 노출돼도 급격히 산화되거나 다량의 자유 라디칼이 생성되지 않는다. 이 때문에 식품으로 더욱 적합하며, 특히 음식 조리에 쓰거나 장기간 보관할 때 좋다. 포화지방은 일반적인 조리 온도로 가열해도 안정된 상태를 유지한다. 그래서 조리용으로 고도불포화지방보다 훨씬 뛰어나다.

포화도가 높은 지방인 코코넛 오일은 모든 식이지방 중에서 산화와 자유 라디칼 생성 저항력이 가장 강하기 때문에 조리용으로 제일 안전하다. 지금 당신이 쓰는 액체 식물성 기름을 코코넛 오일로 바꾸면 산화된 기름을 섭취함으로써 발생하는 많은 질병에서 해방될 수 있다. 코코넛 오일이 무해하다는 것은 분명 장점이지만, 진짜로 좋은 이유는 따로 있다. 중사슬지방산으로 이루어진 코코넛 오일은 그 놀라운 특성 덕분에 수많은 이들이 세상에서 가장 몸에 좋은 기름으로 여긴다.

## 트랜스지방

현대 기술이 만들어 낸 트랜스지방은 인체에 맞지 않는 기름이다. 이 지방은 건강에 필요한 천연 지방산과 달라서 우리 몸이 생산적인 방식으로 사용하지 못한다. 마치 자동차 연료통에 사이다를 부어 넣는 것과 같다. 그 차는 금세 망가진다. 자동차가 달리려면 사이다가 아니라 휘발유가 필요하다. 사이다를 넣으면 당분 때문에 엔진이 멈춰버릴 것이다. 마찬가지로 트랜스지방이 체내에 들어오면 세포가 굳어 기능에 장애가 생긴다. 트랜스지방을 먹으면 먹을수록 세포는 점점 더 파괴되고, 나중에는 세포 조직과 기관 전체가 심각한 영향을 받게 된다. 결국 병에 걸리고 만다.

추출과 정제, 탈취 과정에서 식물성 기름은 섭씨 200도가 넘는 고온으로 장시간에 걸쳐 여러 번 가열된다. 그리고 수소가 들어가면 고형 지방으로 바뀐다. 이 경화 과정에서 더 높은 온도에 더 오랫동안 노출되면 트랜스지방이 훨씬 더 많이 생긴다. 쇼트닝과 마가린은 경화유이다. 이들은 트랜스지방이 평균 35% 정도 들어 있지만, 일부 상품에는 48%까지 함유되어 있다. 일반적인 방식으로 생산된 식물성 액체 기름의 지방산 중에서 트랜스지방산의 비율은 15%에서 19%이다.

학자들은 대부분 트랜스지방이 다른 어떤 식이지방보다 심혈관 질환 발생에 직접적인 영향을 준다고 믿는다. 오늘날 연구에 따르면 트랜스지방은 동맥경화증과 심장병을 일으키는 요인이 틀림없다. 예컨대 동물 실험에서 트랜스지방이 들어간 음식을 먹인 돼지는 다른 지방을 먹인 돼지보다 동맥경화가 더 광범위하게 진행되었다.

연구자들의 추정에 따르면 이런 해로운 트랜스지방 섭취로 미국에서 해마다 최소 30,000명이 조기 사망에 이른다! 1997년 11월 20일에 『뉴잉글랜드 의학 저널New England Journal of Medicine』은 14년 동안 80,000명이 넘는 간호사들을 대상으로 실시한 연구 결과를 발표했다. 이 연구에 참여한 여성들 중 939명이 심장마비 환자였는데, 트랜스지방을 다량 섭취한 여자들이 가장 적게 섭취한 여자들보다 심장마비에 걸릴 가능성이 53%나 높았다. 이 연구를 통해 밝혀진 또 다른 흥미로운 사실은, 총 지방 섭취량이 심장마비 발생률에 거의 영향을 주지 않는다는 점이었다. 지방을 가장 많이 섭취한 그룹(총 칼로리의 46%)의 여성들이 가장 적게 섭취한 그룹(총 칼로리의 29%)보다 심장마비 위험도가 높지 않았던 것이다.

이 연구를 수행한 하버드 공중위생학 연구진과 브리검 여성 병원 의료진은 총 지방 섭취량을 줄이는 것보다 트랜스지방 섭취를 제한하는 것이 심장병 예방에 더 효과적이라고 권고했다. 오늘날 일반적인 서구 식품에 함유된 지방의 15% 정도가 트랜스지방이다.

트랜스지방의 폐해는 심혈관 질환에 국한되지 않는다. 메리 이니그 박사가 실험한 바에 따르면, 트랜스지방이 함유된 마가린을 먹인 원숭이의 적혈구는 트랜스지방이 없는 사료를 먹일 때와 달리 인슐린이 잘 들러붙지 않았다. 우리 몸에 다양한 악영향을 끼치는 트랜스지방산은 암과 심장병, 다발성 경화증, 게실염, 당뇨 합병증을 비롯한 각종 퇴행성 질환을 유발한다.

산업 기술의 산물인 경화유는 오늘날 널리 쓰이는 식품 첨가물 중에서 가장 해로운 것일지도 모른다. 마가린, 쇼트닝 같은 경화유나 부분 경화유를 넣어서 만든 음식을 먹으면 트랜스지방을 섭취하게 된다. 매장이나 식당에서 사먹는 음식은 대부분 경화유로 만들어지거나 조리된 것들이다. 식품점과 식당에서 기름으로 조리해 파는 음식은 대개 경화유를 사용한다. 냉동가공 음식도 대부분 경화유로 만들거나 조리한다. 감자튀김, 각종 쿠키와 비스킷, 냉동파이, 피자, 땅콩버터, 케이크 당의, 사탕, 멜로린 같은 아이스크림 대체품 따위가 경화유로 만든 대표적인 식품이다.

식료품점에서 파는 정제 식물성 기름도 별로 나을 게 없다. 추출과 정제 과정에서 가열을 할 때도 트랜스지방이 생기기 때문이다. 따라서 부엌 찬장에 놓아 둔 옥수수기름이나 홍화유는 비록 경화유가 아니라 해도 트랜스지방이 웬만큼 들어 있게 마련이다. 〈착유기로 짜낸 기름〉이나 〈냉입식 추출 기름〉이 아닌 식물성 기름은 모두 트랜스지방이 들어 있다. 흔히 매장에서 구입하는 식물성 기름과 샐러드드레싱은 대부분 트랜스지방 함유 식품이다.

포화지방으로 이루어진 기름은 내열성이 훨씬 더 뛰어나기 때문에 조리할 때 트랜스지방이나 해로운 자유 라디칼이 생성되지 않는다. 따라서 조리용 기름으로 한층 더 적합하다. 열에 안전해서 조리에 적합한 지방은 포화지방뿐이다. 그런데도 사람들은 대부분 심장병에 대한 두려움 때문에 포화지방 사용을 꺼린다. 하지만 코코넛 오일은 몸에 좋은 기름이라서 걱정 없이 요리에 사용할 수 있다. 이 기름은 내열성이 뛰어날 뿐만 아니라 전반적인 건강 증진에 탁월한 효과가 있다.

## MCT 오일

이따금 부분적인 코코넛 오일로 불리는 중사슬 트리글리세리드MCT 오일은 스포츠 영양제와 병원에서 사용하는 정맥주사액으로 점차 인기를 끌고 있다. 앞으로 이런 용어가 적힌 식품이 건강 식품 매장에서 종종 눈에 띌 것이다.

이번 장이 시작될 때 설명했듯이, 지방산 분자 세 개가 모여 하나의 단위를 이룬 것이 트리글리세리드이다. 중사슬 트리글리세리드 오일은 100% 중사슬 지방산(MCFA)로 이루어진 기름이다. 이 지방산은 코코넛 오일이나 야자씨 기름에서 나온다. 중사슬 지방산은 몸에 이로운 장점이 많기 때문에 식품 회사들은 이 지방산으로만 이루어진 기름을 만들어 왔다. 반면 코코넛 오일의 MCFA 함량은 64%에 불과하다.

코코넛 오일에 함유된 중사슬 지방산의 몇몇 독특한 효능은 1950년대부터 알려져 여러 용도에 쓰여 왔다. 그래서 코코넛 오일과 MCT 오일은 오래전부터 병원에서 흡수 불량 증후군, 낭포성 섬유증, 간질 치료와 더불어 단백질 및 지방 대사와 미네랄 흡수 촉진에 사용되었으며 지금도 마찬가지다. 영양학적으로 뛰어난 특성을 지닌 MCFA는 심각한 화상 환자나 중환자의 양분 공급에 사용되고 있다. 코코넛 오일, 특히 최근에는 MCT 오일이 시중에 판매되는 분유의 주성분으로 쓰이고 있으며, 병원에서는 미숙아 치료와 양분 공급에 필수적으로 사용한다. 운동선수들은 MCFA를 이용해 체중을 관리하고 운동능력을 향상시킨다. 식품 첨가물이나 조리용 식용유로 따로 팔리는 MCT 오일, 즉 부분적인 코코넛 오일도 눈에 띈다.

코코넛 오일에 함유된 MCFA는 몸에 좋은 점이 많다. 개별 MCFA는 우리 몸에 각기 다른 영향을 끼치지만, 부족한 것을 채워 준다는 점에서 모두 중요하다. 코코넛 오일에는 MCFA인 라우르산(48%), 카프릴산(8%), 카프르산(7%)과 더불어 여러 이로운 지방산이 들어 있다. 코코넛 오일과 달리 MCT 오일에는 거의 전적으로 두 가지 지방산만 들어 있는데, 대략 75%는 카프릴산이고 25%는 카프르산이다. 내가 보기에 이는 심각한 결함인데, 가장 중요한 MCFA인 라우르산이 거의 없기 때문이다. 나중에 4장에서 설명하겠지만, 라우르산은 지극히 중요한 영양 요소로서 매우 탁월한 효능을 발휘한다. 라우르산이 풍부한 코코넛 오일은 다른 양분들과 더불어 모든 MCFA를 완벽하게 갖추고 있다. 두 가지 MCFA만 들어 있는 MCT 오일과 달리 코코넛 오일은 다양한 지방산이 균형을 이룬 천연 식품이다. MCT 오일에 함유된 지방산은 코코넛 오일에서 추출하고 정제한 것이기 때문에, 이런 오일은 천연 기름이 아닌 가공 기름이다.

비누 및 화장품 업계에서는 라우르산을 클렌징 제품 생산에 사용한다. 여기서 부산물로 남는 카프르산과 카프릴신은 값싸게 다른 용도로 쓰일 수 있다. 화장품 제조에 들어가지 않는 이 중사슬 지방산들은 식용과 약용으로 중요하게 쓰인다. 다양한 보조제와 식품에 들어가는 이들 MCFA는 MCT 오일의 기본 성분이다.

# 4

## 자연이 선사한
## 놀라운 세균 박멸제

「저희로서는 더 이상 손쓸 도리가 없습니다.」 신장병으로 죽어가는 57세 환자에게 의사가 말했다. 지난 9개월 동안 길버트 박사는 온갖 항생제를 필사적으로 처방했지만 어느 것도 듣지 않았다. 환자의 혈액 속에는 여전히 박테리아가 득실거렸고, 그의 몸은 서서히 망가져갔다.

「예닐곱 가지 항생제를 투여했습니다. 그중 일부는 듣지 않을 걸 알면서도 썼죠. 다른 방법이 전혀 없었거든요.」 워싱턴 DC 국가보훈 의료센터의 감염성 질환 전문의 길버트 박사의 설명이다. 시험 중이던 약까지 써봤지만 무용지물이었다고 한다. 간혹 환자의 혈액이 깨끗해질 때도 있었지만, 며칠 안에 다시 박테리아가 들끓었다. 한 종류의 박테리아가 사멸하면, 더 강한 박테리아가 그 자리를 차지했다. 결국 박테리아가 수십 어 미리로 증식되었다. 환자는 낙담한 의사를 보고 맥없이 한숨을 쉬며 말했다. 「아무래도 내가 죽을 때가 됐나 보군요.」 길버트 박사는 솔직히 털어놓았다. 「저희도 속수무책입니다. 더 이상 손쓸 도리가 없네요.」

20세기에 출현한 기적의 약인 항생제도 이런 신종 박테리아에는 무용지물이었으며, 결국 며칠 뒤 그 환자는 혈액과 심장이 박테리아에 과도하게 감염되어 사망했다.

오늘날 현대인은 40년 전 과학자들이 지구상에서 사라질 거라고 예견한 질병으로 고생하며 죽어 나간다. 항생제에 정복된 줄 알았던 결핵이나 폐렴, 성병 같은 감염성 질병이 섬뜩하게 복귀한 것이다. 이런 질병은 현재 미국에서 암과 심장병 다음으로 대표적인 사망 요인이며, 점차 지구촌 전체를 위협하고 있다. 미생물 유전자 구조 연구로 노벨상을 수상한 조슈아 레더버그 박사는 『미국 의료 협회 회보*Journal of the American Medical Association*』에 실은 사설에서 이렇게 말했다. 〈끊임없이 등장 하는 온갖 전염병에 지구촌 사람들이 지금처럼 취약한 적은 없었다.〉

전문가들은 항생제 과용이 가장 큰 문제라고 지적한다. 항생제는 내성이 있는 박테리아의 증식을 촉진하기 때문이다. 미국 질병관리 및 예방 센터(CDC)에서 전국의 사망자 기록을 조사해 보니 10만 명 당 65명의 사망 원인이 감염성 질병이었는데, 12년 전에는 10만 명 당 41명이었다. 페니실린 사용이 보편화되고 불과 5년 뒤인 1946년에 의사들은 페니실린이 듣지 않는 포도상구균 한 종류를 발견했다. 약리학자들이 새로운 항생제를 개발했지만, 머지않아 그 약에 내성이 있는 새로운 박테리아가 출현했다. 새로운 약이 개발되면 새로운 박테리아가 나타났다. 약리학자들은 신종 박테리아에 맞설 새로운 약을 꾸준히 개발하면 질병에 앞서 나갈 수 있으리라 생각했다. 결국 결핵, 세균성 폐렴, 패혈증, 매독, 임질을 비롯한 여러 박테리아 질병이 서서히 정복되었다. 적어도 그래 보였다. 사람들은 여전히 그런 질병으로 죽었지만 예전처럼 많지는 않았다. 하지만 최근 몇 년 사이에 병원성 박테리아가 막강한 위용을 뽐내며 귀환했다. 지금 우리는 새로운 박테리아 전쟁 시대에 살고 있다. 이른바 〈슈퍼 박테리아〉 시대.

오늘날 질병을 일으키는 모든 박테리아는 100여 가지 항생제 중 최소한 한 가지에 대한 내성을 갖고 있다. 심지어 현존하는 거의 모든 항생제에 내성을 가진 슈퍼 박테리아도 있다. 요즘 결핵 환자 일곱 명 중 한 명은 항생제가 듣지 않는다. 수술 부위에 염증을 일으키고 어린이의 중이염과 뇌수막염의 원인인 폐렴 구균 중 내성이 생긴 여러 종이 1970년대에 등장했으며, 지금도 건재하다. 한때 항생제 치료가 가능했던 박테리아 질병으로 죽어 가는 환자가 수천 명에 이른다. 그런 박테리아가 모든 약에 내성이 있지는 않지만, 의사들이 적합한 항생제를 찾을 때쯤이면 이미 성난 박테리아가 환자의 피를 오염시키거나 일부 주요 장기를 망가뜨리는 것이다.

지금도 약은 박테리아 질병에 맞서는 중요한 방어 수단이지만, 슈퍼 박테리아의 출현은 머지않아 찾아보기 어렵거나 사라질 거라고 믿었던 수많은 질병에 걸릴 위험을 증가시켰다.

## 점점 심각해지는 식중독

최근 들어 우려를 낳는 또 다른 문제는 식품 제조 회사들의 위생 관행이다. 박테리아로 인한 식중독이 심각한 문제로 대두되고 있기 때문이다. 해로운 박테리아의 가장 대표적인 원천은 육류이다. 고기는 대개 위상 상태가 열악한 도축장과 물류 창고에서 쉽게 오염된다. 육류가 오염되는 경로는 워낙 다양하기 때문에, 고기를 잘 익혀 먹으라는 충고를 늘 듣게 된다. 도마나 칼에 묻은 작은 핏자국만으로도 박테리아가 생고기에 옮겨져 병을 일으키거나 사망까지 유발할 수 있다.

　CDC의 추정에 따르면 미국에서 발생하는 모든 식중독의 75%가 분쇄 우육과 직접적으로 연관되어 있다. 분쇄 우육 한 덩이에는 소 100마리가량의 고기들이 섞여 있는데, 그중 한 마리라도 감염된 소라면 문제가 발생한다. 감염된 짐승의 고기가 극소량만 들어 있어도 고깃덩이 전체가 오염되고, 여러 조각으로 나뉜 커다란 고깃덩이는 수십 군데 매장과 식당으로 보내진다. 가장 유명한 식중독 사태는 1993년에 일어났다. 잭인더박스 햄버거를 먹은 사람 700명이 식중독에 걸렸고, 그중 일부는 신장이 영구적으로 손상되었으며, 어린이 사망자도 최소 네 명이나 됐다. 잭인더박스 사태의 주범인 대장균 때문에 지금도 미국에서는 해마다 100명가량이 죽고 25,000명이 식중독으로 고생한다.

　흔히 안전하다고 여겨지는 식품도 문제를 일으킬 수 있다. 예컨대 우유는 저온으로 살균해서 해로운 세균이 없다고 믿지만, 저온살균 이후에 오염이 발생할 수 있다. 1994년에 그런 사건이 있었다. 기존에 날달걀을 운송하면서 살모넬라균에 오염된 트럭이 미네소타 주에 있는 한 아이스크림 공장으로 저온살균 우유를 배달했다. 운반 도중 오염된 이 우유로 만든 아이스크림은 여러 주의 수많은 매장으로 보내져 22,000명가량이 식중독에 걸렸는데, 이는 미국 역사상 단일 식중독 사태로 가장 큰 규모였다. 그 후로도 미국에서는 대형 식중독 사태가 50여 차례나 발생했다.

　해마다 650만 명에서 8,100만 명 사이의 미국인들이 식중독에 걸리고, 그중 9,000명 정도가 죽는다. 대부분 사망에까지 이르지는 않지만, 식중독은 우리가 생각하는 것보다 훨씬 더 자주 일어난다. 일부 전문가들의 추정에 따르면, 해마다 발생하는 감기의 절반가량이 실은 식중독 반응이다. 여러분이 작년 가을에 앓은 〈감기〉가 어쩌면 식중독 때문이었을지도 모른다.

　점점 커져 가는 식품 오염 문제는 비단 고기만이 아니라 모든 종류의 음식에 해당된다. 과일과 채소도 안전하지 않다. 저온살균하지 않은 사과즙과 상추, 딸기도 광범위한 식중독 사태를 일으켰다. 불로 요리하면 병원성 박테리아가 파괴되지만, 과일과 채소는 대개 날로 먹는다. 우리가 할 수 있는 일은 식품을 잘 세척하고 세균이 모두 씻겨 나갔기를 바라는 것뿐이다. 그랬는데도 식중독에 걸린다면, 우리 몸의 회복력과 항생제가 유일한 방어 수단이다. 하지만 만약 슈퍼 박테리아에 감염된다면 — 예컨대 대부분의 항생제에 내성이 있는 신종 포도상구균에 감염된다면 — 어쩌겠는가? 당신의 면역 체계가 질병을 이겨낼 만큼 강하기만 빌어야 할 것이다.

## 바이러스는 모두 슈퍼 박테리아다

항생제는 여전히 대부분의 박테리아 질병에 유용하다. 하지만 바이러스는 사정이 다르다. 어떤 면에서 바이러스는 모두 슈퍼 박테리아인데, 바이러스를 효과적으로 죽이는 약이 없기 때문이다. 항생제는 박테리아에만 통할 뿐 바이러스에는 무용지물이다. 바이러스를 효과적으로 뿌리 뽑고 바이러스성 질병을 치료하는 약은 아직까지 개발되지 않았다. 항바이러스 약제가 그런 질병의 강도를 완화할 수는 있지만, 바이러스를 완전히 제거하지는 못한다. 그래서 바이러스성 질병인 감기의 치료제가 없는 것이다. 감기나 독감, 포진, 단핵증 같은 바이러스성 질병에 걸린 환자에게 의사가 해줄 수 있는 일은 거의 없다. 환자의 몸이 바이러스와 싸우는 동안 증상을 완화해 줌으로써 조금 편안하게 해줄 뿐이다.

　백신은 바이러스성 질환에 맞서는 가장 효과적인 무기로 여겨지지만, 일반적으로 치료보다는 예방 목적으로 사용된다.

백신은 죽거나 약화된 바이러스를 몸속에 주입하는 것이다. 백신을 바이러스성 질병으로 인식한 인체는 항체라고 불리는 〈항바이러스〉 화합물을 분비해 맹렬히 공격한다. 하지만 이런 백신은 감염이나 다른 질병을 일으킬 가능성이 있어서 완벽하게 안전하지는 않다. 바이러스는 끊임없이 증식하고 새로운 변종이 출현하기 때문에 기존 백신은 대부분 쓸모가 없다. 바이러스성 질병에 대항하는 진짜 방어 수단은 우리 몸 자체의 방어력뿐이다.

치료제가 없는 바이러스성 질병은 인체에 치명적일 수 있으며, 특히 면역력이 약한 사람에게 위험하다. 그래서 치명적이지 않은 감기로도 해마다 많은 아이와 노인이 사망한다. 현대에 등장한 가장 끔찍한 바이러스성 질병인 에이즈는 인체 면역 결핍 바이러스(HIV)가 원인이다. 이 바이러스가 면역 세포를 공격하면, 호시탐탐 기회를 노리는 수많은 세균성 질병에 무방비 상태가 된다. 결국 가벼운 질병으로도 목숨을 잃게 된다. 아직까지는 이 바이러스를 죽일 수 있는 치료제가 없다.

우리는 슈퍼 박테리아 시대에 살고 있다. 약만으로는 모든 세균으로부터 우리를 지킬 수 없다. 면역력을 강화함으로써 이런 골치 아픈 침입자와 싸울 수 있게 해주는 것, 즉 슈퍼 항바이러스 물질이 필요하다.

## 코코넛 오일이 감기를 낫게 해준다고?

인간의 생활환경 속에는 미생물이 넘쳐난다. 우리가 들이마시는 공기에도 있고, 먹는 음식에도 있고, 마시는 물에도 있다. 심지어 우리의 피부에도 미생물이 산다. 이런 세균은 대부분 질병을 일으키는데, 그중 일부는 항생제가 듣지 않는 슈퍼 박테리아으로 변모했다. 다행히 자연이 선사한 여러 가지 약용 식물은 우리를 이런 해로운 세균의 공격으로부터 지켜 준다. 코코넛 오일이 그중 하나다.

대개 감기나 독감에 걸리면 얼마나 오래 가는가? 대부분의 사람들은 며칠에서 일주일, 혹은 그 이상 앓는다. 이런 일반 감기나 독감을 고치는 약은 없다. 그런 병에 걸리면 우리 몸이 싸워 이겨 내도록 지켜보는 수밖에 없다. 그래서 감기나 독감을 떨치는 데 시간이 오래 걸리는 것이다.

얼마 전에 내 동료 한 명이 감기 기운이 있는 것 같다고 했다. 그녀는 목이 따끔거리고, 코가 막히고, 쉽게 지치기 시작했다. 나는 그녀에게 말했다. 「끼니때마다 미지근한 오렌지 주스 한 컵에 코코넛 오일을 두세 스푼 섞어서 마셔요.」 그녀는 호기심 어린 표정으로 나를 쳐다봤는데, 마치 이렇게 말하는 듯했다. 「농담하지 말아요. 코코넛 오일이 어떻게 감기를 낫게 해줘요?」

그녀도 코코넛 오일이 영양가 면에서 장점이 많다는 것은 이미 내게 들어 알고 있었지만, 감기에 도움이 될 거라고는 믿지 않았다. 나는 그녀에게 코코넛 오일이 감기를 낫게 해줄 거라거나 코코넛 오일을 먹으면 몸이 편해질 거라고는 말하지 않았다. 「날 믿어요. 그냥 먹고 어떻게 되는지 봐요.」

계절성 질환이 대개 그렇듯 첫날에는 증상이 악화되었다. 일반적으로 감기는 우리 몸이 침입자와 싸울 방어 병력을 충분히 모을 때까지 처음 며칠 동안 점차 악화된다. 하지만 이튿날 그녀의 상태는 악화되기는커녕 감기 증상이 사라지기 시작했다. 셋째 날이 끝날 무렵에는 증상이 모두 사라졌다. 고작 사흘 만에 감기가 나은 것이다. 그녀는 놀랐다. 「감기가 사흘밖에 가지 않은 건 난생처음이에요.」

어떻게 코코넛 오일이 감기를 치료할까? 코코넛 오일의 가장 놀라운 특징 중 하나는 감염성 질병과 싸우는 능력이다. 코코넛 오일을 섭취한 인체는 그 독특한 지방산을 강력한 항미생물 방어 부대로 탈바꿈시키는데, 이 물질은 가장 악명 높은 몇몇 병원성 미생물도 물리칠 수 있다. 코코넛에서 나온 이 인명 구조 물질은 심지어 슈퍼 박테리아까지 죽인다. 이런 독특한 성질을 지닌 코코넛 오일은 근본적으로 천연 항박테리아, 항바이러스, 항진균, 항기생충 식품이다.

코코넛 오일의 항미생물 효과는 그 독특한 MCFA 구성에서 비롯된다. 이 지방산들은 보누(자유 지방산이나 모노글리세리드로 바뀌면) 미생물을 죽이는 효능을 발휘하는데, 그중 일부는 특히 강력하다. 이는 매우 흥미로운 연구 분야이다. 누구나 쉽게 구입할 수 있는 식품으로 감염성 질환을 치료하고 예방할 수 있기 때문이다. 항생제를 한 움큼 삼키고 부작용에 시달리는 것보다는 내가 좋아하는 음식을 코코넛 오일로 요리해 먹는 게 더 즐겁지 않겠는가? 맛없는 알약 한 움큼보다는 코코넛 오일로 만든 피자나 코코넛 즙으로 만든 푸딩이 훨씬 더 입맛을 돋운다. 이런 일은 얼마든지 가능하다. 오늘날 학자들은 코코넛 오일에 함유된 MCFA로 농축 항미생물 식품 보조제와 약제를 만드는 연구를 진행하고 있다.

가벼운 감기에서부터 목숨을 위협하는 에이즈에 이르기까지 각종 질병을 치료하고 예방해 주는 코코넛 오일의 효능은 실로 놀랍다. 에이즈를 유발하는 바이러스인 HIV에 감염된 환자에게 MCFA를 투여해 치료하는 방법은 최근에 상당한 성과를 거두었으며, 현재 이 분야에 대한 연구가 진행 중이다. 코코넛 오일 섭취는 오늘날 우리가 직면한 각종 질병의 간단한 해법이 될 수도 있다. 여러 실험 결과에서 밝혀졌듯이, 코코넛 오일에 함유된 MCFA는 독감, 홍역, 포진, 단핵증, C형 간염, 에이즈를 유발하는 바이러스를 효과적으로 파괴한다. 또한 박테리아성 위궤양, 인후염, 폐렴, 축농증, 귓병, 류마티스열, 충치, 식중독, 요로 감염증, 수막염, 임질, 독소 충격 증후군을 비롯해 곰팡이와 효모균으로 인한 백선, 칸디다증, 아구창, 그리고 장에 기생하는 편모충 따위가 일으키는 장 질환에도 효능이 있다.

코코넛 오일을 이용한 질병 치료 및 예방의 놀라운 점은 코코넛 오일이 병원성 미생물에게는 치명적이지만 인체에는 무해하다는 것이다. 모유에도 세균을 효과적으로 죽이는 코코넛 오일의 지방산과 똑같은 물질이 들어 있어 아이들을 보호해 준다. 사람의 모유를 비롯한 모든 포유동물의 젖에는 소량이나마 MCFA가 들어 있다. 그래서 농축 유지방인 버터에도 MCFA가 있다. 중사슬 지방산이 함유된 모유는 면역 체계가 아직 발달하는 중인 신생아를 삶에서 가장 취약한 시기에 세균으로부터 지켜 준다. 분유에 코코넛 오일이나 MCFA가 첨가되는 것은 그 때문이다. 코코넛 오일을 섭취하는 엄마는 MCFA가 더 많이 함유된 젖으로 아기를 키워 질병을 막아 줄 수 있다. 코코넛 오일이 신생아에게 안전하다면 보통 사람에게도 안전하다. 자연이 선사한 MCFA는 몸에 좋은 양분이자 감염성 질환을 막아 주는 방책이다.

의약 연구자들은 각종 질병에 맞설 합성 약품을 개발하지만, 그런 약은 모두 해로운 부작용이 수반된다. 개중에는 매우 유독한 것도 있다. 코코넛 오일은 천연 항미생물 무기이며, 오랜 세월에 걸쳐 검증된 안전한 식품이다. 특정 질병 치료에는 약이 꼭 필요할 수도 있지만, 주기적으로 코코넛 오일을 먹으면 그런 질병에 걸릴 가능성이 현지하게 줄어들 것이다.

앞으로 연구가 계속되면 코코넛 오일은 의사 처방 없이 누구나 이용할 수 있는 가장 좋은 식용 항균 물질로 인정받을지도 모른다. 단순히 날마다 먹는 음식에 코코넛 오일을 넣기만 해도 광범위한 감염성 질병으로부터 상당히 안전해질 수 있다. 감기 기운이 있다 싶을 때 말린 코코넛이나 코코넛 오일로 만든 음식을 먹으면 감기를 떨칠 수 있다. 귓병이나 홍역 같은 각종 아동 질병으로부터 아이를 지키는 데도 도움이 된다. 코코넛 오일은 치아 위생에 좋을 뿐만 아니라, 유치에 충치나 치주염이 생기는 것도 막아 준다. 피자 같은 일상적인 음식을 코코넛 오일로 만들어 저녁 식탁에 올리는 것이 어쩌면 나와 내 아이들의 건강을 지키는 최선의 선택일지도 모른다.

## 모유와 같은 천연 세균 박멸제

지방산은 건강에 필수적이다. 세포 조직과 호르몬의 구성 요소 생성에 반드시 필요하기 때문이다. 우리 몸의 모든 세포는 지방산이 충분히 공급되어야 제대로 기능할 수 있다.

우리가 먹는 음식에 지방산이 들어 있는 것은 자연의 섭리이다. 우리 몸은 지방산을 인식하고 그것을 어떻게 사용할지 안다. MCFA는 인체가 유용하게 사용할 수 있는 천연 물질이다. 우리 몸에는 해롭지 않은 반면 어떤 미생물들에게는 치명적이다.

지방산인 카프릴산(C:8)과 카프르산(C:10), 미리스트산(C:14)은 모두 항미생물 특성을 갖고 있지만, 항바이러스 능력이 가장 뛰어난 것은 라우르산(C:12)이다. 이는 바이러스와 효과적으로 싸울 수 있는 물질이 드물다는 점에서 중요하다. 모든 약과 달리 라우르산(그리고 다른 MCFA들)은 쓸데없는 부작용이나 해로운 부작용이 전혀 없다.

1966년으로 거슬러 올라가면, 미시건 주립 대학의 의학자 존 J. 카바라 박사는 라우르산의 항미생물 활동에 대한 연구 결과를 발표했다. 식품의 바이러스 오염 문제 때문에 초기 연구는 라우르산의 항바이러스 효과에 집중되었다. 하지만 라우르산에 항박테리아 효과와 항진균 효과도 있다는 사실이 곧 밝혀졌다. 사실 이런 특성은 모든 MCFA에 있는 것 같다.

대부분의 박테리아 바이러스는 지방막 또는 지질막에 싸여 있다. 지방산으로 이루어진 이 외부 막이나 외피 안에는 미생물의 DNA를 비롯한 여러 세포 물질이 들어 있다. 하지만 비교적 단단한 인체 피부와 달리, 이런 미생물의 막은 거의 유동체이다. 막 속의 지방산들이 느슨하게 붙어 있어서 이동성과 유동성이 큰 것이다. 이런 특이성 때문에 미생물들은 움직이고, 구부러지고, 아주 작은 구멍으로도 비집고 들어간다.

MCFA는 지질에 싸인 바이러스와 박테리아를 쉽게 죽이는데, 대개 지질막을 찢음으로써 이런 미생물을 파괴한다. 미생물 외피에 들어 있는 지방산과 유사한 중사슬 지방산은 그 막에 쉽게 끌려가 흡수된다. 막 속의 지방산들보다 훨씬 작은 MCFA는 안 그래도 유동체인 막을 더욱 약화시켜 분해될 지경에 이르게 한다. 결국 막이 갈라져 내용물이 쏟아지면 미생물은 죽는다. 곧이어 인체의 백혈구가 순식간에 세포 찌꺼기를 청소하고 먹어 치운다. MCFA는 몸속에 침입한 미생물만 죽일 뿐, 인체 세포 조직에는 그 어떤 해도 입히지 않는다.

우리 몸은 MCFA의 항미생물 능력을 자연스럽게 이용한다. 해로운 미생물을 상대하는 인체의 제1 방어선은 피부이다. 미생물이 우리 몸에 해를 끼치려면 우선 피부의 방어벽을 뚫어야만 한다. 사람의 피부는 어느 정도 투과성이 있지만, 미생물의 공격을 물리칠 화학 무기들도 갖춰져 있다. 그중 하나는 피지선에서 분비하는 기름이다. 피지선은 모든 모발 뿌리 근처에 있는데, 여기서 모간을 따라 분비되는 기름이 모발과 피부를 윤기 있게 해준다. 어떤 이들은 이 기름이 피부가 죽고 갈라지는 것을 막기 때문에 〈천연 피부 크림〉이라고 부른다. 여기에는 중요한 기능이 하나 더 있다. 인체에 침입한 미생물과 싸우는 중사슬 지방산이 들어 있다는 것이다. 피부에 한 겹으로 얇게 덮인 이 기름은 날마다 살갗에 닿는 각종 해로운 세균으로부터 우리를 지켜 준다.

MCFA는 사람 피부에서 발견될 뿐만 아니라, 아기에게 양분을 공급하고 질병을 막아 주는 모유에도 있다. 인체에 해롭지 않기 때문에 유독한 부산물도 전혀 생기지 않는다. 완벽하게 안전한 천연 물질이다. 지질 연구자 존 J. 카바라 박사는 지방산을 치료 목적으로 쓰는 것이 안전하다면서 이렇게 말한다. 「지방산과 그 파생물은 인간이 아는 가장 덜 유독한 화학물질이다. 이런 물질들은 인체에 전해 해롭지 않을뿐더러 식용으로도 좋으며, 불포화지방산의 경우에는 성장 발육과 건강에 필수적이다.」

## 라우르산이 가장 풍부한 천연 식품

코코넛 오일은 약 48%의 라우르산(12탄소 사슬 포화지방산)과 18%의 미리스트산(14탄소 사슬 포화지방산), 7%의 카프르산(10탄소 사슬 포화지방산), 8%의 카프릴산(8탄소 사슬 포화지방산), 0.5%의 카프로산(6탄소 사슬 포화지방산)으로 이루어져 있다. 코코넛에 놀라운 항미생물 효능을 주는 이 지방산들은 대개 다른 식물성 기름과 동물성 기름에는 없는데, 야자씨 기름만은 예외이다. 코코넛 오일에 함유된 나머지 지방산들은 항미생물 효능이 없거나, 있어도 극히 미미하다.

엄밀히 말하면, 신선한 코코넛에서 나오는 코코넛 오일은 항미생물 효능이 거의 없다. 그래서 코코넛은 여느 과일과 마찬가지로 곰팡이와 박테리아의 공격을 받는다. 이는 앞서 이야기한 바와 모순돼 보일 것이다. 하지만 신비로운 점은 우리가 코코넛 오일을 먹으면 우리 몸이 그것을 미생물에게는 치명적이고 인체에는 무해한 물질로 탈바꿈시킨다는 것이다.

코코넛 오일을 비롯한 모든 식이지방은 트리글리세리드 형태이다. 트리글리세리드는 지방산 세 개가 글리세롤 분자 하나에 묶여 있는 것일 뿐이다. 우리가 이 기름을 먹으면 트리글리세리드는 디글리세리드(글리세롤 하나에 연결된 지방산 두 개)와 모노글리세리드(글리세롤 하나에 붙은 지방산 한 개), 자유 지방산으로 분리된다. 항미생물 성질을 갖고 있는 것은 모노글리세리드와 자유 지방산인데, 가장 활성이 큰 것은 라우르산과 카프르산, 그리고 이들 둘의 모노글리세리드인 모노라우린과 모노카프린이다. 전반적인 항미생물 효능이 가장 뛰어난 중사슬 지방산은 라우르산과 그것의 모노글리세리드인 모노라우린이다.

항미생물 성질 면에서 보면 모노글리세리드와 자유 지방산은 활성이고 디글리세리드와 트리글리세리드는 비활성이다. 트리글리세리드로 이루어진 코코넛 오일의 항미생물 성질은 그 기름이 우리 몸에 섭취되거나 다른 식으로 자유 지방산이나 모노글리세리드로 변할 때만 활성화된다.

코코넛 오일과 야자씨 기름은 라우르산이 가장 풍부한 천연 식품으로서, 지방 함량의 50% 가까이가 라우르산이다. 한참 뒤떨어진 2등인 유지방과 버터에는 3% 정도 들어 있다. 의미 있는 수치의 라우르산이 함유된 일반 식품은 이것들뿐이다. 열대 오일과 달리 콩이나 옥수수 등으로 만든 식물성 기름에는 라우르산을 비롯한 MCFA가 전혀 없다.

라우르산은 지중해 지역에서 자라는 월계수의 열매와 씨에서 처음 발견되었다. 월계수 씨 기름의 치유 효능은 예로부터 알려져 왔다. 이탈리아와 프랑스, 그리스, 터키, 모로코에서는

## 중사슬 지방산이 죽이는 미생물

| 바이러스 | 박테리아 |
|---|---|
| HIV | 리스테리아 모노사이토제니스 |
| 홍역 바이러스 | 헬리코박터 파일로리 |
| 단순헤르페스 바이러스 | 헤모필루스 인플루엔자 |
| 헤르페스 바이러스 | 폐렴 클라미디아 |
| 육종 바이러스 | 클라미디아 트라코마티스 |
| 합포체 바이러스 | 스트렙토코커스 아갈락티아 |
| 인체 림프추향성 바이러스(타입 1) | 표피포도상구균 |
| 수포성 구내염 바이러스(VSV) | 황색포도상구균 |
| 비스나 바이러스 | 프로피오니박테리움 아크네 |
| 시토메갈로바이러스 | 녹농균 |
| 엡스타인-바 바이러스 | 나이세리균 |
| 인플루엔자 바이러스 | 아시네토박터 바우마니 |
| 백혈병 바이러스 | A, B, F, G군 연쇄상구균 |
| 폐질 바이러스 | 그람 양성 세균 |
| C형 간염 바이러스 곡사키 B4 바이러스 후닌 바이러스 | 그람 양성 세균 (킬레이트 화합물로 사전 처리된 것) |

이 기름이 소화를 촉진하고, 방광염과 피부염을 치료하고, 벌레 물림을 예방하는 민간 약제로 쓰였다. 1950년대와 1960년대에 이르러서야 과학자들이 그 치유력의 비밀을 풀어 내기 시작했다. 월계수 씨에는 라우르산이 40% 함유되어 있지만 코코넛 오일과 야자씨 기름에는 더욱 풍부하다. 라우르산을 비롯한 여러 MCFA에 대한 의학 연구는 주로 열대 오일을 대상으로 한다.

라우르산에 여러 가지 효능이 있다는 사실을 알게 된 연구자들은 현재 우리가 먹는 식품의 라우르산 함량을 늘리는 방법을 실험하고 있다. 이를 위해 다양한 식물을 가지고 연구한 과학자들이 유전자 조작으로 라우르산 카놀라라 불리는 신종 카놀라를 만들어 냈는데, 여기에는 라우르산이 36% 함유되어 있다. 머지않아 이 새로운 카놀라가 각종 음식에 쓰일지도 모른다.

중사슬 지방산과 모노글리세리드가 가진 여러 효능을 밝힌 놀라운 연구 결과들 덕분에 요즘 이런 성분이 함유된 식품 보조제를 판매하는 회사가 많다. 다양한 상표명으로 팔리는 라우리시딘®은 현재 건강 식품 매장이나 건강 관리 전문가에게서 쉽게 구입할 수 있는 모노라우린 보충제이다. 미국에서는 이런 보조 식품을 이용해 환자를 치료하고 탁월한 성과를 거두는 건강 관리 병원이 수십 곳에 이른다. 예컨대 HIV에 감염된 사람들이 의사 처방에 따라 이런 보조제를 먹으면서 상당히 건강해졌다는 보고가 잇따른다. 20년간 난소낭종으로 고생했던 한 여성 환자는 이 보조제를 먹고 한 달 만에 낭종이 줄어들어 사라졌다. 또 다른 남성 환자는 20년 넘게 C형 간염을 앓았는데, 6개월 동안 보조제를 먹고 바이러스 수치가 무려 100만에서 거의 측정되지 않는 수준으로 떨어졌다. 더 이상 보충 산소 없이 숨을 쉬었고, 간 효소가 정상으로 바뀌었으며, 휠체어를 벗어나 정상 생활을 하게 되었다.

건강 식품 업계가 라우르산 섭취를 활성화하기 위해 만든 두 가지 제품은 식품 보조제와 유전자 변형 식물성 기름이다. 지금껏 알려진 식품 중에서 라우르산이 가장 풍부한 최고의 천연 식품은 코코넛과 코코넛 오일이다. 예를 들어 말린 코코넛 플레이크 한 스푼에는 라우르산이 2그램가량 들어 있고, 천연 코코넛 오일 한 스푼에는 7그램이 함유되어 있다. 코코넛 제품에는 라우르산 외에 카프르산(7%)과 카프릴산(8%) 같은 다른 MCFA도 있는데, 이 두 지방산 모두 코코넛으로 만들지 않은 식품에는 없는 여러 가지 효능이 있다.

## 강력한 천연 항생제

항생제가 발견되기 전까지는 박테리아성 질병에 대항할 의학적 수단이 거의 없었다. 의사가 할 수 있는 일은 인체가 질병과 싸우는 동안 환자를 최대한 편하게 해주는 것이 고작이었다. 오늘날에는 항생제가 병원성 박테리아와 싸우는 기본 무기가

## 중사슬 지방산에 사멸하는 박테리아

| 박테리아 | 관련 질병 |
| --- | --- |
| 연쇄상구균 | 인후염, 폐렴, 축농증, 중이염, 류마티스염, 충치 |
| 포도상구균 | 피부염, 식중독, 요로 감염증, 독소 충격 증후군 |
| 나이세리균 | 수막염, 임질, 골반염 |
| 클라미디아 | 일반 염증, 림프 육아종, 결막염, 앵무병, 치주염 |
| 헬리코박터 파일로리 | 위궤양 |
| 프로피오니박테리움 아크네 | 여드름, 다래끼, 내안구염 |
| 그람 양성 세균 | 탄저병, 위염, 보툴리눔 식중독, 파상풍 |

되었지만, 일부 천연 식품 — 음식과 약초 — 은 항미생물 특성을 갖고 있어 예로부터 수 세대에 걸쳐 꽤 유용하게 쓰여 왔다. 이중 하나가 코코넛 오일이다.

코코넛에 함유된 지방산은 강력한 항생제로서, 수많은 질병을 일으키는 박테리아를 죽이는 물질로 알려져 있다. 위에 나오는 도표는 MCFA가 효과적으로 죽이는 박테리아들과 그 미생물이 일으키는 질병의 목록이다.

이런 박테리아성 질병은 모두 항생제로 치료하는 것이 기본이며, 목숨이 위태로운 상황에서는 약을 써야 할 때도 있다. 하지만 병에 걸릴 때마다 약을 먹을 필요는 없다. 대신 이런 미생물을 죽이는 음식을 섭취하면 된다. 양파와 마늘, 에키네시아는 이미 치료 목적으로 흔히 쓰이는 식용 식물이다. 코코넛도 이런 약용 식품이 될 수 있는데, 그 효능은 다른 어떤 천연 항생제보다 훨씬 뛰어나다.

위궤양을 예로 들어 보자. 최근 조사에 따르면, 전체 위궤양의 90%가량이 한때 우리가 알던 것처럼 위산 과다 때문이 아니라 헬리코박터 파일로리균 탓이다. 그리고 MCFA는 헬리코박터 파일로리균을 죽인다. 머지않아 의사가 위궤양 환자에게 약 처방 대신 코코넛 오일로 조리한 음식을 많이 먹으라고 권할 날이 올지도 모른다. 이 기름을 주기적으로 사용하면 질병을 예방할 수도 있다. 코코넛 오일은 귓병과 폐렴, 식중독을 비롯한 각종 박테리아성 질병에도 효험이 있다. 이 놀라운 가능성은 앞으로 더욱 면밀히 연구되어야 한다. 하지만 연구가 끝날 때까지 5년이나 10년을 기다리지 않아도 얼마든지 코코넛 오일의 효능을 경험할 수 있다. 안전한 식품이기 때문에 당장 걱정 없이 음식에 넣어도 된다.

항생제 사용의 여러 단점 중 하나는 좋은 박테리아와 나쁜 박테리아를 구분하지 않고 모두 죽인다는 것이다. 인체의 창자에는 〈우호적인〉 박테리아가 많이 사는데, 우리 몸에 아무런 해를 끼치지 않을뿐더러 실은 건강의 필수 요소이다. 이런 우호적인 박테리아는 양분 흡수를 돕고, 건강에 필수적인 주요 비타민(이를테면 비타민K)을 합성하며, 병원성 박테리아나 곰팡이균과 자리싸움을 벌인다. 건강한 사람의 창자 속에는 칸디다균 같은 질병 유발 말썽꾼을 막아 주는 좋은 박테리아가 많다. 칸디다균은 내장에 서식하는 대표적인 단세포 곰팡이균이다. 좋은 박테리아가 칸디다균을 수적으로 압도하고 지배하면 이런 곰팡이는 큰 위협이 되지 못한다.

항생제를 먹으면 이런 좋은 박테리아가 병원성 박테리아와 함께 죽기 십상이다. 그로 인해 항생제에 끄떡없는 칸디다균 같은 곰팡이가 제멋대로 증식하여 내장 안에 들끓게 되고, 결국 곰팡이 과다 증식이 염증을 일으킨다. 이런 질병은 몇 년씩 지속되면서 두통부터 소화불량까지 다양하고 광범위한 증상을 유발한다. 대개 사람들은 온몸에 칸디다 염증이 있어도 인지하지 못한다. 그래서 항생제를 복용할 때면 반드시 항진균제나 프로바이오틱스(인체에 이로운 미생물인 활생균)를 먹어야 한다. 프로바이오틱스는 좋은 박테리아의 성장을 촉진할 뿐, 병원성 박테리아에게는 영향을 주지 않는다.

MCFA의 장점 중 하나는 잠재적으로 해로운 박테리아만 죽이고 우호적인 내장 박테리아에는 해를 끼치지 않는다는 것이다. 또한 항진균성이 있어서 칸디다균을 비롯한 각종 소화관 곰팡이들을 죽여 건강한 내장 환경에 기여한다.

## 기저귀 발진, 비듬을 없애 준다

보스턴 대학교 학생 노마 갈란트는 음부가 가렵고 진물이 조금씩 나와서 동네 병원을 찾았다. 그녀의 진물을 배양해 현미경으로 검사한 의사는 가벼운 박테리아성 염증이라는 진단을 내리고 항생제를 처방해 주었다.

하지만 약을 먹은 노마는 오히려 증상이 악화되었다. 다시 병원에 갔더니 의사가 새로운 항생제를 줬다. 그것도 듣지 않았다. 몇 번이고 병원을 다시 찾았지만 어떤 약도 통하지 않았다. 「계속 병원에 갔지만 의사들은 매번 다른 항생제만 처방해 줬어요.」 난감해진 의사는 결국 항칸디다 연고를 처방해 주고 예후를 살펴보기로 했다. 칸디다균에는 항생제가 듣지 않지만, 항진균 연고와 좌약은 국소적인 효과를 볼 수 있다. 노마의 증상은 완화되었다. 그제야 안심이 되었다. 마침내 문제가 해결된 듯싶었다.

곰팡이균에 의한 질염은 잘 낫지 않고 쉽게 재발하는데, 노마의 경우가 그랬다. 얼마 후 염증이 도졌다. 약을 바르면 증상이 완화되는 듯했지만, 몇 달 만에 재발하기를 되풀이했다. 오래지 않아 진균성 질병인 무좀과 피부 발진(백선)이 일어나기 시작했다. 노마는 이런저런 진균성 질병에 끊임없이 시달렸다. 만성피로도 몰려왔다. 무슨 일을 해도 피곤했다. 우울증까지 생겼다. 그녀는 당시를 회상하며 이렇게 말한다. 「의사들은 속수무책이었어요. 그들에게는 내 문제가 사소해 보였겠지만, 난 날마다 가려움증과 피로에 시달리며 살았어요. 결코 사소한 문제가 아니었죠.」

병원에서 별 도움을 받지 못한 노마는 직접 해답을 찾기 시작했다. 건강 식품 매장을 돌아다니며 진균성 질환에 관한 책과 정보를 뒤졌다. 그렇게 공부한 끝에 결국 자신이 전신 칸디다 염증으로 고생하고 있다는 사실을 깨달았다. 일단 당분이 들어간 음식을 끊고, 코코넛 오일에서 추출한 카프릴산이라는 물질이 함유된 식품 보조제를 먹기 시작했다. 효과가 있었다! 질염과 피부 발진이 모두 치료되었다. 끊임없이 염증과 싸우지 않게 되자 기운도 회복되었다. 만성피로 없이 예전처럼 생활이 가능해졌다. 「기운을 되찾아 주는 것을 발견해서 얼마나 마음이 놓였는지 몰라요.」

서구 사회에서 가장 광범위하게 건강을 위협하는 것 중 하나는 칸디다 알비칸스라고 불리는 곰팡이균이다. 질염의 대표적인 원인이기 때문에 여자들은 이 골치 아픈 세균에 익숙하다. 어린아이의 아구창과 기저귀 발진을 일으키는 것도 이 미생물이다. 칸디다는 지구에 사는 모든 사람의 소화관과 점막에 서식하는 단세포 곰팡이균 또는 효모균이다. 신생아가 생후 며칠 안에 칸디다균에 감염되면, 아기의 소화관에서 세균 번식지가 자라난다. 대개는 좋은 박테리아와 면역 체계의 청소 기능이 경쟁적으로 칸디다균의 수를 줄여 건강에 문제가 생기는 것을 막아 준다. 하지만 면역력이 떨어지거나 항생제 복용으로 내장 속의 좋은 박테리아가 죽으면 칸디다 염증이 금세 확산된다. 오로지 항생제만 먹을 경우 이 염증이 더욱 기승을 부릴 수 있다. 전체 여성의 75% 정도가 종종 질염으로 고생한다.

칸디다균이 원인인 질염은 대개 여자 몸의 국소 부위에만 있는 것으로 간주하고 치료한다. 하지만 이런 환자는 대부분 소화관에서 제멋대로 증식한 칸디다균에 온몸이 감염되는데, 여성의 생식계통도 포함된다. 칸디다증으로 불리는 전신 진균 감염은 여자뿐만 아니라 남자도 걸릴 수 있다. 증상이 셀 수 없이 많아서 의사들조차 문제를 파악하기가 까다롭다.

원인 규명이 쉽지 않기 때문에 칸디다증인 줄도 모르고 고생하는 남녀 환자가 수십만 명에 이른다. 질염이나 구강 진균 염증(아구창)은 백색 진물로 알 수 있다. 질염이 계속 재발하면 전신 감염을 의심해 봐야 한다. 하지만 질염 증상이 없어도 칸디다증에 걸릴 수 있다. 항생제나 피임약, 스테로이드, 면역 억제제를 복용하는 사람은 설령 뚜렷한 증상이 나타나지 않아도 온몸이 진균에 감염될 위험이 높다. 피로와 우울, 알레르기 반응, 진균성 피부염 재발(무좀, 완선, 백선 등등)도 전 형적인 증상이다.

피부 진균은 머리에서 발끝까지 어느 부위든 공격할 수 있다. 로션과 크림을 계속 바르는데도 피부가 건조하고 갈라지면 진균 감염일 가능성이 높다. 흔히 마른버짐이라 불리는 것이 실은 진균성 질병이다. 비듬도 부분적으로는 피부 진균이 원인이다. 유아기 어린이들은 무좀균과 비슷한 피부 진균이 일으키는 두부백선에 잘 걸린다. 그러다 사춘기에 접어들면 피지에 함유된 MCFA가 피부 진균으로부터 두피를 보호해 준다(피부 건강에 관해 더 자세한 정보는 5장 참조).

## 무좀과 여드름 치료도 코코넛 오일로

가장 탁월한 천연 진균 퇴치 물질 중 하나는 코코넛 오일에서 추출한 중사슬 지방산인 카프릴산이다. 건강 식품 매장에 가면 알약 형태의 카프릴산을 쉽게 구입할 수 있다. 이 지방산은 칸디다균을 비롯한 각종 곰팡이균에 매우 효과적이다. 코코넛 오일이나 비타민E를 조금 섞어 진균성 피부염 부위에 바르면 효과가 더욱 좋다. 나는 몇 달 동안 낫지 않던 진균성 질병이 카프릴산과 코코넛 오일 혼합물을 바르자 불과 며칠 만에 깨끗이 낫는 것을 목격했다. 또한 체내에서도 곰팡이를 효과적으로 죽이고 인체에는 전혀 해를 끼치지 않는다.

코코넛을 기반으로 한 토속 음식을 먹는 폴리네시아 여인들은 진균성 질병에 좀처럼 걸리지 않는다. 폴리네시아 사람들처럼 코코넛 오일을 주기적으로 먹으면 칸디다균을 비롯한 온갖 해로운 미생물이 힘을 쓰지 못한다.

카프릴산의 효능이 워낙 잘 알려져 있어서, 현재 시중에 판매되는 전신 감염 및 질염 완화용 식품 보조제 중에는 카프릴산을 넣은 제품이 많다. 미국 의약 발전 협회의 회장이자『효모가 일으키는 병*The Yeast Syndrome*』의 저자인 존 P. 트로브리지 박사는 전신 칸디다균 감염 환자의 식품 보조제로 카프릴산을 강력 추천한다.

『효모의 위험성*The Yeast Connection*』의 저자이자 진균성 질병의 권위자로 잘 알려진 윌리엄 크룩 박사도 카프릴산 섭취를 권장한다. 그의 이야기에 따르면 많은 환자가 카프릴산 덕분에 나았으며, 항진균 약제에 거부 반응이 있는 환자들에게 특히 좋다고 한다. 카프릴산은 가장 유명한 항진균 처방약인 니스타틴만큼 효과적이면서 부작용이 없다고 알려져 있다.

지금껏 가장 효과적인 칸디다증 치료법은 식이요법과 투약이었다. 카프릴산은 약을 대신해 가장 성공적으로 진균을 퇴치하는 천연 치료제이다. 요즘은 카프릴산과 항진균 약초를 섞어 진균성 질환자를 위한 식품 보조제로 판매하고 있다. 시중에서 구입할 수 있는 제품으로는 카프리넥스, 카프리신, 미코스타트, 카프리스타틴 등이 있다.

흥미로운 것은 코코넛을 다량 섭취하는 사람들이 효모와 곰팡이가 지독히 많은 지역에 살지만 진균성 질병으로 고생하는 일이 드물다는 점이다. 식물성 가공유를 주로 먹는 온난한 기후 지역에서만 진균성 질염과 피부염, 여드름을 비롯한 각종 피부 질환이 큰 문제로 대두되고 있다.

## 기생충

기생충은 크게 두 종류로 나뉜다. 하나는 촌충이나 회충 같은 벌레이고, 나머지 하나는 단세포 미생물인 원생동물이다. 기생충은 사람과 동물의 내장에 침입해 온갖 소화계 질환을 유발할 수 있다. 흔히 우리는 기생충을 위생 환경이 열악한 제3 세계의 전유물로 여기지만, 기생충은 어디서나 골칫거리이며 심지어 북아메리카도 마찬가지다. 위생을 중시하는 나라의 국민들은 기생충을 걱정할 일이 전혀 없다고 착각한다. 하지만 기생충은 어디에나 있으며, 부주의한 숙주에게 파고들 기회만 호시탐탐 노린다. 산행이나 캠핑을 좋아하는 사람들은 개울과 호수의 물을 마시는 것이 얼마나 위험한지 익히 알고 있다. 깨끗한 시골이라 해도 그런 물은 기생충으로 오염돼 있기 십상이다.

45세 지질학자인 버트 토머스는 산과 들로 돌아다니는 것을 무척 좋아했다. 또한 하이킹과 암벽 등반, 산악자전거를 즐기는 뛰어난 운동선수였다. 1994년 봄에 세 아이를 데리고 와이오밍의 초원으로 배낭여행을 떠난 그는 청정수로 보이는 시냇물도 함부로 먹으면 위험하다는 것을 늘 염두에 두고 있었기에 물 한 방울도 반드시 끓이거나 걸러서 마셨다.

하지만 집으로 돌아오는 길에 설사가 시작되었고, 버트는 점점 지쳐갔다. 기운이 다 빠져 버린 그는 오래전부터 삶의 일부가 된 야외 스포츠 활동을 접어야 했다. 몸무게가 줄고 현기증이 밀려들었으며, 점점 숨이 가빠졌다. 의사들은 이런 증상의 원인을 찾을 수가 없었다. 와이오밍에서 돌아온 직후 생긴 병이었기 때문에 대변 샘플로 기생충 검사를 했다. 결과는 음성이었다. 그로부터 6개월 동안 위궤양 치료를 받으면서 혈액검사와 복부 스캔, X레이 촬영으로 병의 원인을 찾으려 했다. 증세는 점점 더 나빠졌다. 결국 잦은 혼절과 심계항진(자신의 심장이 뛰는 게 느껴지는 증상)때문에 입원할 수밖에 없었다. 그의 심장을 모니터링 해보니 부정맥이라는 심각한 이상이 발견되었다. 병원에서는 그것이 현기증과 혼절의 원인일 거라고 추측했다. 버트는 부정맥 조절제를 복용하기 시작했지만, 얼마 후 부작용이 심해서 중단했다. 대변 검사 결과는 음성이었지만, 담당 의사는 버트에게 편모충증 치료제를 주었다. 달리 해줄 수 있는 게 없었기 때문이다.

얼마 지나지 않아서 버트는 극적으로 설사가 멈췄고 예전의 기운을 거의 되찾았다. 그의 경우에서 알 수 있듯, 기생충 검사는 틀리는 경우가 종종 있다. 음성 반응이 나왔다고 해서 반드시 기생충이 없다는 뜻은 아니다.

하지만 이후에도 심계항진과 현기증은 계속되었으며, 운동을 하려고 하면 더욱 심해졌다. 이번에는 소화계 질환 전문의를 찾아갔는데, 그 의사도 대번에 편모충증을 의심했다. 그래서 편모충이 제거되었는지 확인하려고 다시 대변 검사를 시행했다. 편모충은 없었다.

기생충은 사라졌을지 모르지만, 그로 인한 폐해는 끝나지 않았다. 소화관 삼투성 검사 결과 버트의 문제는 소화불량과 무기질 결핍이었다. 다양한 비타민과 무기물 보충제를 복용하고 한 달쯤 지나자, 심계항진과 현기증이 90% 감소하고 과거에 즐기던 스포츠도 재개할 수 있게 되었다. 각종 보충제를 잔뜩 먹으면서 9개월이 지나서야 편모충증으로 손상되었던 몸이 완전히 회복되었다.

의사들은 버트가 야외에 있는 동안 편모충이 침입했을 거라고 추측했지만, 꼭 그렇게 단정할 수는 없다. 수돗물에서도 얼마든지 기생충이 옮을 수 있다. 수돗물 소독 과정에서 오염물과 기생충이 모두 제거되지는 않는다. 크립토스포르디움이나 편모충 같은 단세포 미생물이 특히 골칫거리인데, 수돗물 정화 장치를 멀쩡히 통과하는 경우가 허다하기 때문이다. 단단한 외피에 싸여 있는 이런 미생물에게는 세균을 죽이려고 수돗물에 첨가하는 염소가 별 효과가 없다. 크기도 워낙 작아서 아주 세밀한 여과기가 아니면 걸러 낼 수 없으며, 수돗물에서 이런 기생충을 완전히 없애기는 불가능하다. 식수 규정은 기생충의 수를 줄이기 위한 것이지 완벽한 제거가 목적이 아니다. 따라서 당국 기준에 부합하는 수돗물도 기생충에서 자유로울 수 없다. 상수도는 오염도 한계가 넘는지 수시로 확인해야 하지만, 아무리 그래도 편모충 오염 가능성은 존재한다. 면역력이 약해서 미생물을 효과적으로 방어하지 못하는 사람들이 가장 취약하다. 따라서 어린이와 노인을 비롯해 에이즈 같은 면역력 저하 질병에 걸린 환자가 주로 피해를 입는다.

편모충과 또 다른 기생충인 크립토스포르디움은 대개 포유동물의 소화관 속에 산다. 오물이나 짐승 배설물에 오염된 수돗물에는 이런 미생물이 득실거릴 수 있다. 미국 질병관리 및 예방 센터(CDC)는 미국 내 담수(강과 호수, 개울)의 65% 내지 97%에 크립토스포르디움이 있다고 추정한다. 수돗물의 절반 정도는 이런 담수를 처리해서 공급한다. 편모충은 훨씬 더 큰 문제다. 편모충이 일으키는 질병은 아프리카와 아시아, 라틴아메리카에서 가장 많은 사망자를 내는 상위 20개 전염병에 포함되며, 북아메리카 환자에게서 가장 흔히 발견되는 기생충이다. CDC의 추정에 따르면, 해마다 미국인 200만 명이 편모충증에 걸린다.

뉴스에 자주 나오지 않을 뿐 기생충으로 인한 질병은 늘 발생하는데, 대개 소도시에서 발생하고 대도시 지역에서도 가끔 일어난다. 식수 오염은 수도 관리국 입장에서는 난처한 일이기 때문에, 종종 공무원들이 문제를 인정하지 않고 미적대다가 사건이 터지곤 한다. 미국인 4,000만 명가량이 사용하는 정화되지 않은 물에서 흔히 발견되는 편모충은 지금껏 여러 소도시에서 전염병을 일으켰는데, 1993년 위스콘신 주 밀워키에서 그린 일이 벌어졌다. 위생 상태가 나빠진 물에 크립토스포르디움이 퍼지자 도시의 식수가 일주일 동안 오염되었다. 그 결과 100명이 죽고 기생충 감염의 특징인 위경련, 설사, 발열로

40만 명이 고생했다. 최근에는 캘리포니아, 콜로라도, 몬태나, 뉴욕, 펜실베이니아, 매사추세츠의 여러 도시에서 비슷한 사건이 벌어졌다.

편모충이 살 수 있는 물은 개울, 연못, 웅덩이, 수돗물, 수영장 등등 다양하다. 이런 물과 접촉하면 편모충이 옮는다. 오염된 물을 먹지 않아도 감염될 수 있다. 편모충은 성관계, 열악한 개인 위생, 손과 입의 접촉, 손을 깨끗이 씻지 않은 사람의 식품 관리로도 퍼질 수 있다. 오염된 물이나 짐승, 사람, 대변(반려 동물의 배변 상자, 기저귀 등등)을 손으로 만지면 기생충이 옮을 수 있다. 짐승 똥을 밟은 신발은 집 안에 기생충을 들일 수 있다. 반려 동물 실태 조사에 따르면 전체 개의 13%가 기생충에 감염돼 있다. 집에서 기르는 동물은 언제든 사람에게 기생충을 옮길 수 있지만, 겉으로는 전혀 표가 나지 않는 경우도 있다.

전혀 뜻밖의 감염원이 병을 일으킬 때도 있다. 어느 가족 모임에서 그런 일이 벌어졌다. 파티에 참석한 25명이 며칠 뒤 위통을 호소했다. 검사 결과 모두 편모충에 감염돼 있었다. 조사 과정에서 과일 샐러드가 용의자로 지목되었는데, 결국 손을 제대로 씻지 않은 조리사가 샐러드에 기생충을 퍼뜨린 것으로 밝혀졌다. 그녀의 집에는 기저귀를 차는 아기와 애완용 토끼가 있었으며, 둘 다 편모충 검사에서 양성 반응이 나왔다.

몇 년 전 존스 홉킨스 의과대학에서 그곳 병원 환자들의 혈액 샘플을 무작위로 뽑아 검사해 보니 그중 20%가 편모충 항체를 갖고 있었다. 이는 해당 환자들 중 최소 20%가 과거에 편모충에 감염된 적이 있고, 그 기생충에 대한 면역력이 생겼다는 뜻이다. 편모충은 탁아소에도 득실거린다. 1983년에 이루어진 연구에 따르면, 편모충 감염 환자의 46%가 탁아소와 관련이 있거나 기저귀를 차는 아이들과 접촉한 경우였다. 탁아소에서 일하는 사람들의 20% 내지 30%는 편모충 감염자로 추정된다. 콜로라도 주 덴버에서 시행한 조사 결과, 탁아소에 맡겨지는 어린이 236명 중 38명(16%)이 편모충에 감염되어 있었다.

　편모충 감염의 증상은 다양하다. 감기나 과민성 대장 증후군, 알레르기, 만성피로 등등 수많은 다른 질환과 증상이 비슷해서 잘못된 진단과 치료가 빈번하다. 급성 감염인 경우에는 대개 다음과 같은 증세가 심하게 나타난다(발생 빈도순으로 열거).

설사 → 몸이 찌뿌둥함 → 기력 저하 → 복통 → 체중 감소 → 기름지고 악취가 심한 대변 → 메스꺼움 → 두통 → 식욕 부진 → 복부 팽만 → 위장에 가스가 참 → 임질 → 발열 → 변비 치료하지 않고 방치하면 몇 주 혹은 몇 달 동안 증세가 지속될 수 있다. 더 만성적인 단계에 접어든 일부 환자는 수개월간 고생하기도 한다. 이런 환자들의 특징은 묽은 대변과 위장가스, 심한 복통, 우울증, 피로, 체중 감소이다. 이런 갖가지 증상은 환자마다 다른데, 개중에는 아무런 증상이 없는 경우도 있다.

설령 편모충 감염 진단을 받고 치료한다 해도, 소화관 내벽 손상으로 인해 만성 질환이 생겨 기생충이 제거된 뒤 수년간 고생할 수 있다. 젖당(우유) 거부 반응 같은 음식 알레르기가 생길 수도 있다. 세포 조직이 손상된 소화관은 수분이 새게 되는데, 흔히 장 누수 증후군이라고 불리는 증상이다. 독소와 박테리아, 불완전하게 소화된 음식이 소화관 밖으로 새서 혈류로 들어가면 면역 반응이 일어나고, 이로 인해 축농증, 크고 작은 통증, 두통, 부기, 염증 등등 온갖 전형적인 알레르기 증상이 나타난다.

이렇듯 소화관이 불안정해지면 과민성 대장 증후군(IBS)이라고 불리는 내장 질환으로 이어질 수 있다. 내장 질환 전문의인 레오 갈랑 박사가 만성 변비와 설사, 복통, 복부 팽만에 시달리는 환자 200명을 조사해 보니 그중 절반이 편모충에 감염돼 있었다. 이들 환자는 대부분 과민성 대장 증후군 진단을 받았다. 만성 내장 질환을 가진 환자들 사이에서는 기생충 감염이 흔한 일인데, 면밀한 검사 없이 과민성 대장 증후군 진단이 내려지는 경우가 빈번하다.

소화관 손상으로 인한 또 다른 문제는 필수 영양분 흡수가 제대로 이뤄지지 않아서 생기는 피로감이다. 이 상태가 지속되면 만성피로 증후군으로 악화될 수 있다. 편모충에 감염되면 면역 체계가 극도로 지치기 때문에 피로가 몰려든다. 이 원인도 오진되기 십상이다. 예컨대 캘리포니아 주 플레이서빌에서 편모충에 감염된 환자들이 이상하게도 만성피로 증후군을 호소하기 시작했다. 1991년에 갈랑 박사와 그의 동료들이 발표한 연구 결과를 보면, 만성피로에 시달리는 환자 96명의 46%가 편모충에 감염되어 있었다. 또 다른 연구에서 갈랑 박사는 주로 만성피로를 호소하는 환자 218명 중 61%가 편모충 감염자라는 사실을 알아냈다. 편모충이 만성피로 증후군의 중요한 원인일 수 있다는 것이 그의 결론이다.

## 몸 속 기생충이 사라진다

코코넛 오일은 편모충을 비롯한 여러 해로운 기생충을 효과적으로 막아 낼 수 있다. 최근 연구에 따르면, 박테리아나 곰팡이균과 마찬가지로 편모충 같은 각종 원생동물도 MCFA에 취약하다. 코코넛 오일이나 코코넛 제품을 날마다 먹으면 편모충이 확고히 자리 잡기 선에 눌리칠 수 있을 것이다. 그와 동시에 음식 알레르기, 만성피로 같은 기생충 관련 증상이 일어날 가능성도 사라지게 된다. 현재 이런 증상에 시달리는 사람은 코코넛 오일을 음식에 많이 넣어 먹으면 한결 몸이 좋아질 것이다. MCFA는 세포조직에 신속히 흡수되어 에너지로 전환되기 때문에, 만성피로로 고생하는 환자는 큰 효과를 볼 수 있다. 코코넛 오일로 만든 음식을 먹거나, 심지어 신선한 코코넛만 먹어도 혈당 수치를 높이지 않으면서 부쩍 기운이 난다.

소화관 기생충을 제거하는 데도 코코넛을 활용할 수 있다. 실제로 인도에서는 촌충 제거에 코코넛 오일이 쓰여 왔으며, 두피에 바르면 이가 사라진다. 말린 코코넛을 먹고 황산마그네슘(하제)을 복용하면 12시간 뒤에 기생충의 90%가 배출된다는 연구 결과도 있다. 몇몇 반려 동물 관련서를 보면, 코코넛을 갈아 먹임으로써 동물의 소화관 기생충을 몰아내는 데 성공한 사례가 나온다. 코코넛 오일을 이용하면 촌충, 이, 편모충, 칸디다균, 박테리아, 바이러스를 비롯한 온갖 세균을 박멸하거나, 적어도 약화시킬 수 있다. 코코넛 오일은 자연이 인간에게 준 최고의 치료제인 셈이다.

### 질병을 막는 방패

말라리아와 황열병 같은 열대 질병은 수 세기에 걸쳐 인류를 괴롭혔다. 예로부터 온대 기후 지역 사람들이 열대 밀림으로 뒤덮인 지역에 정착하거나 그런 곳을 여행하면 질병에 걸렸다. 심지어 오늘날에도 그런 지역을 여행하는 사람들은 조심해야 한다.

홍미로운 점은 열대 지역에 사는 사람들은 그런 병으로 죽는 일이 드물다는 사실이다. 학자들은 그들이 가진 내성의 유전적 요인을 찾지 못했다. 토착민들이 그 지역을 벗어났다가 몇 년 뒤에 돌아오면 그들도 여느 외부인과 다름없이 쉽게 질병에 걸린다.

나는 열대 지방의 음식, 특히 코코넛 오일이 원주민의 건강을 지켜 준다고 믿는다. 이런 열대 기후에서 많이 자라는 코코넛은 그곳 주민의 귀중한 식량 자원이다. 하지만 단순히 먹거리일 뿐만 아니라 마치 사람들을 질병으로부터 지켜 주려고 자연이 베푼 선물 같다. 웨스턴 A. 프라이스 박사의 책『영양 공급과 신체 퇴행 Nutrition and Physical Degeneration』에는 전통 식품을 고수하는 아프리카 토착민들이 말라리아처럼 벌레가 옮기는 병으로 고생하지 않는다는 연구 결과가 나온다. 열대 기후는 온갖 병원성 미생물이 들끓기에 좋은 환경이지만, 그 지역 원주민들은 수 세대에 걸쳐 문제없이 살아왔다. 다른 기후대에서 온 외지인들만 병으로 신음하는데, 그런 사람들은 코코넛이나 열대 토착 식물을 거의 먹지 않는다.

예로부터 약초학자들은 어떤 질병이 흔한 지역에는 그 질병을 치료하는 약초가 있다고 주장했다. 그래서 전 세계 모든 문화권에는 그 지역 약초를 기반으로 만든 전통 약제가 있다. 코코넛이 자라는 열대 지역 사람들은 말라리아와 황열병을 비롯한 각종 전염병으로부터 어느 정도 보호받고 있다. 파나마 국민들은 코코넛을 중요한 건강 유지 수단으로 여긴다. 그래서 병에 걸린 느낌이 들 때면 코코넛 섭취를 늘리는데, 특히 코코넛 즙과 코코넛 오일을 많이 먹는다. 마찬가지로 열대 지역 아프리카 사람들은 병에 걸리면 야자씨 기름을 마신다.

제2차 세계대전이 발발하기 전에 미국 건설 업체들은 활주로와 잠수함 기지, 병영을 지으러 파나마 운하로 갔다. 이런 공사장에는 도시 출신 노동자뿐만 아니라 중앙아메리카와 카리브 해의 원주민들도 인부로 일했다. 1940년에 그들 대부분은 여전히 비교적 외진 곳에서 생활했으며, 스페인어나 영어를 못하는 이들이 많았다. 공사장에서는 토착민 인부를 더 선호했는데, 수년간 지켜보니 그들이 병에 잘 걸리지 않고 일도 더 열심히 했기 때문이다. 당시 건설 업자였던 윌리엄 보커스 주니어의 말을 들어 보자. 「이 지역 주민과 다른 노동자 대부분 사이에는 두 가지 뚜렷한 차이가 있었습니다. 원주민들은 병에 걸리는 일이 없는 데다, 몸이 호리호리하고 다부졌죠. 그 친구들은 온종일 늪지에서 진흙을 뒤집어쓰고 비를 맞으면서도 군말 없이 줄기차게 일했습니다. 믿거나 말거나지만, 십장들이 그만 좀 쉬라며 일을 말릴 정도였답니다. 게다가 단 하루도 일을 거르지 않았죠.」 이보다 앞서 불과 몇 십 년 전에는 상황이 완전히 딴판이었는데, 당시 파나마 운하 건설에 투입된 프랑스와 미국의 인부들은 말라리아와 황열병으로 참혹한 죽음을 맞았다.

나는 코코넛이야말로 신이 선사한 최고의 건강 식품 중 하나라고 생각한다. 코코넛 오일을 주기적으로 섭취하면 수많은 감염성 질병으로부터 자신을 지킬 수 있다. 코코넛과 코코넛 오일을 먹으면 광범위한 병원성 미생물로부터 어느 정도 보호받을 수 있다. 코코넛 오일이 만병통치약은 아닐지 모르지만, 많은 질병을 예방해 주고 면역 체계의 스트레스를 완화해 주며 우리 몸의 질병 내성을 높여 준다. 코코넛 오일의 효능을 알면서도 활용하지 않는 것은 운전하면서 안전벨트를 매지 않는 것과 같다. 우리에게는 수많은 몹쓸 질병을 막아 주는 안전벨트가 있다. 그것을 이용하지 않는다면 어리석은 사람이다.

# 5

## 지방을 먹으면
## 살이 빠진다

세상 사람들의 허리둘레는 점점 늘어나고 있다. 요즘처럼 비만이 만연한 시절은 없었다. 과체중인 사람의 수는 불과 몇 십 년 사이에 급격히 증가했으며, 특히 지난 10년간 그랬다. CDC의 통계에 따르면, 뚱뚱한 미국인의 수는 지난 10년 사이에 전체 인구의 12%에서 17.9%로 훌쩍 뛰었다. 미국인의 55%는 과체중이다. 성인 네 명 중 한 명은 뚱보로 여겨지고, 십대 청소년의 25%가량은 과체중이다. 심지어 아이들도 점점 뚱뚱해지고 있는데, 비만 아동의 수는 지난 30년 동안 두 배 이상 증가했다. 영국과 오스트레일리아를 비롯해 여러 부유한 국가에서 사람들의 몸집(허리둘레)이 점점 커지는 추세이다.

몸무게가 최대 적정 체중을 20% 이상 초과하면 비만으로 본다. 지난 10년 동안 비만은 18세부터 29세까지 사람들 사이에서 70%나 증가했다. 30세부터 39세까지는 50% 증가했으며, 나머지 연령대에서도 모두 극적인 체중 증가 현상이 일어났다.

몸집과의 싸움이 전면전으로 번지면 건강 문제가 불거질

수 있다. 과체중인 사람은 방광염, 골관절염, 당뇨병, 심장병, 요절의 위험이 증가한다. 이런 사람에게는 몸무게를 조금이라도 줄이는 것이 건강의 지름길일 것이다.

흔히 사람들은 나이가 들면 허리둘레가 점점 늘어나는 것을 느낀다. 흔히 나잇살이 찐다고들 한다. 나는 내가 뚱뚱하다고 생각한 적이 없었다. 그냥 조금 통통하다고만 여겼다. 하지만 내가 좋아하던 바지 몇 벌이 지난 몇 년 사이에 너무 작아져서 입을 수가 없게 되었다. 살만 빼면 그 바지들이 다시 맞으리라 생각했다.

그래서 노력했다. 지방 섭취를 줄이고 적게 먹었으며, 늘 허기진 상태로 지냈다. 그게 건강한 식습관인 줄 알았다. 끼니때마다 다양한 음식을 골고루 먹었다. 포화지방을 피하고, 이른바 몸에 좋은 기름이라는 마가린과 식물성 액체 기름으로 모든 음식을 조리했다. 이 다이어트로 내가 얻은 것은 비참함뿐이었다. 배 속에서 꼬르륵 소리가 났고, 항상 불만에 싸여 있었다. 뭔가를 빼앗긴 기분이 들어 몹시 우울했다. 결국 체중 감소 식단을 포기했다. 쓸데없는 고생인 것 같았다. 앞으로 영원히 살을 뺄 수 없을 거라는 생각이 들었다. 그래서 어차피 맞을 일 없는 옷들을 그러모아 쓰레기통에 처넣었다.

하지만 식이요법과 건강, 코코넛 오일에 대해 공부해 보니, 내가 먹은 기름에 문제가 있었다. 그래서 다른 식이요법을 시도하지 않고 식물성 가공유 대신 코코넛 오일을 먹기 시작했

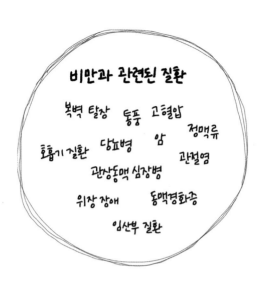

비만과 관련된 질환

복벽 탈장    통풍   고혈압
                              정맥류
호흡기 질환   당뇨병    암
                         관절염
        관상동맥 심장병
    위장 장애    동맥경화증
        임산부 질환

다. 마가린 대신 버터를 사용하고 당분을 줄이면서 섬유질을 많이 섭취했다. 식사량은 줄이지 않았다. 오히려 전보다 칼로리 섭취는 더 많아졌는데, 코코넛 오일의 형태로 지방을 더 많이 먹기 시작했기 때문이다.

이상한 일이 벌어졌다. 그런 일이 일어날 줄은 예상치 못했으며, 그것도 몇 달이 지나고서야 알았다. 바지가 헐렁해지기 시작한 것이다. 혁대를 더 바짝 조여야 했다. 한동안 몸무게를 재지 않는데, 다시 저울에 올라가 보니 체중이 9킬로그램가량 줄어 있었다. 나는 깜짝 놀랐다. 살을 빼려는 생각 없이 그저 너 선상하게 먹으려고 노력했을 뿐이었기 때문이다. 그 사이 몸무게가 알아서 빠진 것이다. 내가 좋아하던 옷을 버린 게 후회됐다.

이런 식습관은 수년 전부터 지금까지 이어져 왔다. 무리한 다이어트로 인한 비참한 기분 따위는 없다. 기름으로 조리한 음식을 먹고, 지방이 함유된 후식을 즐긴다. 하지만 거의 코코넛 오일만으로 지방을 섭취한다. 빠졌던 살이 도로 찌는 일도 없다. 내 키와 골격에 어울리는 이상적인 체중을 유지하고 있다. 내가 찾아낸 식습관은 체중 감량 식이요법과 달리 고생하지 않아도 비만을 막아 준다. 더 바랄 게 없다. 몸매도 날씬해졌고, 기분도 훨씬 상쾌하다. 이번 장은 체중 감량 식이요법으로 고생하지 않으면서 불필요한 살을 영원히 빼고 싶은 사람들을 위한 것이다. 체중을 줄이려고 다이어트에 목매지 않아도 된다. 대신 현명하게 음식을 선택해야 한다. 그러면 맛있고 즐겁게 식사하면서도 건강하게 살을 뺄 수 있다.

## 칼로리를 따지는 이유

왜 사람들은 뚱뚱해질까? 기본적으로 인체에 필요한 것보다 많은 음식을 섭취하기 때문이다. 우리가 먹은 음식이 에너지로 바뀌면 신진대사가 활성화되고 신체 활동이 가능해진다. 이런 에너지를 칼로리로 표시하는데, 조금이라도 남은 칼로리가 지방으로 바뀌어 세포에 축적되면 다리에 셀룰라이트가 생기고, 뱃살이 늘어지고, 엉덩이가 쿠션처럼 두툼해진다. 즉, 많이 먹으면 몸은 불게 마련이다.

기본적인 신체 기능 유지에 칼로리가 소모되는 비율을 기초대사율basal metabolic rate(BMR)이라고 한다. 이는 깨어 있는 상태로 가만히 누워 있을 때 소비되는 칼로리 양이다. 아무리 단순한 움직임이라도 신체 활동이 일어나면 칼로리가 더 소모되며, 우리가 날마다 쓰는 칼로리의 최소 3분의 2는 기본적인 신진대사에 들어간다.

BMR은 사람마다 다르다. 그리고 한 사람의 BMR과 그의 몸에 필요하고 쓰이는 칼로리 양을 결정하는 요인은 여러 가지다. 신체 활동이 많은 사람은 그렇지 않은 사람보다 칼로리를 더 소모한다. 금식하거나, 굶주리거나, 다이어트 하는 사람은 칼로리를 더 적게 쓴다. 과체중인 사람은 홀쭉하거나 근육질인 사람보다 칼로리 소모가 적다. 이 두 가지 상황은 살이 쪄서 다이어트 중인 사람에게는 달갑지 않은 일이다. 훨씬 더 적게 먹지 않으면 변화가 일어나기가 어렵기 때문이다.

체중 조절에 가장 큰 영향을 주는 두 가지 요인은 칼로리 섭취와 신체 활동이다. 식사와 운동이 몸무게에 어떤 영향을 주는지 살펴보자. 컴퓨터 프로그래머처럼 앉아서 일하고 체중이 70킬로그램 정도인 남성은 기본적인 신진대사에 1,600칼로리가 필요하고 일상적인 신체 활동에 800칼로리가 필요하다. 하루에 총 2,400칼로리(1,600 더하기 800)를 소비하면 그 체중이 유지될 것이다. 봄무게가 늘 경우 그 요인은 두 가지이다. (1)2,400칼로리 이상 섭취하면 추가 칼로리가 지방으로 바뀌어 체중이 증가한다. (2)신체 활동이 현재보다 적어지면 몸에 필요한 칼로리가 줄고, 남은 칼로리는 지방으로 바뀐다. 하지만 체중이 감소되는 경우도 두 가지이다. (1)음식에서 2,400칼로리를 얻지 못하면 인체는 지방 세포를 분해해서 에너지를 생산한다. (2)운동을 하면, 신체 활동 증가에 필요한 에너지를 몸속에 비축된 지방에서 끌어온다.

건강한 칼로리 섭취는 신체 활동 수준에 따라 사람마다 다르며, 성별에 따른 차이도 있다. 어느 정도 신체 활동이 요구되는 청소 같은 일을 하는 사람은 하루에 2,600칼로리에서 2,800칼로리를 섭취해야 체중이 유지된다. 벽돌공처럼 활동 강도가 높은 사람은 날마다 2,800칼로리에서 3,200칼로리가 필요하다. 보통 체구의 남자는 신체 활동 강도에 따라 하루에 2,200칼로리에서 3200칼로리가 필요하고, 대체로 남자보다 몸집이 작고 근육량이 적은 여자는 칼로리 필요량도 적은데, 대략 2,000칼로리에서 2,800칼로리를 소모한다.


빠른 체중 감소?

종종 이런 광고 문구가 눈에 띈다. 〈4주 만에 20킬로그램을 뺐어요.〉〈88사이즈에서 55사이즈로 바뀌는 데 겨우 30일!〉 다이어트 광고는 모두 몸무게를 〈금세〉 뺄 수 있다고 주장한다. 그렇게 빨리 체중을 줄이는 게 정말 가능할까? 몇 가지 사실을 살펴보자.

체지방 450그램에는 3,500칼로리 정도가 비축된다. 그 열량을 잃으려면 3,500칼로리만큼의 식사량을 줄여야 한다. 하루 평균 500칼로리씩 줄인다고 하면(일주일에 3,500칼로리) 일주일에 체중 450그램을 감량하는 셈이다. 하루에 1,000칼로리씩 줄이면 일주일에 체중 900그램이 빠진다. 보통 체구의 사람이 하루 1,000칼로리를 없애려면 식사량을 거의 반으로 줄여야 한다. 결코 만만치 않은 일이다! 즉, 정말로 지방을 태우려면 시간이 걸린다는 뜻이다. 4주 만에 몸무게 20킬로그램을 뺄 수는 없다! 몹시 뚱뚱한 사람이 오로지 물만 마시지 않는 이상 불가능한 일이다. 그 기간이라면 3킬로그램에서 5킬로그램 정도 체중 감량이 현실적이다.

이 말에 반기를 들고 자기는 2주 혹은 그보다 더 짧은 기간 5킬로그램을 뺐다고 주장하는 사람도 많을 것이다. 하지만 체중 감소는 눈속임일 수 있다. 줄어든 몸무게가 반드시 체지방 감소를 의미하지는 않기 때문이다. 급격한 체중 변화는 지방이 줄어든 게 아니라 대개 수분이 빠져나간 것이다. 숫자를 가지고 이야기해 보자. 과체중인 사람이나 저체중인 사람이나, 현재 몸무게를 유지하려면 하루 평균 2,500칼로리 정도가 필요하다. 현상 유지에만 이 정도가 필요하다. 이 중 3분의 2, 즉 1,667칼로리는 기초대사에 꼭 필요한 열량이다. 따라서 하루에 1,000갈보리 섭취를 줄이는 것은 단식에 가까운 무모한 짓이다. 일상적인 신체 활동은커녕 기초대사에 필요한 에너지조차 부족할 것이기 때문이다.

칼로리 섭취를 대폭 줄이려면 설령 저칼로리 음식을 먹는다 해도 하루 식사량 역시 크게 줄여야 한다. 이렇게 과격한 다이어트로도 일주일에 줄어드는 지방은 900그램에 불과하다. 더구나 항상 배가 고프고 에너지 부족으로 피로감이 몰려든다. 특별한 다이어트로 일주일에 5킬로그램, 혹은 4주 만에 20킬로그램을 뺀 사람이 있다는 등 믿기 어려운 체중 감량 광고가 사실일지도 모르지만, 그렇게 사라진 것은 지방이 아니라 근육량과 수분이다. 시간이 지나 다시 몸에 물이 차면 몸무게는 도로 증가한다. 만약 물이 제대로 보충되지 않으면 만성 수분 부족으로 건강에 매우 심각한 문제가 생길 수 있다.

과잉 지방으로 인한 체중을 건강하게 영구적으로 빼려면 천천히 해야 한다. 최선의 체중 감량법은 섭취하는 음식의 종류를 조금 바꾸고 신체 활동을 늘리면서, 더 이상 열량만 가지고 자신을 학대하지 않는 것이다. 이는 불가능한 일이 아니다. 이제 곧 알게 되겠지만, 평소 먹는 음식에 코코넛 오일을 넣으면 체중 감량이 한결 수월해진다.

## 지방을 먹으면서 빼라

열량은 음식마다 다르지만, 어떤 음식이든 과식하면 뱃살이 늘어나게 마련이다. 우리 몸에 에너지, 즉 칼로리를 공급하는 영양소는 지방, 단백질, 탄수화물, 이 세 가지이다. 단백질은 동물성 단백질과 식물성 단백질 모두 1그램에 4칼로리가 들어 있다. 채소와 과일, 곡식에 함유된 주요 에너지원인 탄수화물도 1그램당 4칼로리를 공급한다. 하지만 지방은 그 두 배가 넘는 1그램당 9칼로리이다. 따라서 지방에서 얻는 에너지를 단백질과 탄수화물로 똑같이 얻으려면 식사량을 두 배 이상 늘려야 한다.

총 칼로리 섭취량을 줄이고 쓸데없는 몸무게를 빼려면 당연히 지방 섭취량을 줄여야 한다. 하지만 저지방 식단이나 무지방 식단을 오래 고수할 수 있는 사람은 드물다. 지방은 음식의 맛을 돋울뿐더러 각종 요리와 구이에 꼭 필요하다. 통계적으로 보면 살을 빼려고 저지방 다이어트를 하는 사람들은 모두 몇 년 뒤에 원래 체중으로 돌아가며, 심지어 전보다 더 뚱뚱해지는 경우도 허다하다. 지방을 뺀 식단을 유지하려면 엄청난 의지가 필요하고, 평생을 노력해야 정말로 성공할 수 있다. 죽을 때까지 무지방 식단을 고수할 수 있는 사람은 별로 없다.

게다가 지방은 매우 중요한 영양소이기 때문에, 아예 섭취하지 않으면 영양부족으로 고생하게 된다. 우리는 지방이 함유된 음식을 먹음으로써 지용성 비타민(A, D, E, K, 베타카로틴)을 흡수한다. 이런 영양소들이 암과 심장병을 비롯한 수많은 질병으로부터 우리를 지켜 준다는 사실은 여러 연구에서 밝혀졌다. 따라시 이런 영양소들을 섭취하고 흡수하려면 지방이 들어 있는 음식을 먹어야 한다. 저지방 식단이 영양부족으로 이어지면 온갖 퇴행성 질환에 걸릴 위험이 높아진다.

인체가 다른 영양소들로 합성할 수 없는 일부 지방은 반드시 섭취해야 한다. 그래서 미국 심장 협회와 국립 심폐 혈관 연구소National Heart, Lung, and Blood Institute를 비롯한 여러 기관 모두 1일 총 칼로리의 30%를 지방으로 섭취할 것을 권고한다. 반면 단백질로 섭취하는 칼로리는 12%로 제한하고, 나머지는 탄수화물로 섭취하라고 권장한다.

## 모든 지방이 똑같지는 않다

지방을 많이 먹으면 살이 찌지 않을까? 지방을 많이 먹을수록 칼로리 섭취량이 늘어나고, 살을 빼기는 더욱 어려워진다. 하지만 지방은 우리 식단의 중요한 부분이다. 지방을 끊으면 필수 지방산과 지용성 비타민도 끊게 되는 셈이다.

만약 다른 지방들보다 칼로리가 낮고 실제로 건강을 증진시키는 지방이 있다면 어떻겠는가? 호기심이 생기는가? 꿈같은 소리로 들리는가? 허튼소리가 아니다. 정말로 그런 지방이 있다. 코코넛 오일에 함유된 지방이 그것이다.

과잉 체지방을 없애고 싶다면 지금 먹고 있는 기름을 코코넛 오일로 바꾸는 것이 가장 현명한 선택일 수 있다. 흔히 우리는 지방을 적게 먹을수록 좋다고 생각한다. 하지만 반드시 지방 섭취량을 줄일 필요는 없다. 몸에 좋은 지방을 선택하기만 하면 된다. 체중을 늘리지 않는 지방 말이다. 포화지방(코코넛 오일)을 많이 먹고 고도불포화지방(식물성 가공유)을 덜 먹으면 쓸데없는 체지방을 뺄 수 있다.

포화지방과 불포화지방, 동물성 기름과 식물성 기름 모두 동일한 열량을 갖고 있다. 하지만 코코넛 오일에 함유된 MCFA는 열량이 조금 낮다. 코코넛 오일을 구성하는 지방산은 크기가 작기 때문에 실제로 다른 지방보다 열량이 낮다. 예컨대 코코넛 오일로 만들어 카프릴산(C:8) 75%, 카프르산 25%(C:10)로 이루어진 MCT 오일은 1그램당 에너지 효율이 겨우 6.8칼로리이다. 이는 다른 지방의 열량인 1그램당 9칼로리보다 훨씬 낮다. 코코넛 오일은 1그램당 8.6칼로리 정도이다. 큰 차이는 아니지만, 평소 음식에 넣어 먹는 기름을 모두 코코넛 오일로 바꾸면 총 칼로리 섭취량이 꽤 줄어든다. 시간이 지나면 이런 칼로리 감소는 큰 차이를 보일 수 있다.

소량의 칼로리 감소는 전체 그림의 일부일 뿐이다. 코코넛 오일이 만들어 내는 칼로리는 사실상 탄수화물의 칼로리와 비슷한데, 코코넛 오일이 소화되고 흡수되는 방식이 여느 지방들과 다르기 때문이다.

## 코코넛 오일은 쌓이지 않는 지방이다

살을 빼려고 다이어트를 하는 사람들이 가장 금기시하는 것은 지방이 많이 들어 있는 음식이다. 어째서 지방이 다이어트의 적이 됐을까? 칼로리가 높다는 것은 잘 알려진 사실이지만, 또 다른 이유가 있다. 체내에서 흡수되고 사용되는 방식 때문에 지방은 체지방 형성의 주범이다. 말 그대로 지방을 먹으면 지방을 입는 셈이다.

인체에 흡수된 지방이 개별 지방산으로 분해되면, 지방과 단백질이 합쳐져 지방단백질이라 불리는 작은 덩어리가 된다. 이 지방단백질은 혈류로 보내지는데, 거기서 지방산들이 곧바로 지방 세포에 축적된다. 탄수화물과 단백질 같은 다른 영양소는 분해되는 즉시 에너지나 세포 형성에 쓰인다. 남은 탄수화물과 단백질이 지방으로 변하는 것은 우리가 과식할 때뿐이다. 몸에 필요한 에너지만큼만 먹으면, 음식에 함유된 지방만 세포 지방으로 바뀐다. 끼니와 끼니 사이의 신체 활동으로 에너지 비축분이 모자랄 때만 지방이 세포에서 떨어져 나와 연소되면서 에너지가 발생한다.

그러나 MCFA는 다른 방식으로 소화되고 이용된다. 이 지방산은 분해돼도 지방단백질로 재결합하지 않으며, 다른 지방산처럼 혈관을 따라 돌지 않고 곧장 간으로 보내져 즉시 에너지로 바뀐다. 탄수화물과 마찬가지인 셈이다. 하지만 탄수화물과 달리 혈당을 늘리지 않는 코코넛 오일의 MCFA는 당뇨병을 일으키지 않는다. 코코넛 오일 덕분에 당분 섭취 욕구가 조절되어 저혈당 증상이 완화된 사례가 많다. 즉, 우리 몸에 들어온 코코넛 오일은 체지방으로 쌓이지 않고 즉시 에너지 생산에 사용된다. 따라서 여느 기름과 달리 코코넛 오일은 많이 먹어도 좀처럼 세포에 지방이 축적되지 않는다. 동물과 사람을 대상으로 한 수많은 연구에서 밝혀졌듯이, 장사슬 지방산(LCFA) 대신 중사슬 지방산(MCFA)을 먹으면 체중 증가가 완화되고 지방 축적량이 줄어든다.

이러한 연구들은 거의 LCFA로 이루어진 일반적인 식이지방 식품을 MCFA 함유 음식으로 바꾸면 칼로리 섭취량이 낮아진다는 사실을 과학적으로 입증했다. 따라서 MCFA는 체중 조절과 지방 축적 예방에 효과적으로 사용될 수 있다. LCFA를 MCFA로 대체하는 가장 간단하고 좋은 방법은 평소 먹는 음식을 코코넛 오일로 조리하는 것이다.

## 더 많이 먹는데도 체중이 덜 나간다?

돼지 같이 먹어도 젓가락처럼 홀쭉한 사람들을 보면 얄밉지 않은가? 그런 사람들은 생기와 활력이 넘치고, 온갖 살찌는 음식을 게걸스럽게 먹어도 몸무게가 전혀 늘지 않는다. 반면 어떤 이는 셀러리 한 토막만 먹어도 금세 몇 킬로그램씩 찐다. 왜 그럴까? 신진대사가 그 해답이다. 후자가 전자보다 기초대사율이 낮은 것이다. 전자는 후자와 같은 활동량으로도 더 많은 칼로리를 소모한다. 그래서 더 많이 먹는데도 체중이 덜 나간다. 그러니 대사율을 높일 수 있다면 얼마나 좋겠는가?

신진대사를 촉진하는 가상 좋은 방법은 운동이다. 규칙적으로 운동하면 신진대사가 활발해진다. 운동하는 동안 활발해진 신진대사는 운동이 끝난 뒤에도 그 상태가 유지된다. 날씬한 체세포는 뚱뚱한 세포보다 에너지를 많이 쓰기 때문에, 군살 없이 탄탄한 몸은 그렇지 않은 몸보다 칼로리를 더 많이 태운다. 즉, 몸매가 좋은 사람은 칼로리를 더 많이 소모한다. 그래서 어떤 사람은 고릴라처럼 먹어도 새처럼 홀쭉한데, 어떤 사람은 새처럼 먹어도 살이 찌는 것이다.

신진대사는 식사량에도 영향을 받는다. 다이어트를 한답시고 갑자기 식사량을 줄이면, 인체는 그것을 가용 음식이 줄어든다는 신호로 받아들이고 자기보존 차원에서 기초대사율(BMR)을 떨어뜨려 에너지를 비축한다. 신진대사가 느려지면 우리의 몸은 에너지를 덜 발생시키는데, 그로 인해 더 쉽게 피곤해진다.

다이어트를 하면 배가 고프고 늘 피곤하며, 줄어든 칼로리 섭취량에 맞추려고 BMR이 떨어지게 된다. 충분한 체중 감소 효과를 보려면 식사량을 대폭 줄여야 하는데, 그렇게 굶주리는 동안에는 일상생활에 꼭 필요한 칼로리보다 적게 칼로리를 섭취하게 된다. 비만인 사람이 날마다 소모되는 칼로리 양에 맞춰 식사량을 줄이면 체중은 전혀 줄지 않는다. 그냥 현재 체중이 유지될 뿐이다. 제대로 감량하려면 거의 굶다시피 해야 한다. 아니면 신체 활동량을 대폭 증가해야 한다. 운동을 하면 BMR이 정상 수준으로 유지되거나 높아지기 때문에 우리 몸이 칼로리를 더 많이 태운다. 식사량 조절과 운동을 병행하면 칼로리 섭취량은 감소하고 하루 칼로리 소모량과 BMR은 증가하기 때문에 가장 효과적으로 살을 뺄 수 있다.

## 다이어트를 하면 뚱뚱해진다

전에 누가 이런 말을 했다. 「지난 몇 년 사이에 몸무게가 90킬로그램이나 빠졌습니다. 끝까지 했으면 몸무게가 마이너스 9킬로그램이 됐을 거예요.」 이 주장에 공감하는 사람이 많을 것이다. 하지만 다이어트는 체중 감량에 도움이 되지 않는다. 오히려 뚱뚱해질 수도 있다! 왜 그럴까? 살을 빼려고 한동안 식사량을 줄이고 나면 점점 다이어트가 느슨해지게 마련이다. 대부분 강렬한 허기에 사로잡혀 최소한 다이어트를 시작하기 전만큼 먹어 대기 시작한다. 다이어트 덕분에 처음 몇 주 동안 5킬로그램에서 8킬로그램 정도 줄었을 수도 있지만, 빠져나간 것은 거의 수분이다. 하지만 지금부터 섭취하는 칼로리는 전보다 더 큰 타격을 입힌다. 왜냐고? BMR이 낮아졌기 때문이다. 이제는 800칼로리 식사를 하면 1,000칼로리 정도의 식사를 한 효과가 생길 것이다. 그 결과는? 애써 뺀 살이 도로 찌거나 오히려 더 찔 수도 있다. BMR이 원래대로 돌아올 때쯤이면 몸은 이미 다시 비만이다. 이번에는 전보다 더 체중이 나간다. 대사율이 떨어지면 칼로리 소모가 점점 더 줄고, 살을 빼기는 점점 더 어려워진다. 다이어트를 중단하고 다시 먹기 시작하면, 낮아진 칼로리 소모율 때문에 지방이 연소하지 못하고 체내에 쌓일 가능성이 높다.

이렇게 더 뚱뚱해지면 다시 다이어트를 시작할 전의가 생길 수도 있다. 다시 칼로리/음식 섭취를 제한하면 처음에는 좋은 결과가 나온다. 하지만 신진대사가 느려지면서 정점을 찍으면 체중 감소가 느려지다가 정지된다. 결국 낙담하고 다시 먹기 시작한다. 뺐던 살이 도로 찌면서 이내 더 뚱뚱해진다. 새로운 다이어트를 시작할 때마다 점점 더 몸무게만 늘어나는 셈이다.

자신의 식생활을 철저히 조절하고 유지하면서 규칙적으로 운동하는 사람만 영구적으로 체중을 줄일 수 있다. 폭풍 다이어트는 소용이 없다. 생활습관이 변해야 한다.

## 칼로리를 태우는 코코넛 오일

알약 하나만 먹어도 신진대사율이 높아진다면 얼마나 좋겠는가? 어떤 면에서는 우리가 식사할 때마다 이런 일이 일어난다. 음식은 BMR에 영향을 끼치는데, 체내에 음식이 들어오면 체세포 대부분의 소화와 흡수 활동이 증가한다. 식품 유도성 발열이라 불리는 이런 세포 활동 자극은 섭취한 음식 에너지의 10% 정도를 사용한다. 흔히 식사를 하고 나면 몸이 따뜻해지는데, 추운 날에 특히 잘 느껴진다. 우리 몸의 엔진 가동률이 조금 높아지면서 열이 발생하는 것이다. 이런 발열 효과는 음식의 종류에 따라 달라진다. 육류처럼 단백질이 풍부한 음식은 발열 효과가 크고, 우리 몸을 자극하면서 활기를 불어넣는다.

하지만 이는 과식하지 않을 때만 해당된다. 과식을 하면 엄청난 스트레스를 받은 소화기관에서 에너지가 소모돼 피곤해질 수 있다. 그래서 포식을 하면 종종 졸음이 쏟아지는 것이다.

단백질은 탄수화물보다 발열 효과가 더 크다. 갑자기 고기 섭취를 끊거나 채식주의자가 된 사람들이 종종 무기력을 호소하는 것은 그 때문이다. 이는 고단백 다이어트가 체중 감소를 촉진하는 이유 중 하나다. 신진대사가 활발해지면 칼로리 소모량이 늘어난다.

단백질보다 훨씬 더 신진대사를 촉진하는 음식이 바로 코코넛 오일이다. MCFA가 우리 몸의 신진대사를 더욱 활성화시키면 칼로리가 더 많이 소모된다. 대사율을 높이는 MCFA가 함유된 코코넛 오일은 체중 감소를 촉진하는 탁월한 식이지방이다! 물론 식이지방이 살을 찌우지 않고 오히려 빼준다는 말이 이상하게 들리겠지만, 필요 이상으로 칼로리를 섭취하지만 않으면 실제로 그렇게 된다. MCFA는 쉽게 흡수되고 빨리 타버려 신진대사의 연료로 쓰이기 때문에 신진대사 활동이 증가하고 심지어 LCFA까지 태워 버린다. 중사슬 지방산이 에너지 생산에 쓰일 뿐만 아니라 장사슬 지방산 분해마저 촉진하는 셈이다.

영양학과 건강 분야의 권위자로 유명한 줄리안 휘터커 박사는 장사슬 트리글리세리드(LCT)와 중사슬 트리글리세리드(MCT)의 관계를 비유적으로 설명한다. 〈LCT는 모닥불에 쌓

157

아 놓은 무겁고 축축한 통나무와 같습니다. 통나무를 계속 넣으면 금세 통나무들이 불을 압도하죠. MCT는 휘발유에 흠뻑 적셔 돌돌 말은 신문지입니다. 자기들만 활활 타는 게 아니라 축축한 통나무까지 태워 버릴 겁니다.〉(Murray, 1996)

학계의 연구는 휘터커 박사의 주장을 뒷받침한다. MCFA 가 40% 함유된 고칼로리 음식과 LCFA가 40% 함유된 고칼로리 음식의 발열(지방 연소) 효과를 비교한 연구에서 MCFA의 발열 효과는 LCFA의 거의 두 배에 이르렀다. 120칼로리 대 66칼로리였다. 이 연구자들은 MCFA 형태의 지방이 생산하는 잉여 에너지가 지방으로 축적되지 않고 연소되는 것으로 결론 내렸다. 계속된 연구에서는 6일 동안 MCFA를 섭취하면 음식 유도성 발열이 50% 증가할 수 있다는 결과가 나왔다.

MCFA로 이루어진 400칼로리 식사와 LCFA로 이루어진 400칼로리 식사를 비교한 또 다른 연구에서는 여섯 시간에 걸친 MCFA의 발열 효과가 LCFA보다 세 배나 컸다. LCFA를 MCFA로 대체하면 칼로리 섭취량이 동일할 경우 체중 감소가 일어난다는 것이 이들의 결론이었다.

에너지 소비량(인체가 소모하는 칼로리 양)을 측정하면 신진대사 변화를 파악할 수 있다. 신진대사가 증가하면 사용된 에너지의 총량, 즉 칼로리 소모량이 증가한다. 지원자들을 대상으로 MCT가 함유된 음식을 먹기 전후의 에너지 소비량을 측정한 실험도 있었다. 그 결과, 보통 체중인 사람의 에너지 소비량이 48% 증가했다. 이는 평소보다 칼로리를 48% 더 소모할 정도로 신진대사가 활발해졌다는 뜻이다. 심지어 비만인 피실험자들은 놀랍게도 에너지 소비량이 65%나 증가했다! 체지방이 많은 사람일수록 코코넛 오일의 신진대사 증진 효과가 높은 셈이다.

발열 효과, 즉 칼로리 연소 효과는 식사 후 한두 시간 동안만 지속되지 않는다. 여러 연구 결과에 따르면, MCT가 함유된 음식을 먹은 뒤 최소 24시간 동안 신진대사가 활발해졌다! 즉, 코코넛 오일이 들어간 음식을 먹으면 신진대사가 증가하고 적어도 24시간 동안 그 상태가 지속되는 것이다. 이 시간 동안에는 우리 몸의 에너지 수준이 높아져 칼로리 연소가 가속화된다.

캐나다 맥길 대학의 연구자들은 과체중인 사람이 콩기름이나 카놀라유, 홍화유처럼 장사슬 트리글리세리드로 이루어진 기름을 코코넛 오일처럼 중사슬 트리글리세리드가 함유된 기름으로 모두 대체해 먹으면 매년 16킬로그램가량의 잉여 지방을 제거할 수 있다는 사실을 알아냈다. 즐겨 먹는 음식을 바꾸거나 칼로리 섭취량을 줄이지 않고도 체지방을 줄일 수 있다는 말이다. 그저 기름만 바꾸면 된다.

코고넛 오일로 음식을 조리하는 것은 남는 체지방을 줄이는 효과적인 방법일 수 있다. 하지만 신진대사를 가속화하는 코코넛 오일도 너무 많이 먹으면 살이 찐다는 점을 명심해야

## 불과 몇 주 만에 9킬로그램이 빠졌어요

1년 전부터 코코넛 오일을 먹기 시작했는데, 처음에는 큰 기대를 하지 않았습니다. 비만이 심해서 거의 체념한 상태였죠. 다이어트로 별 효과를 보지 못했거든요. 기본적으로 몸에 좋은 다이어트였지만 몸무게는 점점 더 늘어갔고, 그렇게 수십 년이 흘렀습니다. 몸에 좋은 지방이라고 알려진 기름도 먹었습니다. 고도불포화지방 말이에요.

브루스 파이프 박사가 쓴 코코넛 오일에 관한 책을 읽고 나서는 기름을 전부 바꿨습니다. 식물성 경화유를 피하려고 상품 라벨도 꼼꼼히 읽었죠. 어찌나 교묘하게 소비자를 속이던지 기가 차더군요. 저는 요리할 때마다 코코넛 오일을 썼고, 심지어 차에도 넣어 마셨습니다.

불과 몇 주 만에 9킬로그램이 빠지더군요. 더 중요한 점은 현재 체중이 1년 내내 유지되었다는 겁니다. 명절이나 크리스마스처럼 식사량이 늘 때도 살은 찌지 않았어요. 요즘은 어디든 코코넛 오일을 가지고 가고, 날마다 먹지 않고는 살 수가 없어요! 저는 고도불포화지방 때문에 살이 쪘다고 확신합니다. 코코넛 오일 덕분에 살이 빠졌고요.

게다가 활기까지 생겼습니다. 전에는 금세 지치곤 했는데 이제는 하루 종일 돌아다녀도 끄떡없어요. 또 다른 효과도 있습니다. 비듬이 감쪽같이 사라졌어요.

샤론 마스

한다. 코코넛 오일로 살을 빼는 최선의 방법은 현명한 다이어트와 병행하는 것이다.

## 에너지와 신진대사

MCFA가 함유된 음식을 먹는 것은 자동차에 순도 높은 연료를 넣는 것과 같다. 그 차는 더 부드럽게 달리고 연비도 좋아진다. 마찬가지로 MCFA를 섭취하면 에너지가 늘고 지구력이 커져서 인체의 기능이 더욱 활성화된다. MCFA는 곧바로 간으로 보내져 에너지로 바뀌기 때문에 우리 몸에 활력을 불어넣는다. 그리고 에너지를 생성하는 세포 소기관에 쉽게 흡수돼서 신진대사가 활발해진다. 이런 에너지 증진 효과는 몸 전체를 자극한다.

MCFA를 섭취하면 즉시 에너지가 생기고 신진대사가 활발해진다는 사실이 알려지자, 수많은 운동선수들이 경기력을 향상하는 수단으로 MCFA를 이용하기 시작했다. 이것이 옳은 선택이라는 연구도 잇따르고 있다. 예컨대 날마다 MCFA를 주입한 쥐와 그러지 않은 쥐의 신체 지구력을 실험한 사례가 있었다. 이 연구는 6주에 걸쳐 진행되었는데, 유수가 지속적으로 흐르는 물통에 하루걸러 한 번씩 쥐를 넣고 지칠 때까지 헤엄치는 시간을 쟀다. 첫날에는 두 그룹의 쥐들 사이에 차이가 거의 없었다. 실험이 진행되는 동안, MCFA를 먹인 쥐들이 그러지 않은 쥐들을 앞지르기 시작했고, 헤엄치는 능력이 실험 기간 내내 더욱 향상되었다. 이 실험은 적어도 쥐의 경우에는 MCFA가 지구력과 운동 능력을 향상시킬 수 있다는 것을 보여 주었다. 사람을 대상으로 한 또 다른 연구도 동물 실험을 뒷받침한다. 이 실험에는 전문 사이클 선수들이 동원되었다. 이들은 최대 근력의 70%로 두 시간 동안 페달을 돌린 다음, 곧바로 다시 한 시간가량 40킬로미터 달리기 기록 측정에 나섰다. 그러는 동안 줄곧 MCFA 농축액, 스포츠 드링크, 스포츠 드링크/MCFA 혼합액 중 한 가지를 마셨다. 결과는 스포츠 드링크/MCFA 혼합액을 마신 사이클 선수들의 기록이 가장 좋았다.

이 연구를 주관한 학자들은 MCFA가 사이클 선수들에게 또 다른 에너지원으로써 글리코겐을 보존한다는 가설을 세웠다. 근육 조직에 저장되는 에너지인 글리코겐은 선수들이 세 시간 동안 자전거를 타면서 모두 소진되었을 것이다. 근육에 글리코겐이 많을수록 지구력은 커진다. 따라서 글리코겐 소모를 막아 주면서 에너지를 공급하는 물질은 지구력 향상에 도움이 될 것이다. 글리코겐 보존 이론을 검증하고자 계속된 실험에서 참가자들은 최대 근력의 60%로 세 시간 동안 자전거를 타면서 앞선 실험과 마찬가지로 세 가지 음료 중 하나를 마셨다. 실험이 끝나고 근육 내 글리코겐 수치를 측정해 보니 세 그룹 모두 동일했다. 결론적으로 MCFA가 글리코겐 소모를 막아 주지는 않지만 운동 능력을 향상시키는 것은 틀림없었다.

이런 경기력 향상은 글리코겐 보존 때문이 아니라 어떤 다른 메커니즘이 원인인 것으로 보인다.

이 실험을 비롯해 유사한 여러 연구 덕분에, 요즘 건강 식품 매장에서 판매하는 스포츠 드링크 분말과 에너지바에는 신속히 에너지를 공급하는 MCT가 함유된 제품이 많다. 대개 이런 스포츠 드링크와 에너지바에는 MCT 오일 형태의 MCFA가 들어간다. 흔히 이 성분은 〈MCT〉라는 이름으로 식품이나 보조제, 유아용 분유에 표기되어 있다. 운동선수뿐만 아니라 운동 능력을 향상시키려고 약이 아닌 강장제를 찾는 활동적인 사람들도 이런 제품을 이용하기 시작했다.

MCFA가 에너지를 불어넣고 지구력을 강화한다는 사실을 보여 주는 연구는 많지만, 그런 효과가 미미하거나 아예 없다는 연구 결과도 더러 있다. 적어도 MCFA 혼합액을 한 번만 복용할 때는 그렇다는 것이 일반적인 중론이다. 하지만 쥐에게 MCFA를 날마다 먹인 실험 결과는 더욱 의미심장하다. 이는 쥐들을 경쟁시키기 직전이나 도중에 MCFA를 딱 한 번 먹이지 않고 날마다 먹이면 에너지와 지구력이 두드러지게 증가한다는 사실을 보여 주는 증거이다.

운동선수들이 지구력과 에너지 증대에 관심을 갖는 까닭은 쉽게 알 수 있지만, 일반인의 경우는 어떨까? 다이어트로 에너지 저하를 느끼는 사람들에게는 어떨까? 그들에게도 MCFA의 효과는 똑같다. 주기적으로 MCFA를 섭취하면 활력이 생기고 운동 능력도 향상된다. 하루 종일 활기차게 살고 싶은가? 정오부터 피곤하거나 무기력에 시달리는 사람이 날마다 음식에 코코넛 오일을 넣어 먹으면 그토록 간절히 바라는 삶의 활력이 증대될 수 있다.

코코넛 오일을 섭취함으로써 얻는 활력은 카페인이 주는 일시적인 각성 효과와는 다르다. 비록 강도는 약하지만 지속성은 더 뛰어나다. 앞서 언급했듯이, 신진대사가 활발해지고 최소한 24시간 동안 그 상태가 유지되기 때문이다. 그 시간 내내 은근하게 강화된 생기와 활력을 만끽하게 될 것이다.

체내 에너지를 증가시키는 것 말고도 신진대사 촉진의 매우 중요한 장점은 여러 가지가 있다. 신진대사가 활발해지면 세포 기능의 효율성도 높아진다. 세포들이 상처를 더 빨리 아물게 하고, 늙고 병든 세포가 더 빨리 교체되며, 젊고 쌩쌩한 세포들이 점점 더 빨리 만들어져 오래된 세포를 대신한다.

비만과 심장병, 골다공증 같은 각종 건강 문제들은 신진대사가 둔한 사람들에게 더욱 자주 나타난다. 대사율이 정상 수준보다 떨어지면 어떤 질병도 쉽게 악화되는데, 세포 스스로 빨리 손상을 치유하고 회복되지 못하기 때문이다. 따라서 신진대사율이 높아지면 퇴행성 질환과 감염성 질병에 대한 방어력도 커지게 마련이다.

## 마른 사람에게는 코코넛 오일이 해로울까

코코넛 오일은 고농축 MCFA를 섭취할 수 있는 최상의 천연 식품이다. 다른 식물성 기름 대신 코코넛 오일로 음식을 조리하면 체중 감량에 도움이 된다. 사실 식물성 정제유를 먹으면 체중이 증가하는데, 칼로리 함량 때문만이 아니라 신진대사를 조절하는 갑상선에 해로운 영향을 끼치는 것도 요인이다. 고도불포화 식물성 기름은 갑상선의 활동을 약화시켜 신진대사율을 떨어뜨린다. 코코넛 오일과는 정반대인 셈이다. 콩기름 같은 고도불포화 기름을 먹으면 다른 지방을 섭취할 때보다 체중이 더 증가하는데, 심지어 쇠기름이나 돼지기름보다도 그 효과가 더 심하다. 호르몬 연구 전문가인 내분비학자 레이 피트 박사의 말에 따르면 불포화지방은 갑상선 호르몬 분비와 체내 순환, 세포 조직의 호르몬 반응을 막는다. 갑상선 호르몬이 제대로 돌지 않으면 신진대사가 약화된다. 고도불포화지방은 본질적으로 다른 어떤 지방보다 체중 증가를 촉진하는 고칼로리 지방이다. 살을 빼고 싶은 사람은 차라리 돼지기름을 먹는 편이 낫다. 적어도 돼지기름은 갑상선의 기능을 방해하지 않기 때문이다.

축산농가에서는 덩치가 큰 가축을 키워야 이문이 많이 남기 때문에 가축을 살찌울 방법을 찾는 데 혈안이 되어 있다. 그래서 가축을 빨리 살찌워 시장에 내놓으려고 사료에 지방과 기름을 첨가한다. 포화지방을 먹이면 가축이 금세 살찔 거라고 생각한 돼지 농가들은 코코넛이 들어간 사료를 대기 시작했지만, 그 사료를 먹은 돼지들은 오히려 살이 빠졌다! 결국 농가들은 고도불포화지방으로 이루어진 옥수수기름이나 콩기름이 코코넛 오일과 달리 가축을 빨리 살찌운다는 사실을 알아냈다. 옥수수기름과 콩기름을 먹인 동물들은 빠른 시간 안에 쉽게 뒤룩뒤룩 살이 쪘다. 이 방법이 확실한 효과를 본 것은 그런 기름이 가축의 갑상선 기능을 저하시켜 신진대사율을 떨어뜨렸기 때문이다. (갑상선 질환을 일으키는 물질인 고이트러젠이 함유된 대두가 특히 나쁘다.) 돼지들은 사료를 덜 먹어도 살이 더 쪘다! 사람들의 상황도 크게 다르지 않다. 고도불포화지방을 먹을 때마다 우리 몸의 갑상선이 공격을 받고 정상적인 기능을 상실한다. 체중 증가도 그 결과 중 하나이다.

보통 체중이거나 저체중인 사람들은 코코넛 오일을 먹으면 살이 더 빠질까 봐 걱정한다. 장담하건대, 그런 사람이 코코넛 오일을 먹어도 체중이 감소되는 일은 없을 것이다. 코코넛 오일은 인체에 유리하게 작용한다. 건강과 영양을 증진시키면서 우리 몸을 적정 체중 쪽으로 유도한다. 과체중인 사람에게는 살이 빠지도록 돕고, 저체중인 사람에게는 살이 찌도록 돕는다. 지금껏 코코넛 오일은 다양한 양분 흡수 장애와 영양 결핍 치료에 매우 효과적으로 쓰였으며, 영양부족으로 고생하는 어린이와 성인이 적정 체중을 회복하도록 돕는다. 저체중인 사람은 어느 정도 영양부족일 가능성이 있다. 그런 사람에게 코코넛 오일은 몸에 필요한 양분이 소화관에 흡수되도록 도와주고 전반적인 건강을 증진시킴으로써 체중 증가를 촉진할 것이다.

　오늘날 많은 사람들이 몸무게에 집착하고 있으며, 정상 체중이거나 심지어 조금 저체중인데도 살을 더 빼려는 경우까지 있다. 그들에게 미의 기준은 마른 체형이다. 코코넛 오일이 그런 사람을 홀쭉하게 해주지는 않겠지만, 이상적인 체중을 되찾아 더욱 건강하게 해줄 수는 있을 것이다.

# 6

## 아름다운 피부와 모발

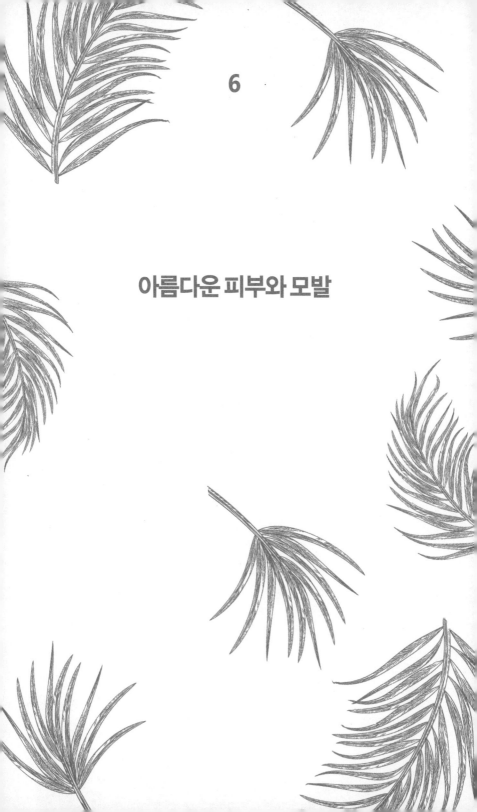

수천 년 전부터 코코넛 오일은 피부를 부드럽고 매끈하게 만들고 모발을 기름지고 윤기 있게 하는 데 쓰였다. 폴리네시아 여자들은 작열하는 태양과 매서운 바닷바람에 날마다 노출되지만, 피부와 모발이 아름다운 것으로 유명하다. 피부 보습제과 모발 보호제로서 코코넛 오일에 필적할 기름은 없다.

크림처럼 부드러운 천연 식물성 기름인 코코넛 오일은 농약이나 화학물질, 오염에서 거의 자유롭기 때문에 예로부터 비누와 샴푸, 크림을 비롯한 각종 보디 케어 제품으로 사용되었다. 분자 구조가 작아서 쉽게 흡수되고, 피부와 모발에 부드럽고 매끄러운 느낌을 준다. 코코넛 오일은 건조하고 거칠고 주름진 피부를 편안하게 해주는 최고의 보습제이다. 또한 안전한 천연 기름이라 입술 크림으로도 많이 쓰인다. 대부분의 다른 보디 케어 제품과 달리 코코넛 오일은 독한 화학물질이나 첨가제를 섞지 않고 원래 모습 그대로 사용할 수 있다. 이 때문에 오래전부터 보디 크림과 로션으로 사용되어 왔다.

## 피부 탄력 테스트

당신의 피부는 얼마나 젊은가? 나이가 들면 피부는 탄력을 잃고 가죽처럼 쭈글쭈글해진다. 그 원인은 자유 라디칼의 세포 파괴이며, 이는 퇴화와 기능 상실의 신호이다. 피부의 중대한 변화는 45세 무렵부터 뚜렷해진다. 아래 소개하는 간단한 테스트는 자유 라디칼 때문에 피부가 얼마나 늙고 나빠졌는지 대략 알려 준다. 아래의 테스트를 통해 당신의 피부 나이가 어느 연령대에 해당되는지 확인해 보라. 당신의 피부가 실제 생물학적 나이보다 젊은지 늙었는지 알아보는 테스트이다.

우선 엄지와 검지로 손등의 피부를 꼬집고 그 상태로 5초를 기다린다. 손을 놓고 피부가 완전히 도로 펴질 때까지 걸리는 시간을 잰다. 시간이 짧을수록 피부 나이가 젊은 것이다. 당신의 결과를 도표와 비교해 보라.

| 시간(초) | 피부나이(세) |
| --- | --- |
| 1-2 | 30 미만 |
| 3-4 | 30-44 |
| 5-9 | 45-50 |
| 10-15 | 60 |
| 35-55 | 70 |
| 56 이상 | 70 초과 |

어떤 결과가 나왔나? 피부 나이가 당신의 실제 나이보다 늙었는가, 아니면 거의 일치하는가? 더 이상의 피부 노화를 예방하고 오히려 조금 더 젊게 만들려면 다른 크림이나 로션 대신 코코넛 오일을 쓰는 것이 가장 좋은 방법이다. 현재 오십대인 내가 이 테스트를 해보니, 1-2초 안에 피부가 도로 펴진다. 20살 젊은이의 피부 상태인 셈이다.

## 피부를 젊고 탱탱하게!

우리는 피부가 부드럽고 젊게 보이게 하려고 핸드크림과 보디로션을 쓴다. 하지만 대부분의 로션은 오히려 피부 건조를 유발한다. 시중에서 파는 크림은 물이 주성분이다. 그 습기는 건조하고 주름진 피부 속으로 금세 흡수된다. 수분이 들어가면 피부는 마치 물을 채운 풍선처럼 세포 조직이 확장돼 주름이 펴지고 살갗이 부드러워진다. 하지만 이는 일시적인 효과일 뿐이다. 수분이 증발하거나 혈류 속으로 들어가면 곧바로 피부가 다시 건조하고 쭈글쭈글해진다. 일반적인 보디 케어 제품은 건조하고 주름진 피부를 영구적으로 치유할 수 없다. 대부분의 로션에는 피부 보호에 지극히 중요한 천연 항산화물질이 모두 제거된 식물성 가공유 몇 가지가 함유되어 있다.

기름은 인체의 모든 세포 조직에 뚜렷한 영향을 주는데, 특히 결합 조직에 끼치는 영향이 크다. 결합 조직은 우리 몸속에 가장 흔하고 널리 퍼져 있는 조직이다. 피부와 근육, 뼈, 신경을 비롯해 모든 장기에서 발견된다. 강한 섬유질로 이루어진

결합 조직은 인체의 모든 세포 조직을 지탱하는 틀을 형성한다. 한마디로 세포 하나하나를 붙들어 준다. 결합 조직이 없으면 우리의 몸은 형체 없는 세포 덩어리가 될 것이다. 이 조직은 피부에 힘과 탄력을 준다. 젊고 건강한 사람의 피부는 부드럽고, 탄력 있고, 유연하다. 나이가 들면 이 섬유 조직이 자유 라디칼의 공격 때문에 차츰 분해되면서 피부가 늘어지고 쭈글쭈글해진다. 한때 젊고, 부드럽고, 매끈하던 피부가 가죽처럼 거칠고 건조해지는 것이다.

일단 자유 라디칼 생성이 시작되면 연쇄반응이 일어나 점점 더 많은 자유 라디칼이 만들어지는데, 결국 수많은 세포 분자가 손상을 입는다. 여기에 인체가 저항할 수 있는 수단은 항산화물질뿐이다. 자유 라디칼이 항산화물질을 만나면 연쇄반응이 그친다. 따라서 우리를 지켜 줄 항산화물질이 세포와 조직에 많이 있어야 좋다. 체내에 축적된 항산화물질의 양은 대부분 음식에 함유된 영양소에 의해 결정된다.

자유 라디칼 반응은 몸속에서 끊임없이 일어나기 때문에, 우리가 숨 쉬고 살아가는 동안에는 피할 수 없는 일이다. 하지만 어떤 사람들은 자유 라디칼의 피해를 남들보다 더 많이 입는다. 인체에 해로운 자유 라디칼 반응의 수를 증가시키는 환경 요인이 한두 가지가 아니기 때문이다. 예컨대 항산화 영양소(비타민 A, C, E 등등) 함량이 낮은 음식을 먹으면 세포가 스스로를 보호할 때 쓸 항산화물질의 양이 줄어들게 된다. 담배 연기와 대기 오염도 쉽게 자유 라디칼을 생성하며, 방사선과 자외선은 자유 라디칼 생성을 촉진할 수 있다. 농약이나 식품 첨가제 같은 화학물질도 자유 라디칼의 활동을 증가시킨다. 우리가 먹는 음식과 심지어 보디 케어 제품에도 흔히 들어가고 자유 라디칼을 엄청나게 양산하는 물질이 하나 있으니, 바로 산화된 식물성 기름이다.

일반적인 방식으로 이런 기름을 만들면 고도불포화지방을 보호해 주는 천연 항산화물질이 제거된다. 항산화물질이 빠진 고도불포화지방을 사용하면 인체 안팎에서 자유 라디칼이 폭발적으로 늘어난다. 이런 가공 기름이 체내로 들어오면 우리 몸은 기름에 함유된 자유 라디칼을 물리치려고 항산화물질을 이용하는데, 결국 비타민E를 비롯한 각종 항산화물질이 고갈된다. 이런 종류의 기름을 피부에 발라도 자유 라디칼이 생성되어 결합 조직을 손상시킨다. 그래서 식물성 가공유를 피부에 사용할 때는 매우 조심해야 한다. 이런 종류의 기름이 들어 있는 로션이나 크림을 바르면 피부 노화가 더욱 빨라지는 셈이다. 일시적으로 좋은 점은 있을지 모르지만, 결국 피부 노화가 가속화되고 심지어 피부암을 유발할 수도 있다.

노화의 전형적인 징후 중 하나는 피부에 갈색 반점이 생기는 것이다. 이런 반점을 리포푸신이라고 하는데, 지방 갈색소 또는 검버섯이라고도 부른다. 즉, 자유 라디칼이 피부의 지질(지방)을 손상시켰다는 표시이다. 피부 속에서 고도불포화지방과 단백질이 자유 라디칼의 활동으로 산화되는 것이 검버섯 생성의 주요 원인으로 여겨진다. 일반적으로 검버섯은 통증이나 불쾌감을 야기하지 않는다. 일부러 찾아보지 않으면 검버섯이 핀 것을 모를 수도 있다. 하지만 건강과 외모에 영향을 끼치는 것은 분명하다.

피부에 생긴 검버섯은 뚜렷이 보이지만, 눈으로 볼 수 없는 창자와 폐, 신장, 뇌 등등 몸 전체의 다른 세포 조직에도 검버섯이 생긴다. 그 자리가 바로 자유 라디칼 반응으로 손상된 부위이다. 피부에 검버섯이 많이 필수록 몸속에도 많이 생기며, 세포 손상이나 〈노화〉도 심해진다. 피부에 생긴 검버섯의 수와 크기를 따져 보면 자유 라디칼이 체내에 끼친 손상을 어느 정도 가늠할 수 있다. 검버섯이 크고 많을수록 자유 라디칼이 큰 손상을 입힌 것이다. 자유 라디칼의 공격을 받은 세포 조직은 모두 어느 정도 손상을 입는다. 그 부위가 창자라면 소화 기능과 양분 흡수 기능이 떨어진다. 뇌라면 정신 건강에 문제가 생길 수 있다. 마찬가지로 자유 라디칼이 결합 조직을 분해하면 피부가 늘어지고 기능이 떨어지게 된다. 내장에도 같은 일이 벌어진다. 살이 처지고 모양이 변형된다. 피부는 몸속을 들여다보게 해주는 창인 셈이다. 겉으로 보이는 모습은 대부분 속에서 벌어지는 일을 반영한다.

세포는 리포푸신을 제거하지 못하기 때문에 수많은 체세포 안에 점점 검버섯이 축적된다. 일단 생겨난 리포푸신은 여간해서는 죽을 때까지 사라지지 않지만, 몸에 좋은 기름을 먹고 바르면 더 이상의 산화를 막고 심지어 이미 생긴 반점도 줄일 수 있다.

## 피부병 예방에서 치료까지!

이상적인 로션은 피부를 부드럽게 해줄 뿐만 아니라 피부 손상을 막아 주고, 상처를 빨리 낫게 해주며, 더 젊고 건강한 외모를 선사한다. 순수한 코코넛 오일은 우리가 쉽게 구입할 수 있는 최상의 천연 스킨 로션이다. 자유 라디칼 생성을 예방하고 그로 인한 손상도 막아 주기 때문이다. 또한 노화와 햇빛 과다 노출이 야기하는 검버섯을 비롯한 각종 피부 반흔 예방에도 도움을 준다. 그리고 결합 조직을 튼튼하고 유연하게 만들어 피부가 처지거나 주름지지 않게 해준다. 심지어 손상되거나 병에 걸린 피부를 회복시켜 주는 경우도 더러 있다. 날마다 코코넛 오일을 먹은 덕분에 전암기 병변이 완전히 사라진 사람도 있다.

전통적으로 옷을 거의 입지 않는 폴리네시아 사람들은 수세대에 걸쳐 작열하는 태양에 노출되었지만, 그들의 피부는 검버섯이나 피부암 없이 아름답고 건강하다. 코코넛을 즐겨 먹고 그 기름을 로션처럼 몸에 바르기 때문이다. 코코넛 오일이 피부에 흡수되어 결합 조직의 세포 구조 속으로 들어가면 과도한 햇빛 노출이 야기할 수 있는 손상을 막아 준다. 그래서 뜨거운 태양 아래 장시간 노출돼도 피부가 손상되지 않는 것이다.

일반적인 크림이나 로션이 코코넛 오일과 다른 점은 즉각적이고 일시적인 효과만 주도록 만들어진다는 것이다. 반면 코코넛 오일은 즉각적인 효과뿐만 아니라 치유와 회복 과정에도 도움을 준다. 대부분의 피부 로션은 지속적인 효능이 없으며, 오히려 노화를 가속화하는 제품이 많다. 코코넛 오일을 사용하면 손쉽게 젊음을 되찾을 수 있는데, 피부에 영구 손상을 입힐 위험이 있는 제품을 뭐 하러 쓰겠는가?

각질 제거 효과가 뛰어난 코코넛 오일은 피부를 더욱 젊어 보이게 해준다. 사람의 피부 표면은 죽은 세포들로 덮여 있다. 죽은 세포가 떨어져 나가면 새로운 세포가 그 자리를 차지한다. 나이가 들어 이 과정이 느려지면, 죽은 세포가 쌓여 피부가 거칠어지고 각질이 생긴다. 코코넛 오일은 피부 표면에 쌓인 죽은 세포를 없애 살갗을 더 부드럽게 해주며, 그 덕분에 피부가 고르게 환해지면 더욱 젊고 건강해 보인다. 이렇게 피부가 〈빛나는〉 것은 매끈해진 살갗이 빛을 더 잘 반사하기 때문이다.

죽은 피부 제거와 기저 세포 강화는 코코넛 오일을 스킨 로션 대신 사용함으로써 얻을 수 있는 가장 핵심적인 장점 두 가지다. 이따금 젊은 사람들도 갈라지거나 지나치게 건조한 피부 문제로 고생하는데, 비정상적으로 두꺼워진 죽은 세포 각질은 종종 염증을 일으킨다. 코코넛 오일은 즉시 효력을 발휘할 뿐만 아니라 지속적으로 피부를 건강하게 해준다. 다양한 피부 문제로 고생하다가 코코넛 오일을 사용하면서 탁월한 효능을 경험한 사람들이 많다. 일단 코코넛 오일을 써본 이들은 대부분 다른 보습제를 쓰지 못한다.

코코넛 오일을 로션으로 사용하는 사람은 필요할 때마다 소량을 자주 발라 주는 것이 제일 좋다. 처음 바를 때는 아주 미끈미끈한 물질이 피부를 뒤덮은 것 같은 기분이겠지만, 금세 흡수되는 코코넛 오일은 시중에 판매되는 대부분의 로션이나 오일처럼 기름막을 남기지 않는다. 물론 한 번에 너무 많이 바르면 피부가 포화 상태가 돼서 전부 흡수하지 못한다. 이러면 기름막이 남는다. 몇 분 지나도 피부가 계속 미끈거리면 너무 많이 바른 것이다. 이럴 때는 남은 기름을 닦아 주기만 하면 된다.

피부가 극도로 건조한 사람들은 처음부터 코코넛 오일을 자주 발라 줘야 한다. 이런 문제로 고생하는 몇몇 사람들은 미끈거리는 로션이 극도로 건조하거나 거칠거칠한 피부를 부드럽게 해줄 거라 기대한다. 그래서 처음에는 코코넛 오일이 너무 빨리 흡수돼서 쓸모가 없을 줄 안다. 코코넛 오일을 사용하려면 피부가 몹시 건조할 때 더욱 자주 발라 줘야 한다. 시간을 두고 반복적으로 사용하면 코코넛 오일의 진정한 효능을 알게 될 것이다. 다른 로션들은 건조한 피부를 일시적으로 부드럽게 해주지만, 코코넛 오일은 피부를 치료해 준다. 죽은 세포 각질을 제거하면서 점점 피부를 부드럽게 해주고, 새로운 세포가 더욱 건강하게 자라도록 거든다.

## 피부 건조증이 사라졌어요

저는 이따금 피부가 지독히 건조해지고 갈라지는 손 때문에 수년간 고생했습니다. 느닷없이 나타난 증상이 두어 달 지속되었다가 점차 나아지기를 되풀이했죠. 온갖 방법을 써봤지만 소용이 없었습니다. 마지막으로 그 증상이 나타났을 때는 정말 끔찍했어요. 피부가 너무 건조해서 갈라지다 못해 피가 날 때도 있었습니다. 제 아내는 마치 사포를 만지는 것 같다면서 제 손을 잡지 않으려 했습니다. 실제로 사포 같았어요! 갖가지 크림과 로션을 발라 봤지만 허사였습니다. 그 상태가 1년 넘게 지속됐는데, 그렇게 오래 간 건 처음이었어요. 그러다 코코넛 오일이 피부에 아주 좋다는 사실을 알게 됐습니다. 곧바로 코코넛 오일을 조금 사서 손에 바르기 시작했죠. 금세 효과가 느껴지더군요. 로션을 바르면 미끈거리거나 끈끈한 막이 손에 남아서 질색이었는데, 코코넛 오일은 피부에 흡수돼서 그런 느낌이 없었습니다. 무엇보다 좋은 점은 거칠고 건조하던 손이 불과 몇 주 만에 부드러워졌다는 겁니다. 일시적인 현상도 아니었어요. 지금은 손이 아주 매끄럽고 부드럽답니다. 요즘은 외출할 때 아내가 예전처럼 자연스럽게 제 손을 잡아요. 솔직히 이제까지 써본 스킨케어 제품 중에서 코코넛 오일이 최고입니다.

톰 M.

건조하고 갈라지는 증상이 심한 사람은 자기 전에 코코넛 오일을 해당 부위에 듬뿍 바르고 꽉 끼지 않게 비닐로 싸놓기를 권한다(기름이 사방에 뚝뚝 떨어지면 곤란하니까). 아침이 되면 비닐을 벗기고 피부에 남은 기름 찌꺼기를 씻어 낸다. 상태가 개선될 때까지 이런 식으로 밤마다 기름을 바른다. 방수성과 접착력이 뛰어난 밴드를 붙이는 것도 좋은 방법이다.

## 감염을 막는 항균 로션, 코코넛 오일

코코넛 오일은 피부를 젊고 건강하게 해주고, 피부병이 생기는 것을 막아 준다. 코코넛 오일을 먹거나 피부에 직접 바르면, 살균력이 있는 지방산이 곰팡이와 박테리아성 질병을 예방해 준다. 코코넛 오일을 주기적으로 사용하는 폴리네시아 사람들은 피부병이나 여드름으로 고생하는 일이 거의 없다.

사람의 피부는 일종의 보호막으로서, 마치 유연한 갑옷처럼 외부의 공격으로부터 우리를 지켜 준다. 우리가 날마다 접촉하는 수백만 마리의 병원성 세균을 막아 주는 방책인 셈이다. 피부가 없으면 인간은 살아남지 못한다. 평소 같으면 전혀 해롭지 않을 미생물도 목숨을 위협할 수 있다.

코나 입처럼 원래 구멍인 곳을 통하지 않고 몸속으로 들어갈 방법은 피부를 뚫는 것뿐이다. 피부의 방어 수단이 무력화되면 세균 감염이 일어난다. 여드름, 백선, 포진, 부스럼, 무좀, 무사마귀를 비롯한 수많은 감염성 질환이 피부와 몸에 해를 끼칠 수 있다.

피부는 그냥 덮개가 아니다. 만약 그런 기능만 있다면, 우리 몸속으로 들어올 기회만 노리는 병원성 세균들이 피부를 뒤덮고 있을 것이다. 살짝 베이거나 심지어 눈곱만큼 긁히기만 해도 온갖 몹쓸 세균들이 체내로 들어와 병을 일으키고 결국 목숨을 앗아갈 것이다. 다행히 피부는 물리적 방벽일 뿐만 아니라 화학적 방벽도 제공한다. 건강한 피부 표면의 화학적 환경에서는 해로운 세균들이 대부분 살 수 없다. 그런 피부에는 병원성 미생물의 수가 적다. 해로운 세균으로부터 비교적 자유로운 피부는 칼에 베여도 대개 감염이 일어나지 않는다. 하지만 위험한 미생물로 뒤덮인 더러운 못 같은 물건에 찔려 상처가 나면, 피부의 물리적 방벽과 화학적 방벽을 통과한 세균이 질병을 일으킬 수 있다.

감염성 세균을 막아 주는 가장 큰 화학적 방벽은 피부를 덮고 있는 산성 물질이다. 건강한 피부는 pH 5 정도인 약한 산성을 띤다. 요산과 젖산이 들어 있는 땀과 피지는 이런 산성 환경을 촉진한다. 이런 점에서 땀과 기름은 우리 몸에 이롭다. 이 산성을 견딜 수 있는 해롭지 않은 박테리아는 피부에 살지만, 문제를 일으키는 박테리아는 번성하기 어려워서 수가 적다.

인체가 만들어 내는 기름인 피지는 모든 털의 뿌리를 비롯한 온몸 곳곳의 피지선에서 분비된다. 이 기름은 피부 건강에 매우 중요하다. 피부와 모발을 부드럽고 윤기 있게 해주고, 피부가 건조해지고 갈라지는 것을 막아 준다. 또한 피지에 함유된 중사슬 지방산은 중사슬 트리글리세리드 형태로 방출되어 해로운 세균을 물리친다.

피부에는 수많은 미생물이 사는데, 대부분 해롭지 않으며 심지어 이로운 것들도 있다. 지방 친화성 박테리아는 건강한 피부 환경에 꼭 필요하다. 앞서 3장에서 설명했다시피, 트리글리세리드는 지방산 세 개가 글리세롤 분자 하나에 묶여 있는 것이다. 지방 친화성 박테리아는 세 지방산을 이어 주는 글리세롤 분자를 먹고 산다. 글리세롤이 떨어져 나가면 지방산들이 분리되어 각각 독립적으로 움직이는데, 이런 지방산을 자유 지방산이라고 부른다.

트리글리세리드 형태로 묶여 있는 중사슬 지방산은 항미생물 성질이 전혀 없지만, 자유 지방산들로 분해되면 병원성 박테리아와 바이러스, 곰팡이를 죽이는 강력한 항균 물질이 된다. 이 MCFA와 피부의 산성이 조합되어 살갖에 생성되는 화학적 보호막은 해로운 미생물로 인한 감염을 예방해 준다.

대부분의 포유동물은 항미생물 성질을 지닌 중사슬 지방산을 이용해 감염으로부터 스스로를 지킨다. 인간의 경우에는 피부에서 나오는 기름에 이 지방산이 들어 있다. 야생에서 살아가는 동물들은 자연과 본능만으로 부상을 치료한다. 물리거나 긁히는 사고는 흔히 일어나는데, 특히 포식자와 맞닥뜨리면 다치기 십상이다. 맹수에 물린 상처가 세균에 감염되면 여간해서는 살아남기 어렵다. 부상 당한 짐승은 본능적으로 상처를 핥아 소독하고, 다친 세포 조직 속으로 체유를 퍼뜨린다. 이 기름은 상처 부위를 살균하여 감염을 막아 준다. 우리가 손가락을 베이면 다친 부위를 본능적으로 입에 넣는 것도 같은 맥락이다.

또한 타액은 피부의 MCFA를 증가시켜 준다. 타액에 함유된 리파아제라는 효소는 지방을 개별 지방산으로 분해한다. 이 효소가 분비되면 식이지방과 체유(피지)에 들어 있는 중사슬 트리글리세리드가 자유 중사슬 지방산으로 분해된다. 장사슬 지방산으로 이루어진 기름과 지방은 완전히 분해되려면 위장 효소와 췌장 효소도 있어야 하고, 대다수 식이지방이 그렇다.

동물들은 종종 자기 몸을 구석구석 핥아 청결을 유지하는데, 타액의 효소가 체유를 자유 MCFA로 변형시켜 피부를 보호해 준다. 상처를 핥으면 피부와 털의 기름이 침과 섞여 세균 감염을 막아 주는 중사슬 지방산이 늘어난다. 이렇게 피부를 보호해 주는 지방산이 유독 많이 생성되는 동물도 있다. 호저도 그중 하나다. 호저의 가시는 포식자를 위협하는 방어 무기인데, 불행히도 실수로 자기 몸을 찌르거나 다른 호저를 찌르는 경우가 생긴다. 뉴욕 퀸즈 대학의 생물학 교수인 얼디스 로즈 박스는 호저의 가시에 중사슬 지방산이 많아서 스스로 낸 상처가 빨리 치유된다고 추측한다(Nochan, 1994). 박사는 호저 가시에 함유된 지방산의 항미생물 성질을 어렵게 발견했다.

당시 그는 호저를 뒤쫓아 포획한 다음 전파 송신기 목걸이를 다는 식으로 연구를 진행했는데, 하루는 나무 위로 올라가서 호저 한 마리를 잡으려다가 위팔이 호저 가시에 찔렸다. 가시를 제거할 수 없는 상황이라 저절로 빠지기만 기다렸다. 며칠 뒤 가시가 빠졌을 때, 로즈 박사는 깊은 관통상 부위가 감염되지 않은 것을 보고 놀랐다. 만약 나뭇조각이 그렇게 박혔으면 십중팔구 상처 부위가 심하게 감염되었을 것이다. 박사는 호저 가시의 기름에 함유된 항균 성분이 감염을 막아 줬을 거라고 추측했으며, 나중에 그 기름을 분석하고 실험하여 자신의 가설을 입증했다. 그의 연구는 이 지방산이 연쇄상구균이나 포도상구균을 비롯해 흔히 페니실린으로 치료하는 각종 박테리아를 죽일 수 있다는 사실을 보여 주었다.

로즈 박사는 이 지방산을 이용한 항균 크림이나 약을 만들기 위해 제약 회사를 찾아갔지만 거절 당했다. 중사슬 지방산은 이미 누구나 쉽게 사용할 수 있는 천연 물질이라 특허로 보호받을 수 없다는 것이 이유였다.

우리는 누구나 이런 보호 물질이 피부에 있지만 그 정도는 사람마다 다르다. 몸에 이로운 박테리아의 활동 덕분에 피부와 모발 표면의 기름은 자유 지방산 함량이 40%에서 60% 사이이며, 그중 중사슬 지방산에 항미생물 성질이 있다. 이 지방산이 피부 표층에 덮여 있어 해로운 세균을 죽이는 것이다.

성인은 아이보다 피지 분비량이 많아 피부염에 대한 방어력이 더 크다. 피지에 함유된 MCFA의 항미생물 효능은 적어도 1940년대부터 관찰되었다. 피부 곰팡이가 일으키는 두피 백선으로 고생하던 아이들이 사춘기가 되면 피지 분비량 증가와 함께 백선이 사라진다는 사실은 당시에도 알려져 있었다.

피지에 함유된 중사슬 지방산과 유사한 지방산이 코코넛 오일에서 풍부하게 발견된다. 코코넛 오일의 지방산은 다른 모든 식이지방과 다름없이 트리글리세리드 형태로 이루어져 있다. 이런 트리글리세리드에는 항미생물 성질이 전혀 없는데, 심지어 MCFA로 이루어진 것도 그렇다. 하지만 중사슬 트리글리세리드가 우리 몸에 들어와 모노글리세리드와 자유 지방산으로 바뀌면 항균 효과가 생긴다.

트리글리세리드로 이루어진 코코넛 오일을 피부에 바르면 당장 항균 효과가 생기지는 않는다. 하지만 피부에 항상 존재하는 박테리아가 이런 트리글리세리드를 자유 지방산으로 탈바꿈시키는데, 피지가 자유 지방산으로 변하는 것과 마찬가지이다. 결국 피부에 항균 지방산이 많아져서 감염에 대한 방어력이 커진다. 또한 자유 지방산은 피부의 산성 환경도 촉진하여 병원성 세균을 몰아낸다. 어차피 지방산은 산성이기 때문에 피부의 산성 표층과 잘 어울린다.

목욕이나 샤워를 할 때 비누질을 하면 피부를 보호해 주는 기름과 산성 막이 씻겨 나간다. 그래서 목욕 후에 피부가 당기고 건조해지는 것이다. 보습제를 바르면 피부는 한결 촉촉해지지만, 사라진 산성 막과 MCFA를 그런 크림이 대신하지는 못한다. 이 시기에 피부는 감염에 취약하다. 목욕을 하고 나면 몸이 깨끗하고 세균이 제거된 것처럼 느껴진다. 하지만 세균은 어디에나 있다. 공중에 떠다니고, 옷에 들러붙어 있고, 우리가 만지는 모든 것에 있다. 피부의 주름과 갈라진 틈 사이에 숨어 물에 씻겨 나가지 않은 세균도 많다. 머지않아 우리 피부에는 좋은 미생물과 나쁜 미생물이 다시 득실거리게 된다. 땀과 기름이 인체의 화학적 방벽을 다시 세우기 전까지는 피부가 감염에 취약할 수밖에 없다. 살갗이 베이거나 갈라지면 연쇄상구균이나 포도상구균 같은 온갖 해로운 세균이 몸속으로 침입할 수 있다. 코코넛 오일이나 야자씨 기름으로 만든 로션을 바르면 피부의 천연 항균 산성 방어막이 빠르게 재생된다. 피부염을 앓는 사람이나 감염이 걱정되는 사람은 목욕이나 샤워 후 꼬박꼬박 코코넛 오일을 바르는 것이 좋다.

## 몸무게가 빠진 것은 물론이고 피부가 아기 피부 같아졌어요

코코넛 오일을 사용하기 시작한 지 이제 겨우 석 달 됐습니다. 지금 제 피부는 갓난아기 피부 같아요. 얼굴이 발그레하고 생기가 돌죠. 발바닥은 마치 십대 시절로 돌아간 것 같습니다(바르지 않고 먹기만 하는데도 말이죠). 지금 껏 53년 넘게 살아오면서 이렇게 건강한 기분은 처음입니다. 게다가 몸무게도 5킬로그램이나 빠졌어요. 머리카락은 또 얼마나 아름다운지! 적어도 제게는 버진 코코넛 오일이 기적의 음식이랍니다.

린다 P.

## 효과적인 모발 보호제

코코넛 오일은 피부뿐만 아니라 모발에도 똑같은 효능을 발휘한다. 최고의 모발 보호제인 셈이다. 뉴욕의 유명한 미용사인 아만다 조지는 자신의 풍성하고 건강한 모발이 코코넛 오일 덕분이라고 말한다. 「자기 전에 두 숟가락 분량의 따뜻한 코코넛 오일로 모발을 마사지하고 아침에 씻어 냅니다.」 그 결과 지금 아만다의 모발은 부드럽고 윤기가 흐른다. 코코넛 오일을 데울 때는 따뜻한 물속에 병을 담가 놓거나, 더운물을 틀어 놓고 잠시 대고 있으면 된다.

코코넛 오일을 잘 아는 미용사들은 이 기름을 사용하는 것이 50달러짜리 모발 관리를 받는 것 못지않게 모발 건강에 효과적이라고 입을 모은다. 더구나 비용도 훨씬 저렴하고 가정에서 직접 할 수도 있다.

자기 전에 코코넛 오일을 약간(두어 숟가락 분량) 바르고 아침에 씻어 내거나, 조금 더 많이 바르고 한두 시간 정도 모발을 흠뻑 직셨다가 씻어도 된다. 어떤 사람들은 코코넛 오일을 머리에 바르고 샤워캡을 쓴 다음 오랫동안 느긋하게 목욕을 즐긴다. 그리고 한 시간쯤 뒤에 기름을 씻어 낸다. 이 과정을 며칠에 한 번씩 되풀이해도 좋다.

더운물에서 오랫동안 목욕을 하고 난 뒤에는 반드시 코코넛 오일을 몸에 발라 물에 씻겨 나간 천연 기름을 대체해 줘야 한다. 비누로 몸을 씻으면 피부를 보호해 주던 기름막이 사라지고 피부의 산도가 변하게 마련이다. 코코넛 오일을 바르면 피부가 금세 다시 건강해진다.

모발 보호제로서 코코넛 오일의 또 다른 장점은 비듬이 사라진다는 것이다. 이건 내가 몸소 체험한 사실이다. 나는 십대 시절부터 비듬으로 고생했다. 비듬 치료용 샴푸를 쓸 때만 상태가 호전돼서 수년 동안 그것만 썼다. 일반 샴푸로 바꾸면 며칠 만에 도로 비듬이 생겼다. 하지만 대다수 보디 케어 제품에 해로운 화학물질이 들어간다는 사실을 알고부터는 비듬 치료용 샴푸를 더 이상 쓰지 않기로 결심했다. 대신 천연 성분이 많은 식물성 비누와 샴푸를 쓰기 시작했다. 역시나 예전처럼 비듬이 다시 극성을 부렸다. 비듬을 없애려고 온갖 천연 제품을 다 써봤지만 죄다 허사였다. 결국 앞서 설명한 대로 코코넛 오일을 머리에 바르고 몇 시간 뒤에 씻어 냈다. 결과는 충격적이었다. 고작 한 번 발랐을 뿐인데 비듬이 자취를 감춘 것이다. 너무 쉽게 해결돼서 믿을 수가 없었다. 비듬 치료용 샴푸 말고는 이런 효능을 경험한 적이 없었다. 지금 내가 쓰는 이 천연 제품은 비듬을 없애 줬을 뿐만 아니라 모발과 두피 건강에도 좋다. 이제 나에게 코코넛 오일은 모발 건강 관리에 없어서는 안 되는 요소이다.

## 자연이 준 기적의 치료제

코코넛 오일에 함유된 MCFA의 항균 능력은 지금껏 연구실에서 실험으로 검증되었고, 생물학적 목적으로 사용되었으며, 일상생활에서도 확인되었다. 하지만 국소 부위에 바르는 코코넛 오일의 치유력에는 또 다른 면이 있다.

나는 코코넛 오일의 치유력을 특이하게 경험했다. 차에 실은 시멘트 벽돌들을 내릴 때였다. 벽돌 하나를 내려놓다가 실수로 두 벽돌 사이에 손의 살이 끼어 눌린 것이다. 몹시 아프긴 했지만 치명적인 부상은 아니라서 일을 계속했다. 곧바로 손에 검붉은 물집이 잡혔다. 벽돌을 다 내린 뒤에 손을 씻고 단순히 보습 목적으로 코코넛 오일을 바른 다음 잊어버렸다.

몇 시간 뒤에 물집을 보니, 콩 반 토막만 하던 것이 핀 대가리 크기로 줄어 있었다. 놀라웠다. 물집이 그렇게 빨리 사라지는 것은 난생처음 봤다. 대개는 일주일이나 이주일 정도 지나야 낫는다. 내가 취한 조치는 코코넛 오일을 바른 것밖에 없었던 터라, 어쩌면 이 기름이 빠른 치유를 촉진하는 것일지도 모른다는 생각부터 들었다. 하지만 곧 말도 안 되는 소리로 치부하고 무시해 버렸다. 코코넛 오일을 먹으면 좋다는 것은 알고 있었지만, 피부에 난 상처까지 빠르게 치유해 준다는 것은 너무 터무니없어 보였다.

나처럼 코코넛 오일을 상처에 바르고 기적적인 효과를 본 사람들이 많다는 사실은 나중에 알게 되었다. 예컨대 내 환자 중 한 사람은 치질에 걸려 엄청난 통증과 불쾌감으로 고생했는데, 다양한 크림을 발라 봤지만 소용이 없었다고 했다. 그러다 코코넛 오일이 도움이 될지도 모른다는 생각에 한 병 사서 환부에 바르기 시작했다. 놀랍게도 통증이 가라앉았다. 이튿날에는 붓기도 빠졌다고 한다.

성인이 된 이후로 줄곧 얼굴과 가슴에 핀 마른버짐 때문에 고생한 남자도 비슷한 사례였다. 그는 온갖 크림과 연고, 약을 써봤지만 죄다 허사였다. 며칠만 지나면 상태가 도로 나빠져서 피부가 건조해지고 갈라졌으며, 가끔은 아예 갈라지고 피가 날 정도로 심했다. 마른버짐은 그의 이마와 눈썹, 코, 뺨, 가슴에까지 퍼졌다. 나이가 들수록 상태가 점점 더 악화돼서 염증과 피부 갈라짐 때문에 밤낮으로 고통 받는 지경에 이르렀다. 여러 의사들을 만나 봤지만 아무도 치료법을 제시하지 못했으며, 기껏해야 일시적으로 통증을 완화해 주는 크림만 처방해 주었다. 그런 크림의 효과는 오래가지 못했다. 의사들에게서 해결책을 얻지 못한 그는 대체 요법으로 눈을 돌려 식이요법을 통한 문제 해결에 집중했다. 즉석식품을 끊고 당분과 식물성 정제유 섭취를 줄였다. 마침내 음식에 들어가는 대부분의 기름을 코코넛 오일로 바꿨다. 상태는 점차 호전되었지만 완전히 낫지는 않았다. 마른버짐이 핀 자리는 많이 줄어들었지만, 염증과 피부 벗겨짐은 좀처럼 사라지지 않았다. 그러던 어느 날, 염증이 심해지자 환부에 코코넛 오일을 바르고 상태를 지켜보았다. 효과가 있었다! 그때부터 며칠 내내 계속 발라 봤다. 불과 며칠 뒤, 거의 항상 건조하고 가죽처럼 거칠던 얼굴 피부가 부드럽고 매끈해졌다. 염증도 사라지고 피부도 벗겨지지 않았다. 자기 피부가 그렇게 좋아진 것은 20여 년 만에 처음이라고 했다!

한 여성은 내게 이렇게 말했다. 「저는 코코넛 오일을 얼굴에 자주 발라요. 피부가 미끈거리지 않으면서 촉촉해지거든요.」 그녀는 일각에서 경이로운 약이라고 극찬하는 치료용 크림인 레틴-A와 코코넛 오일을 비교했다. 「전에는 뾰루지를 예방하려고 레틴-A를 종종 썼어요. 하지만 코코넛 오일을 사용한 다음부터는 더 이상 필요가 없었죠. 코코넛 오일도 레틴-A 못지않게 효능이 뛰어나니까요.」 레틴-A는 여드름 예방과 살결 개선 목적으로 의사들이 처방해 주는 치료 크림이다. 장점이 더러 있지만 부작용도 만만치 않은데, 가장 나쁜 부작용은 피부가 햇빛에 너무 민감해져서 잘 타거나 피부암에 걸릴 가능성이 높아지는 것이다. 그래서 의사 처방을 받아야만 쓸 수 있다.

코코넛 오일은 거의 모든 식물성 크림에 들어가는 완벽한 물질이다. 그런 크림 중 하나인 이른바 GOOT(마늘 기름 연고)는 으깬 생마늘과 코코넛 오일을 섞은 것이다. 누구나 쉽게 만들 수 있는 이 연고는 피부염에 효과적이다. 『긍정적인 건강 소식Positive Health News』의 발행인인 마크 콘리의 말을 들어보자. 「이 연고의 효능에는 놀라움을 금할 수가 없습니다. 작년 가을에 내가 만난 이 지역 주민 댄은 발바닥 사마귀와 무좀 때문에 몹시 괴롭다고 했어요. 그러면서 내게 자기 발바닥을 보여 주었는데, 나는 그렇게 끔찍한 발을 난생처음 보았습니다.」

마크는 GOOT를 조금 만들어 작은 병에 담아 댄에게 주었다. 그리고 냉장고에 보관하면서(유통 기한은 30일 정도) 날마다 조금씩 발에 바르라고 했다. 그로부터 2주 뒤에 다시 댄을 만났다. 「내 앞에서 양말을 벗더니 마술 같은 변화를 보여 주었습니다. 무좀과 발바닥 사마귀가 감쪽같이 사라졌지 뭐에요. 마치 새로운 발을 얻은 것 같았습니다. 색깔과 모양이 지극히 정상이었거든요. 열흘쯤 지나자 발바닥 사마귀가 저절로 떨어져 나갔다는 겁니다.」

코코넛 오일은 화학물질이 전혀 없는 이상적인 천연 선크림이다. 내가 쓰는 선크림은 코코넛 오일뿐이다. 나는 이 기름의 피부 보호 효과를 우연히 알게 되었다. 어느 여름 날, 선크림을 바르지 않은 채 마당에 일하러 나갔다. 일에 너무 몰두한 나머지 세 시간가량 야외에 있었다. 뙤약볕에 살이 익는 느낌이었지만, 하던 일을 마쳐야 한다는 생각에 그 경고를 무시해 버렸다. 햇볕에 화상을 입을 것이 뻔했다. 샤워를 하려고 집에 들어갈 때만 해도 내가 얼마나 심하게 탔는지 깨닫지 못했다. 하지만 더운물이 살에 닿는 순간 너무 아파서 움찔했다. 고문당하는 기분이었다! 간신히 씻고 나와서는 통증을 줄여 줄 것을 필사적으로 찾았다. 그때 싱크대 근처에 놓인 코코넛 오일병이 눈에 띄었다. 보습해 주면 피부 통증이 조금 완화될지도 모른다는 생각에 코코넛 오일을 민감해진 피부에 살살 발랐다.

기분이 좋아졌다. 그리고 30분쯤 지나자 통증이 완전히 사라졌다. 정말 깜짝 놀랐다. 하지만 그게 끝이 아니었다.

다음 주에도 또 마당에 일하러 나갔다. 하지만 이번에는 〈햇볕에 타고 나서 바르지 말고 나가기 전에 발라야지〉라고 생각했다. 그렇게 코코넛 오일을 바르고 뙤약볕 아래 서너 시간 동안 밖에 있었다. 일을 마치고 집에 들어왔을 때는 통증이나 화상의 흔적이 전혀 없었다. 아주 살짝 탔을 뿐이었다. 놀라웠다! 이런 경험은 난생처음이었기 때문이다. 나는 살이 잘 타는 체질이라 햇볕에 20분만 노출돼도 새까맣게 탄다. 이날은 두 팔과 얼굴이 햇볕에 노출되었는데도 전혀 타지 않았다. 하지만 심하게 탄 곳이 한 군데 있었다. 정수리였다. 정수리 부분에 머리숱이 적어서 모자를 썼는데도 모자의 수많은 작은 구멍으로 햇살이 뚫고 들어와 피부가 탄 것이다. 모자를 쓰고 있던 터라 정수리에 코코넛 오일을 바를 생각은 못 했다. 다른 부위는 모두 얇은 코코넛 오일 막에 덮여 있어서 햇볕에 노출되었는데도 지극히 정상이었다. 요즘 나는 햇살이 드는 곳으로 나갈 때면 항상 코코넛 오일을 바른다. 아무리 뜨거운 뙤약볕이 내리쬘 때도 코코넛 오일이 나를 지켜 준다.

코코넛 오일은 피부가 햇살에 손상되는 것을 막아 줄 뿐만 아니라, 우리 몸이 태양광에 섬섬 적응해서 더 많은 노출에 견딜 수 있게 해준다. 일반 선크림과 달리 코코넛 오일은 자외선을 완벽히 차단하지는 못하지만, 인체가 자연스럽게 햇볕에 적응하게 하여 자연스럽게 오랜 시간 버틸 수 있게 해준다. 이런 점 때문에 나는 사람들에게 코코넛 오일을 피부에 바른 다음 곧장 여섯 시간 동안 뙤약볕에 나가지 말고 며칠 혹은 몇 주에 걸쳐 서서히 햇볕 노출 시간을 늘리라고 권한다. 사람마다 피부 체질이 다르기 때문에 햇볕을 견디는 능력도 다르게 마련이다. 따라서 각자 날마다 햇볕을 조금씩 더 쬐면서 불쾌감이 느껴지지 않는 수준을 파악하는 실험을 해야 한다. 예로부터 옷을 많이 입지 않는 폴리네시아 사람들은 열대의 작열하는 태양에 거의 온종일 노출된다. 며칠 또는 몇 주씩 드넓은 바다에서 장거리 여행을 할 때는 특히 그렇다. 이들이 사용하는 보호 수단이 바로 코코넛 오일이었다. 이 때문에 초기에 상품으로 나온 선크림과 선탠로션은 대부분 코코넛 오일을 주성분으로 넣었다. 안타깝게도 그 후로는 코코넛 오일 대신 화학물질이 이런 제품에 들어갔다.

어떻게 코코넛 오일이 치유와 회복을 촉진할까? MCFA가 세포에 끼치는 신진대사 증진 효과도 그 원인일 수 있다. 상처 치유를 비롯한 세포 활동을 조절하는 것이 신진대사이다. 신진대사율이 높아져서 세포 활동이 가속화되면, 손상된 조직 치유와 독소 제거, 세균 퇴치, 손상되거나 병든 세포를 건강하고 새로운 세포로 대체하는 등등의 과정이 모두 빨라진다. 그래서 상처가 더 빨리 아무는 것이다. MCFA는 세포에 신속히 에너지를 공급하여 신진대사율을 높이고 치유 능력을 향상시킨다.

코코넛 오일을 환부에 바를 때 가장 놀라운 것 중 하나는 염증 완화 현상이다. 만성 피부염이 며칠 만에 사라진 환자도 있었다. 나는 처음에 이 현상을 보고 놀랐는데, 당시에는 코코넛 오일의 염증 완화 효과를 다룬 학술 자료가 전혀 없었기 때문이다. 나중에 더 찾아보니, 코코넛 오일에 실제로 소염 효과가 있음을 밝힌 연구가 나타났다. S. 사드기 박사가 주도한 이 연구에 따르면, 코코넛 오일은 인체에 염증을 유발하는 화학물질을 줄여 준다. 당시 연구자들은 코코넛 오일이 수많은 급성 염증과 만성 염증 치료에 효과적일 수 있다고 주장했다. 이 연구 결과는 건선을 비롯한 각종 피부염 환부에 코코넛 오일을 바르면 상태가 호전되는 것 같다는 나의 추측을 뒷받침해 준다. 하지만 모든 경우에 효과가 있는 것은 아니라는 사실도 알게 되었다. 염증이 심할 때는 코코넛 오일만으로는 완치가 어렵다. 하지만 가벼운 증상에는 잘 듣는다.

흥미로운 것은 코코넛 오일을 섭취하면 피부에서 나타나는 치유 효능이 장기에도 발휘된다는 점이다. 인체에 무해한 이 천연 기름은 대장염, 위궤양, 간염, 치질 같은 염증성 질환(특히 소화관에서 발생하는 염증)을 치유할 수 있다. 또한 인체의 다른 부위에 생긴 염증도 완화시켜 주는데, 지금껏 다발성 경하증과 관절염, 낭창을 비롯해 혈관을 딱딱하게 만들어 심장병을 유발할 수 있는 혈관 염증(정맥염) 치료에서 그 효과가 입증되었다.

이런 염증성 질환 중 일부는 미생물 감염이 원인이다. 위궤양은 대부분 박테리아가 일으킨다. 정맥염과 심장병은 바이러스와 박테리아가 원인일 수 있다. 간염은 대개 바이러스 감염에 의한 것이다. 항미생물 효능이 탁월한 코코넛 오일은 장기를 공격하는 미생물을 죽이고 그로 인한 염증과 통증을 완화해준다.

코코넛 오일은 음식으로 먹어도 몸에 발라도 수많은 효능을 발휘한다. 진정 자연이 준 기적의 식품이다. 태평양 군도를 찾아간 초기 유럽 탐험가들이 그곳 원주민의 지극히 건강하고 아름다운 모습에 깊은 인상을 받을 수밖에 없었다.

피부에 남아 있던 흉터가 감쪽같이 사라졌어요.

저는 수많은 효능이 있는 코코넛 오일을 5년 전부터 먹기 시작했습니다. 그 효과는 곧바로 나타났습니다. 늘 활력이 넘쳤고, 정크푸드에 대한 욕망이 눈에 띄게 사라졌거든요. 얼마 후 얼굴과 몸에도 바르기 시작했는데, 부상과 수술, 여드름 때문에 수년간 남아 있던 켈로이드 흉터가 눈앞에서 사라지는 광경을 보게 될 줄은 상상도 못 했어요. 흉터의 선홍색이 금세 흐려지고 두껍게 자란 살이 줄어들더니 가려움증도 자취를 감췄습니다. 전에 온갖 치료를 받았지만 죄다 참담하게 실패해서 흉터는 제 삶의 일부였습니다. 완전히 포기하고 받아들인 거죠. 이제 십대 시절처럼 매끄럽고 깨끗한 피부를 되찾아서 얼마나 고마운지 모릅니다.

간호사 알리시아 부어히스

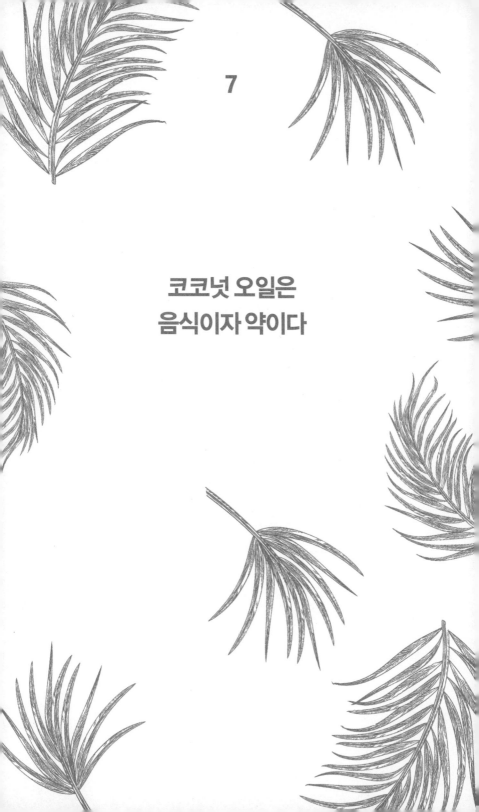

# 7

## 코코넛 오일은
## 음식이자 약이다

이번에는 문명 세계로부터 멀리 떨어진 브라질 북부 밀림으로
들어가 보자. 당신이 아마존 열대우림에 뛰어든 현대의 탐험가
가 되어 성가신 모기떼와 싸우면서 무릎까지 빠지는 늪을 헤치
며 걷는다고 상상해 보라. 어느 날 아침, 잠에서 깨어 보니 7월
의 뜨거운 햇살 아래 녹는 얼음처럼 땀이 줄줄 흐른다. 열이 펄
펄 끓는 가운데 간혹 발작적으로 오한이 밀려든다. 온몸의 근
육이 배배 꼬인 매듭처럼 조여들고, 그 고통에 진이 빠져 쓰러
진다. 기진맥진한 나머지 너무 쇠약해져 움직일 기력도 없다.
이럴 때 도와줄 의사나 현대 의약이 없으니 결국 원주민에게
도움을 청한다. 당신의 건강, 어쩌면 당신의 목숨이 원주민 치
료사의 솜씨에 달려 있다. 그의 치료법은 코코넛으로 만든 죽
을 먹이는 것이다. 그 음식을 날마다 먹여 준다. 치료사의 세심
한 보살핌 덕분에 당신은 점차 기운을 되찾고 이내 쌩쌩해져
다시 여행길에 오른다.

터무니없는 이야기가 아니다. 남아메리카와 중앙아메리카

원주민들은 코코넛을 음식이자 약으로 여긴다. 코코넛은 말라리아와 황열병 등 각종 열대 질병이 난무하는 기후에 사는 사람들의 건강을 지켜 준다. 아프리카의 에티오피아와 소말리아 해안을 여행하는 사람이 병에 걸리면, 그곳 주민들이 야자씨 기름을 줄 것이다. 이 기름은 그들이 거의 모든 병에 쓰는 전통 약제이다. 카리브 해의 섬이나 태평양의 산호섬, 동남아시아나 인도 남부 해안에 가면 그곳 원주민들은 병든 사람에게 코코넛 음식을 치료제로 줄 것이다. 야자수가 자라는 곳에 사는 사람들은 음식과 약으로서 코코넛의 가치를 일찌감치 터득했다. 그래서 야자수를 〈생명의 나무〉로 떠받드는 것이다.

코코넛과 코코넛 오일은 다양한 전통 약제에 사용된다. 그 중 가장 널리 알려진 것은 인도의 아유르베다 약제이다. 인도에서는 코코넛이 매우 중요한 약재료로서 일부 약제의 필수 성분이다. 탁월한 치유력으로 아유르베다를 비롯한 인도 전통 약제에 쓰이는 코코넛 오일은 화상, 부상, 궤양, 피부 곰팡이, 이, 신장 결석, 콜레라성 이질 등 다양한 질병 치료에 활용된다.

현대 의학은 코코넛 오일의 신비로운 치유력을 이제 막 이해하기 시작했다. 약으로서 코코넛 오일의 풍부한 실용성이 최근 연구에서 밝혀지고 있는 것이다. 이제 당신도 코코넛 오일이 어떻게 심장병을 막아 주는지 알게 되었다. 코코넛 오일에 함유된 MCFA는 강력한 항균 효과로 광범위한 병원성 미생물을 죽일 수 있으며, 심지어 항생제 내성이 있는 슈퍼 박테리아도 죽인다. 각종 연구에서 입증되었듯 코코넛 오일은 쉽게 소화되고 인체를 건강하게 해주는 슈퍼 식품이다. 이 기적의 오일은 의학 연구와 환자 치료를 통해 끊임없이 새로운 효능이 밝혀지고 있다.

## 질병 예방과 치료에 쓰이는 코코넛 오일

각종 실험과 치료 사례를 통해 코코넛 오일에 함유된 중사슬 지방산이 광범위한 질병을 예방하고 치유한다는 사실이 알려졌다. 코코넛 오일의 효능은 다음과 같다.

- 심장병과 고혈압, 동맥경화, 뇌졸중을 예방한다.
- 당뇨병을 예방하고 그 증상과 위험성을 경감한다.
- 뼈와 이를 튼튼하게 해준다.
- 골다공증을 막아 준다.
- 단핵증, 독감, C형 간염, 홍역, 포진, 에이즈를 비롯한 각종 질병의 원인인 바이러스를 죽인다.
- 췌장염의 증상을 완화한다.
- 흡수 불량 증후군과 낭포성 섬유증이 야기하는 문제들을 완화한다.
- 담낭 질환의 증상을 완화한다.
- 크론병, 궤양성 대장염, 위궤양의 증상을 완화한다.
- 치질의 통증과 염증을 완화한다.
- 만성 염증을 완화한다.
- 유방암, 대장암을 비롯한 각종 암을 막아 준다.
- 치주 질환과 충치를 예방한다.

- 조기 노화와 퇴행성 질환을 예방한다.
- 만성피로 증후군의 증상을 완화한다.
- 전립선 비대증의 증상을 완화한다.
- 간질성 발작을 완화한다.
- 신장 질환과 방광염을 막아 준다.
- 간 질환을 예방한다.
- 알츠하이머병, 파킨슨병 같은 신경계 장애를 막아 준다.
- 폐렴, 귓병, 인후염, 충치, 식중독, 요로 감염, 수막염, 임질을 비롯한 수십 가지 질병을 일으키는 박테리아를 죽인다.
- 칸디다증, 완선, 백선, 무좀, 질염, 기저귀 발진 등 각종 염증의 원인인 곰팡이와 효모를 죽인다.
- 촌충, 이, 편모충을 비롯한 각종 기생충을 몰아내거나 죽인다.
- 피부 감염을 예방한다.
- 건선, 습진, 피부염의 증상을 완화한다.
- 피부 건조와 갈라짐을 완화한다.
- 자외선 노출로 인한 피부 주름과 늘어짐, 검버섯을 예방한다.
- 비듬을 없애 준다.


## 천연 소화제

적어도 지난 50년 동안 학자들은 MCFA의 소화 방식이 여느 지방과 다르다는 사실을 알고 있었다. 이 차이 때문에 지금껏 MCFA는 각종 소화 문제와 신진대사 장애 치료에 긴요하게 사용되었으며, 소화불량으로 고생하는 성인과 아기의 대표적인 영양 보충제로 각광받았다.

중사슬 지방산이 장사슬 지방산보다 나은 소화의 이점은 우리 몸이 이들 지방을 대사하는 방식의 차이에서 비롯된다. MCFA는 LCFA보다 분자가 작기 때문에 더 적은 에너지와 효소로도 쉽게 분해되어 소화된다. 최소한의 에너지만으로 금세 소화되고 흡수되는 것이다.

MCFA는 침과 위액에 들어 있는 효소로 순식간에 분해되기 때문에 췌장의 지방 소화 효소가 꼭 필요하지 않다. 따라서 췌장과 소화계통의 부담이 적다. 이 점은 소화불량과 신진대사 장애로 고생하는 환자들에게 중요하다. 특히 소화 기관의 기능이 원활하지 못한 미숙아와 병든 아이들도 MCFA는 비교적 쉽게 흡수할 수 있는데, 반면 다른 지방들은 거의 소화되지 않고 소화관을 지나간다. 낭포성 섬유증 같은 양분 흡수 장애 때문에 지방과 지용성 비타민 소화 및 흡수가 어려운 사람들에게는 MCFA가 큰 도움이 된다. 또한 당뇨병, 비만, 담낭 질환, 췌장염, 크론병, 췌장 부전증, 일부 암으로 고생하는 사람들에게도 유용하다.

나이가 들수록 우리 몸은 예전만큼 잘 기능하지 못한다. 췌장이 소화 효소를 많이 만들지 못하면 소화기관도 양분을 제대로 흡수하지 못한다. 결국 소화와 배설 과정의 효율성이 전반적으로 떨어지게 된다. 이로 인해 나이 든 사람들은 종종 비타민과 무기질 결핍으로 고생한다. MCFA는 소화가 용이하고 비타민과 무기질 흡수를 촉진하기 때문에, 나이 많은 사람들의 식사에 반드시 들어가야 한다. 방법은 간단하다. 코코넛 오일로 음식을 조리하면 된다.

여느 지방산과 달리 MCFA는 창자에서 직접 간문맥(간과 장에 퍼져 있는 정맥)으로 흡수되어 곧장 간으로 보내지는데, 거기서 대부분 탄수화물처럼 연소된다. 이런 점에서 보면 MCFA는 지방이 아니라 탄수화물 같다.

다른 지방들은 췌장 효소가 있어야 더 작게 분해된다. 그런 다음 소화관 내벽에 흡수되어 지방단백질이라 불리는 지방(지질)과 단백질 덩어리로 뭉쳐진다. 이 지방단백질은 임파계에 의해 운반되어 간을 지나치고 혈류로 들어간 다음 온몸을 돌게 된다. 혈관을 따라 순환하는 동안 지방단백질의 지방 성분은 온몸의 세포 조직으로 분배된다. 이런 식으로 지방단백질이 점점 작아지면 나중에는 거의 남지 않게 된다. 이때가 되면 간에 흡수되고 분해되어 에너지 생산에 쓰이거나, 필요시 다른 지방단백질과 재결합하고 다시 혈류로 보내져 온몸으로 퍼져 나간다. 콜레스테롤, 포화지방, 단일불포화지방, 고도불포화지방 모두 이런 식으로 뭉쳐 지방단백질을 형성하고 온몸을 돌아다닌다. 반면 MCFA는 소화관에서 지방단백질로 뭉치지 않고 곧장 간으로 가서 에너지로 바뀐다. 그래서 대개 체지방으로 많이 축적되지 않는다. MCFA는 에너지를 생산하지만 다른 식이지방들은 체지방을 만들어 낸다.

세포의 신진대사 기능에 필요한 에너지는 모두 포도당과

지방산에서 나온다. 포도당과 마찬가지로 장사슬 지방산도 세포벽을 통과하려면 인슐린 호르몬이 필요하다. 인슐린이 없으면 포도당과 LCFA는 세포 안으로 들어갈 수 없다. 이는 인슐린 거부 반응이 있는 2형 당뇨병 환자에게 심각한 문제이다. 포도당이나 지방산이 충분히 공급되지 않으면 세포는 말 그대로 굶어 죽는다. 중사슬 지방산의 장점은 인슐린 없이도 쉽게 세포벽을 뚫고 안으로 들어간다는 것이다.

우리 몸의 모든 세포에는 미토콘드리아라 불리는 소기관이 들어 있다. 세포 기능 유지에 필요한 에너지를 생성하는 미토콘드리아는 두 개의 막에 싸여 있는데, 영양소가 그 막을 통과하려면 특수한 효소가 필요하다. 특이하게도 MCFA는 효소 없이 미토콘드리아의 내막과 외막을 쉽게 통과할 수 있으며, 따라서 빠르게 효율적으로 세포에 에너지를 공급한다. 장사슬 지방산이 그 이중 막을 통과하려면 특수한 효소가 필요하기 때문에 에너지 생산 속도가 훨씬 느리고 효소까지 소모하게 된다.

이런 장점 덕분에 코코넛 오일은 지금껏 많은 사람들의 목숨을 구했으며, 특히 어린이와 노인에 이롭다. 소화불량이나 지방 흡수 장애로 고생하는 사람들은 코코넛 오일이 들어간 특별한 음식으로 병을 치료한다. 영양부족 치료와 분유 제조에 코코넛 오일이 쓰이는 것도 같은 맥락이다. 체내에 빠르게 흡수되는 코코넛 오일은 소화기관과 효소 체계에 과도한 부담을 주지 않고 신속히 영양을 공급할 수 있으며, 여기서 비축된 에너지는 대개 다른 지방을 소화하는 데 사용된다.

## 신생아의 영양 공급

자연에 존재하는 식품 중에서 나머지 모두를 압도하고 단연 돋보이는 것이 하나 있다. 바로 모유이다. 갓난아기가 생후 1년가량 필요한 모든 영양소를 자연적으로 함유한 모유에는 올바른 성장과 발육에 필요한 비타민, 무기질, 단백질, 지방이 완벽하게 혼합되어 있다. 모유가 자연의 신비라는 데는 의심의 여지가 없다. 모유로 키운 아이들은 성장에 중요한 영양소를 섭취할 뿐만 아니라 나중에 걸릴 수 있는 중이염 같은 유아 질병 예방에 필수적인 항체와 각종 물질도 받아들인다. 이런 아이들은 치아와 턱이 잘 발달하고 알레르기 내성이 강하며, 소화력이 뛰어날 뿐더러 감염성 질병도 잘 이겨 낸다. 심지어 모유를 먹고 자란 아이가 지능이 더 높다는 연구 결과도 있다. 자연의 우월한 힘을 깨달은 과학자들은 최대한 모유에 가까운 분유를 만들려고 노력해 왔다.

모유의 중요한 성분 중 하나가 중사슬 지방산인데, 특히 라우르산이 중요하다. 라우르산은 코코넛 오일에 들어 있는 대표적인 포화지방산이기도 하다. 모유에 함유된 중사슬 지방산은 양분 흡수를 촉진하고 소화를 도우며, 혈당 수준을 조절하고 해로운 미생물로부터 아기를 보호해 준다. 항박테리아, 항바이러스, 항진균, 항기생충 성질을 지닌 이 중요한 지방산이 아기의 미숙한 면역 체계를 보완해 주는 것이다. 실제로 이 독특한 포화지방이 없으면 아기는 오래 살아남을 수 없다. 영양부족에 시달리면서 수많은 감염성 질병에 극도로 취약해질 것이다.

모유의 MCFA가 아기의 올바른 성장과 발육에 중요하다는 사실은 동물과 사람에 대한 연구 모두에서 밝혀졌다. 예컨대 새끼를 밴 돼지들과 젖을 먹이는 돼지들에게 장사슬 지방산(식물성 기름)이 함유된 사료나 중사슬 지방산(코코넛 오일)이 들어 있는 사료를 먹였을 때, 새끼 돼지의 생존율과 성장률에서 뚜렷한 차이가 나타났다. 어미가 MCFA를 섭취한 새끼 돼지들은 더 빠르고 건강하게 자랐으며, 이들의 생존율이 68%인 데 반해 LCFA를 섭취한 어미가 낳은 새끼 돼지들은 생존율이 32%에 불과했다. 저체중으로 태어난 새끼들의 경우는 차이가 더욱 컸다.

사람에게도 같은 현상이 나타난다. 예컨대 심각한 저체중 신생아 46명에게 코코넛 오일을 넣은 분유를 먹여 몸무게가 늘어나는지 알아보는 실험이 있었다. 코코넛 오일을 섭취한 신생아들은 체중이 더 빠르게 늘었다. 이 체중 증가는 지방 축적 때문이 아니라 신체 성장 덕분이었다. 코코넛 오일은 소화가 쉽게 이루어지기 때문에 아기들은 몸무게가 금방 늘고 더 잘 자랐다. 반면 식물성 가공유는 상당량이 소화되지 않고 그냥 소화기관을 지나가 아기의 올바른 발육에 필요한 영양소를 공급하지 못했다. MCFA는 유아들이 성장에 필요한 지방을 흡수하도록 도울 뿐만 아니라 지용성 비타민과 무기질, 단백질의 흡수도 촉진한다.

중사슬 지방산이 풍부한 모유는 아이의 건강한 성장과 발육에 매우 중요하다. 그래서 대부분의 분유에 MCFA가 첨가된다. 한때는 분유 제조 업체들이 순수한 코코넛 오일이나 야자씨 기름을 사용했고 지금도 일부 브랜드는 그렇지만, 대개 분유에 들어가는 것은 MCT 오일이다. 가공 기름인 MCT 오일은 카프릴산 75%와 카프르산 25%로 이루어져 있으며, 가장 중요한 항미생물 MCFA인 라우르산은 거의 없거나 아예 없다. 라우르산은 모유에 자연적으로 함유된 가장 풍부한 MCFA 중 하나이다. 코코넛 오일에 함유된 라우르산과 다른 MCFA들의 비율은 모유의 MCFA 구성비와 비슷하다. 분유에 코코넛 오일 대신 MCT 오일을 쓰는 까닭은 건강 문제가 아니라 돈 문제이다. 코코넛 오일이 더 비싸기 때문이다. 물론 카프릴산과 카프르산도 좋은 지방산이지만 라우르산만큼 좋지는 않으며, 자연 그대로 세 지방산이 어우러진 코코넛 오일이 MCT 오일보다 훨씬 좋다.

분유의 지방산 구성과 질이 달라질 수 있듯 모유도 사람마다 다르다. 모유가 아기에게 가장 좋은 음식이란 데는 이견이 없지만, 모유가 다 똑같지는 않다. 모유의 질은 엄마의 건강과 식습관에 영향을 받는다. 모유는 엄마가 섭취하는 양분으로 만들어지는데, 엄마가 영양소를 충분히 섭취하지 않으면 엄마의 세포 조직에서 양분이 빠져나가게 된다. 만약 엄마의 몸에 그런 중요한 영양소들이 부족하면, 엄마가 만들어 내는 모유도 영양소가 부족해진다. 마찬가지로 독소(트랜스지방 따위)가 들어 있는 음식을 엄마가 먹으면 모유에도 독소가 들어간다. 현명한 식습관은 임신한 여성과 젖 먹이는 엄마, 그리고 아기에게 매우 중요하다.

사람 모유의 지방은 지방산 구성이 독특하다. 전체의 45%에서 50%는 포화지방이고, 35%는 단일불포화지방, 15%에서 20%는 고도불포화지방이다. 그리고 사람 모유에 들어 있는 포화지방은 상당수가 MCFA 형태이다. 안타깝게도 이런 포화지방 생산량이 극히 적은 엄마들이 꽤 많다. 이는 아기의 건강에 심각한 영향을 끼칠 수 있다.

모유의 MCFA 함량이 낮으면 영양부족으로 인해 아기가 감염성 질병에 취약해질 수 있다. 사람 모유의 가장 큰 특징 중 하나는 수많은 감염성 질병으로부터 아기를 보호하는 능력인데, 이 시기의 아기는 면역 체계가 완성되지 않아서 각종 질병에 적절히 대응할 수 없다. 감염성 세균과 기생충이 득실거리는 세상으로부터 아이를 지켜 주는 모유의 항균 물질은 모유에 함유된 지방 분자, 즉 트리글리세리드에서 발견되는 MCFA이다. 건강한 면역 체계를 지닌 성인조차 이겨 내기 어려운 질병이 더러 있다. 만약 아기가 먹는 모유에 MCFA 함량이 충분하지 않으면 세균이 쉽게 침투해 심각한 질병을 일으킬 수 있다.

모유에는 MCFA가 최대한 많이 들어 있어야 한다. 중사슬 지방산이 함유된 음식을 많이 먹으면 건강을 증진시키는 영양소가 풍부한 젖이 나오게 마련이다. 우유를 비롯한 몇몇 낙농 제품에는 중사슬 지방산이 소량 들어 있지만 열대 오일에는 MCFA가 풍부하며, 특히 코코넛 오일이 좋다.

이런 항미생물 지방산의 함량이 3-4%밖에 안 되는 모유도 있지만, 젖을 먹이는 엄마가 코코넛 식품(코코넛 칩, 코코넛 즙, 코코넛 오일 등등)을 먹으면 모유의 MCFA 함량이 크게 증가한다. 이를테면 한 끼에 코코넛 오일 40그램(세 숟가락 정도)을 먹으면 모유의 라우르산 함량이 14시간 뒤 3.9%에서 9.6%로 일시적으로 증가한다. 더불어 카프릴산과 카프르산의 함량도 높아진다. 젖을 먹이는 동안 날마다 코코넛 오일을 섭취하면 MCFA 함량은 훨씬 더 증가할 것이다.

이런 식습관 변화는 출산 전부터 시작해야 한다. 임신한 여성의 몸은 나중에 젖을 생산하려고 지방을 비축한다. 아기가 태어나면 엄마의 몸에 저장되어 있던 지방산과 날마다 음식으로 섭취하는 지방산이 모유 생산에 사용된다. MCFA, 특히 가장 중요한 항미생물 지방산인 라우르산과 카프르산이 풍부한 음식을 엄마가 먹어 왔고 포유 기간에도 계속 먹으면, 아기에게 끼치는 모유의 효능을 극대화할 수 있다. 이런 엄마의 모유에는 라우르산과 카프르산 형태의 포화지방산 함량이 18%까지 높아질 수 있다. 반면 MCFA가 함유된 음식을 먹지 않았고 포유 기간에도 먹지 않는 엄마의 젖샘에서는 라우르산이 3%, 카프르산이 1% 정도에 불과한 젖이 나온다.

MCFA는 사람 모유에 자연적으로 함유된 중요한 영양소이자 항균 물질이다. 바이러스를 죽일 만큼 치명적이지만, 미숙아도 건강하게 만들어 줄 만큼 효과적이다. 사람이 어른으로 성장해 늙어갈수록 인체는 약해지기 시작한다. MCFA는 우리 몸에 활력을 되찾아 주고 감염성 질병과 퇴행성 질환을 예방해 준다. 코코넛 오일은 유아나 노인뿐만 아니라 모든 연령대의 건강을 증진시키는 수많은 효능을 갖고 있다.

## 크론병

염증성 내장 질환인 크론병의 특징은 설사와 복통, 출혈성 궤양, 혈변, 빈혈, 체중 감소 등이다. 궤양은 구강에서 직장까지 모든 소화계통 어디에나 발생할 수 있다. 아래쪽 창자인 대장에 생기는 궤양성 대장염도 비슷한 질병이다. 종종 이런 만성 질환이 몸을 쇠약하게 만든다. 음식을 흡수하는 창자의 기능이 저하되면 영양부족으로 이어질 수 있다. 일부 음식은 이런 증상을 악화시키기 때문에 환자들이 자기 몸에 맞는 음식을 찾는 것은 늘 골칫거리이다. 대부분의 만성 질병과 마찬가지로 크론병도 아직 치료제가 없다. 약을 먹으면 증상이 누그러들기는 하지만, 상태가 너무 나빠지면 감염된 기관을 제거하는 수술을 권하는 것이 일반적이다.

하지만 놀랍게도 크론병을 비롯한 소화계 질환에 코코넛 오일이 효과가 있다는 연구 결과가 1980년대부터 발표되었다. 소염 효과와 치유 효능이 있는 코코넛 오일이 크론병의 특징인 소화관 염증과 손상을 누그러뜨리고 낫게 한다는 것이다. 또한 코코넛 오일의 항균 성질이 만성 염증을 유발하는 해로운 미생물을 죽여 내장 건강을 증진시킨다.

뉴욕 발할라의 네일러 데이나 질병 예방 연구소Naylor Dana Institute for Disease Prevention의 L. A. 코헨 박사는 코코넛에 함유된 MCFA가 쉽게 소화되고 흡수된다는 점에 주목하면서 이렇게 말한다. 「현재 저희 병원에서는 지질 소화 장애(췌장염), 지질 흡수 장애(크론병), 지질 전달 장애(유미지립 결핍증)로 고생하는 환자들에게 고열량 지질을 공급하는 수단으로 MCFA를 사용합니다.」 코코넛이나 코코넛 오일로 만든 음식만 먹어도 크론병 같은 질환이 개선될 수 있다. 30년 동안 크론병을 앓아 온 제럴드 브링클리는 코코넛 플레이크로 만든 쿠키를 먹고 놀라운 변화를 겪었다. 「코코넛 마카롱을 먹으면 증상이 완화될 수 있다는 기사를 읽고 저도 먹어 보기로 했죠. 우연의 일치였는지는 모르지만, 하루에 쿠키 두 개씩 먹은 뒤로 증상이 호전되었습니다.」

『누구나 간편하게 만드는 가정 치료제The People's Pharmacy Guide to Herbal and Home Remedies』의 공동 저자인 테레사 그래던 박사는 집필에 필요한 자료를 조사하는 동안 코코넛 오일이 크론병에 효험이 있다는 증언을 여기저기서 들었다고 한다. 그래서 지금은 코코넛 오일이 의학적으로 중요한 가치가 있는 가정 치료제라고 확신하며, 이 분야에 대한 연구가 계속 이뤄져야 한다고 주장한다. 나도 비슷한 사례를 많이 접했다. 예컨대 하와이에 사는 한 어린이는 소화계 질환이 너무 심해서 우유를 비롯한 거의 모든 음식에 거부 반응을 보였다. 뭘 먹어도 증상이 악화될 뿐이었다. 결국 아이는 먹을 수 있는 음식이 거의 없어서 뼈만 남을 정도로 앙상해졌다. 그때 어느 하와이 원주민이 설익은 코코넛 안에 들어 있는 〈젤리〉를 먹이라고 아이 엄마에게 권했다. 그 충고에 따라 주로 코코넛 젤리(설익은 코코넛 과육)가 들어간 음식을 먹이자 아이의 몸이 쑥쑥 불어났다. 코코넛 오일이 소화가 잘 된다는 과학적 증거에 비춰 볼 때, 소화계 질환을 앓는 환자에게 효험이 있다는 것은 충분히 일리가 있다.

크론병의 원인은 아직 밝혀지지 않았지만, 박테리아나 바이러스 감염의 결과라고 믿는 의사들이 많다. 예컨대 위궤양의 원인은 대부분 헬리코박터 파일로리 박테리아이다. 이 박테리아나 그와 유사한 박테리아가 소화관의 다른 부위에도 영향을 끼칠 수 있다. 여러 연구 결과에 따르면, 홍역 바이러스나 볼거리 바이러스도 크론병 발생과 관련이 있을 수 있다. 실제로 가벼운 만성 홍역 바이러스는 크론병 환자와 궤양성 대장염 환자의 내장에서 흔히 발견된다. 과거에 홍역이나 볼거리를 앓은 적이 있는 사람들과 현재 크론병이나 궤양성 대장염 같은 염증성 내장 질환으로 고생하는 사람들은 지금껏 몸이 이겨 내지 못한 가벼운 소화관 염증을 일으키는 세균을 보유하고 있을 가능성이 높다. 홍역 바이러스가 원인이거나 적어도 하나의 요인이라는 주장은 매우 설득력이 있다. 예컨대 한 연구에서 크론병 환자 36명과 궤양성 대장염 환자 22명, 염증성 내장 질환 증상이 없는 환자 89명을 검사해 보니, 크론병 환자 36명 중 28명(78%)과 궤양성 대장염 환자 22명 중 13명(59%)이 홍역 바이러스에 양성 반응을 보인 반면, 일반 환자들은 89명 중 3명(3.3%)만 양성 반응을 보였다. 코코넛 오일에 함유된 MCFA는 헬리코박터 파일로리 박테리아와 홍역 바이러스를 모두 죽인다. 크론병과 궤양성 대장염의 특징적 증상들도 이런 세균이나 기타 미생물이 원인이라면, 코코넛 오일이 이런 질환 치료에 효과적일 수 있다.

이상하게 들릴지 모르지만, 크론병의 증상을 완화하려고 코코넛 마카롱을 먹는 것은 어느 정도 과학적 근거가 있다. 크론병이나 궤양성 대장염, 위궤양을 비롯한 각종 소화계 질환을 앓는 사람들이 반드시 코코넛 쿠키를 먹을 필요는 없다. 코코넛 오일이나 코코넛 즙으로 만든 음식이라면 뭘 먹어도 같은 효과를 볼 수 있다.

## 골다공증

MCFA를 넣어 만든 분유의 장점 중 하나는 다른 영양소들의 흡수도 원활해진다는 것이다. 코코넛 오일이 들어간 음식을 먹는 유아들은 칼슘과 마그네슘, 아미노산의 흡수량도 증가한다는 사실이 밝혀졌다. 이런 무기질이 부족한 사람들이 코코넛 오일을 섭취하면 칼슘과 마그네슘이 잘 흡수되고 오래 보존된다. 그래서 병원에서는 미숙아나 병든 아이에게 MCFA가 들어 있는 분유를 먹인다. 또한 무기질 결핍으로 성인 골다공증처럼 뼈가 물러지는 아이들을 치료할 때도 코코넛 오일이 사용된다.

남녀노소에 관계없이 코코넛 오일을 먹으면 뼈가 튼튼해진다. 식이지방은 우리 몸에서 뼈를 형성하는 데 기여한다. 퍼듀 대학의 연구자들은 산화된 식물성 기름에서 나오는 자유 라디칼이 뼈 형성을 방해하여 골다공증을 일으킨다는 사실을 알아냈다. 또한 비타민E 같은 항산화물질이 자유 라디칼로부터 뼈를 보호한다는 것도 발견했다. 뿐만 아니라 코코넛 오일에 함유된 것과 같은 포화지방 역시 항산화물질 기능을 함으로써 자유 라디칼이 뼈를 손상시키지 못하게 한다는 사실도 밝혀냈다.

신선한 코코넛과 버진 코코넛 오일에는 스테롤이라 불리는 지방성 물질이 함유되어 있는데, 스테롤은 구조적으로 프레그네놀론과 매우 흡사하다. 스테롤에서 생성되는 물질인 프레그네놀론은 디하이드로에피안드로스테론(DHEA)이나 프로게스테론 같은 호르몬을 만들어 낸다. 여성의 몸에 이런 호르몬이 필요해지면 프레그네놀론이 호르몬 생성의 기본 재료로 쓰인다. 의학박사 존 리의 설명에 따르면, 나이 든 여자가 종종 골다공증에 걸리는 것은 프로게스테론과 에스트로겐의 불균형 때문이다. 육류와 우유, 살충제 등에서 나오는 환경적 에스트로겐은 체내의 천연 프로게스테론을 희석한다. 리 박사는 여성들에게 프로게스테론을 투여하여 체내 프로게스테론 비축량을 증가시키는 실험을 했다. 전후 골밀도 검사 결과 골다공증의 증세가 확연히 달라져 있었다. 리 박사는 이 사실을 자신의 책 『갱년기에 대해 의사가 말해 주지 않는 것*What Your Doctor May Not Tell You About Menopause*』에서 분명히 밝혔다. 학자들은 프레그네놀론도 여성의 몸속에서 프로게스테론으로 바뀌어 뼈를 만드는 기능을 한다고 믿는다. 그게 사실이라면 프레그네놀론 같은 물질이 함유된 코코넛 오일도 호르몬 균형을 유지하고 뼈를 건강하게 해주는 효과가 있을 것이다.

코코넛을 주식으로 삼는 사람들이 골다공증에 잘 걸리지 않는 것은 그 때문일지도 모른다. 나이가 들어 골다공증이 염려되는 사람에게는 코코넛 오일이 유용할 수 있다. 코코넛 오일이 무기질 흡수를 돕고, 자유 라디칼로부터 뼈를 지켜 주고, 호르몬 균형을 유지해 주면 이런 퇴행성 질환의 진행 속도가 늦춰질 것이기 때문이다.

## 담낭 질환

담낭 제거 수술을 받은 사람이 지방을 너무 많이 섭취하면 통증과 경련이 일어난다. 이런 사람들이 다른 기름 대신 코코넛 오일을 음식에 넣어 먹으면 큰 효과를 볼 수 있다.

담낭의 목적은 담즙을 저장하고 담즙 사용을 조절하는 것이다. 소화 과정에서 담즙의 기능은 대개 큰 주목을 받지 못하지만 실은 필수적인 것이다. 담즙은 간에서 비교적 꾸준히 생산되는데, 분비된 담즙은 담낭으로 이동해 저장된다. 담낭은 담즙을 보관하는 통인 셈이다. 음식에 들어 있는 지방과 기름이 담낭을 자극하면 담즙이 창자 속으로 분비된다. 적당량의 담즙은 지방 소화에 필수적인데, 담즙이 지방을 유화 또는 분해하여 작은 입자로 만들기 때문이다. 췌장에서 분비하는 소화효소는 이 작은 지방 입자들을 개별 지방산으로 분해하여 체내 흡수를 돕는다. 따라서 담즙이 없으면 지방 소화 효소들은 임무를 완수할 수 없으며, 결국 심각한 영양부족과 질병으로 이어질 수 있다.

담낭을 수술로 제거한 사람은 지방 소화력이 크게 떨어진다. 담낭이 없으면 간에서 끊임없이 분비되는 담즙이 작은창자로 들어가는 속도가 느려진다. 간에서 창자로 직접 들어간 소량의 담즙으로는 설령 적성량의 지방을 섭취해도 지방 분해가 제대로 이뤄지지 않는다. 이는 결국 지용성 비타민 흡수 장애를 유발하고 소화계 질환을 일으킨다. 지용성 비타민(비타민

A, D, E, K, 베타-카로틴)을 충분히 흡수하려면 창자 안에 담즙이 반드시 필요하다. 이런 비타민을 충분히 흡수하지 못한 결과가 당장은 드러나지 않을지 모르지만, 시간이 지나면 다양한 방식으로 나타나게 된다.

MCFA 대사에는 담즙이나 췌장 효소가 필요하지 않기 때문에, 담낭 제거 수술을 받았거나 지방 소화에 문제가 있는 사람은 코코넛 오일의 효과를 톡톡히 볼 수 있다.

## 만성피로 증후군

오늘날 코코넛 오일은 만성피로 증후군(CFS)을 치료하는 가장 손쉬운 해결책으로 떠오른다. 한때 상상의 질병으로 여겨졌던 CFS는 이제 실질적인 질병으로 인식되고 있다. 발병 원인은 여전히 수수께끼로 남아 있지만, 이 질병은 점점 큰 문제로 부각되기 시작했다. 미국인 300만 명과 전 세계 인구 중 9,000만 명이 만성피로 증후군에 시달리는 것으로 추정된다.

이 질병의 특징은 갑작스럽게 밀려드는 극도의 피로감인데, 감염성 질환에 수반되는 경우가 종종 있다. 증상으로는 근력 저하, 두통, 기억 상실, 정신적 혼란, 염증 재발, 가벼운 발열, 임파선 팽창, 적당한 신체 활동 후 극도의 피로감, 우울증, 불안발작, 현기증, 뾰루지, 알레르기, 자가면역 반응 등이 있다. 이런 증상이 6개월 이상 지속되면 CFS를 의심해 봐야 한다.

증상의 정도와 강도도 오락가락할 때가 많다. 일시적으로

〈회복되어〉 한동안 정상적인 생활을 하다가 금세 재발하기 일쑤이다. CFS에 걸리고도 인지하지 못하는 사람들이 많다. 그들은 자신의 증상을 나이나 스트레스, 계절병 탓으로 치부하고 해결책을 찾으려 하지 않는다.

CFS의 정확한 원인은 아직 밝혀지지 않았으며, 발병을 감지할 기본적인 검사법도 없다. 따라서 치료제는 아직 개발되지 않았다. 현재로서는 CFS의 원인이 하나가 아니라 다양한 요인들의 결과라고만 추측한다. 면역력을 저하시키고 신체 에너지를 고갈시키는 만성 질환들의 복합적인 결과라고 믿는 학자들도 있다. 영양 장애, 과도한 스트레스, 음식과 환경의 독소, 만성 질환 모두가 합쳐져서 면역 기능과 기력을 떨어뜨리는 것이다. 면역력 저하를 이 질병의 주요 원인으로 지목하는 사람들이 많다.

캘리포니아 주 산타모니카의 의학박사 머리 수서의 말을 들어 보자. 「CFS는 가벼운 감기나 독감 같은 호흡기 질환을 일으키는 일반적인 바이러스 감염에서 시작될 수도 있습니다. 감기나 독감을 일으키는 바이러스는 200-300가지나 되는데, 그중 하나에만 감염돼도 우리 몸은 바이러스를 떨쳐 낼 수가 없죠. 만성 질환이 되는 겁니다. 만성피로도 다를 바가 없습니다. 낫지 않는 감기인 셈이에요. 그래서 저는 이따금 만성피로를 〈항상 달고 다니는 감기〉라고 부릅니다.」

바이러스나 박테리아, 곰팡이균, 기생충은 만성피로를 유발할 수 있다. 가장 의심스러운 발병 인자는 포진 바이러스, 엡스타인바 바이러스, 칸디다균, 편모충이다. 예를 들어 포진 바이러스는 단순 포진과 경성하감(성병에 의해 성기 주위에 생기는 통증이 없는 궤양)을 일으킨다. 이 포진은 잠시 사라졌다가 인체의 면역력이 떨어질 때마다 재발하는데, 특히 스트레스가 원인이다.

엡스타인바 바이러스는 포진 바이러스와 같은 계통으로 전염성 단핵증을 유발한다. 흔히 키스 질병이라고 부르는데, 입에서 입으로 전염되기 때문이다. 일단 인체에 들어오면 백혈구를 공격한다. 무리한 활동을 피하고 4주에서 6주쯤 지나면 회복된다. 이 정도 시간이 지나야 인체의 면역 체계가 바이러스를 이겨 낼 수 있다. 그 후 두세 달 동안 환자는 종종 우울증에 빠지고, 기력이 떨어지고, 하루 종일 졸린다. 이런 상태가 만성적으로 지속되면 CFS가 발생할 수 있다.

감기와 독감 바이러스가 일으키는 만성 질환도 만성피로를 유발할 수 있다. 대개 병원에서는 바이러스성 질병에 걸린 사람에게 항생제를 준다. 바이러스를 죽일 수 있는 항생제는 없다. 감기나 독감 같은 바이러스성 질병에 걸린 사람이 할 수 있는 일은 너무 걱정하지 않으면서 자신의 면역 체계가 알아서 처리해 주길 기대하는 것뿐이다. 흔히 의사들이 바이러스성 질병으로 고생하는 환자에게 항생제를 주는 것은 달리 손쓸 도리가 없기 때문이다. 항생제는 병이 낫도록 조치를 취했다고 환

## 온종일 나를 괴롭히던 만성피로가 없어졌어요

제가 만성피로 증후군으로 고생할 줄은 생각도 못 했습니다. 몸에 좋다는 음식만 먹었거든요. 저지방 식단을 유지하면서 과일과 채소, 정백하지 않은 곡물을 많이 먹었습니다. 하지만 사십대 중반에 이르면서 기력이 급속이 떨어지는 게 느껴지더라고요. 심지어 마당에서 잠깐만 일해도 너무 힘이 들었습니다. 두어 시간 일하면 녹초가 됐고, 이틀은 지나야 회복되었죠. 사무실에 앉아 일하는데도 저녁 여덟 시 무렵이면 기진맥진했습니다. 결국 점점 더 일찍 잠자리에 들게 됐어요. 삶의 속도는 느려졌고, 한때 누렸던 활기가 그리웠습니다. 나이가 들면서 겪게 되는 필연적인 현상이겠거니 하고 체념해 버렸죠.

하지만 문득 이상하다는 생각이 들기 시작했습니다. 나이는 저보다 훨씬 많은데 더 활기차게 생활하고 에너지가 넘치는 사람들을 보았거든요. 뭔가 잘못됐구나 싶더군요. 건강해질 방법을 찾기로 결심했어요. 그러다 코코넛의 효능에 대해 듣고 다른 기름 대신 코코넛 오일을 먹기 시작했습니다. 질병 치료가 목적이 아니라 단순히 건강을 증진시킬 생각이었죠. 그로부터 몇 달 뒤, 예전처럼 기력이 되살아나는 것을 느꼈습니다. 더 이상 저녁 여덟 시에 자고 싶지 않았어요. 열한 시까시 깨어 있어도 아무 문제가 없었습니다. 잠은 줄었지만 더 활기찼어요. 워낙 서서히 변화가 찾아와서 몇 달 뒤에야 깨달은 겁니다. 그리고 문득 이 모든 게 코코넛 오일 덕분일 수도 있겠다는 생각이 들었습니다. 코코넛 오일을 먹은 뒤로는 전처럼 온종일 무기력한 적이 없어요. 기운이 넘치고 일도 더 잘 됩니다. 정말 기분 좋아요.

브라이언 M.

자를 안심시키는 플라시보 효과밖에 없다. 이는 의사들 사이에서 오래전부터 행해진 기본 관행이었다. 문제는 항생제 처방이 쓸데없는 돈 낭비에 실질적인 효용도 없다는 점뿐만 아니라 환자에게 해로울 수 있다는 것이다. 항생제 사용의 부작용 중 하나는 칸디다균의 증식이다. 항생제는 창자 안에 서식하는 좋은 박테리아를 죽이는데, 이런 박테리아는 효모균과 자리다툼을 하면서 칸디다균의 수를 인체에 해롭지 않은 수준으로 떨어뜨린다. 항생제가 이런 박테리아를 죽이면 효모균이 제멋대로 증식해 몸 전체가 칸디다균에 감염될 수 있다. 칸디다증이 만성화되면 면역 체계에 부담이 가서 기력이 떨어지고, 결국 피로감이 길어져 병든 느낌이 든다.

4장에서 지적했듯이, 편모충증으로 인한 증상이나 가벼운 박테리아 감염은 종종 만성피로 증후군으로 진단되거나 만성 피로를 유발한다. 가벼운 박테리아 감염도 기력을 고갈시켜 만성피로를 유발할 수 있다. 이런 염증성 질환은 명확히 진단하기가 거의 불가능하다. 만약 바이러스가 발병 요인이라면 의사가 해줄 일은 거의 없다. 치료할 수 있는 약이 없기 때문이다. 약을 잘못 처방하면 상태를 악화시킬 수 있으므로, 항생제 같은 약을 이용한 실험적인 치료는 좋은 해결책이 아니다.

그렇다면 해답은 무엇일까? 코코넛 오일이 만성피로 증후군의 효과적인 해결책일 수도 있다. 코코넛 오일에 함유된 지방산은 포진 바이러스, 엡스타인바 바이러스, 칸디다균, 편모충을 비롯해 만성피로를 유발할 수 있는 각종 전염성 세균을 죽인다. 어떤 의사들은 특정 세균이나 미생물이 문제가 아니라고 믿는다. 면역력을 떨어뜨리는 요인이나 요건이 복합적으로 CFS를 유발할 수 있기 때문이다. 그들의 주장에 따르면, CFS 극복의 핵심은 면역력 강화이다. 여기에도 코코넛 오일이 해답일 수 있다. 코코넛 오일은 우리 몸의 해로운 미생물을 몰아내 면역력을 높임으로써 인체가 받는 스트레스를 완화한다. 기력을 빼앗는 해로운 미생물이 줄어들면 면역 기능이 더 활발해질수 있다.

코코넛 오일은 신속하게 에너지를 공급하고 신진대사도 촉진한다. 이렇게 활력이 생기면 기분이 좋아질 뿐만 아니라 치유 속도도 빨라진다. 신진대사가 활발해질수록 면역력은 높아지고, 상처가 더 빨리 치유되고 회복된다. 마치 목수가 집을 수리하는 것과 같다. 목수가 지쳐서 느리면 수리하는 데 오래 걸리지만, 활력이 넘쳐서 임무 완수에 집중하면 시간이 대폭 단축된다. 신진대사율이 높아지면 우리 몸의 세포는 활기찬 목수처럼 상처 치료에 열을 올리지만, 신진대사가 저하되면 세포 활동이 느려져 결국 치료와 회복이 점점 더뎌진다.

## 에이즈 예방과 치료

20년 넘게 연구가 진행되었지만 에이즈는 여전히 맹위를 떨치고 있다. 악화 속도를 늦추는 약은 개발되었지만, 다른 바이러스들과 마찬가지로 치료제는 아직 없다. 하지만 한 가지 희망이 있다. MCFA 연구가 가장 활발하고 흥미진진하게 진행되는 분야는 에이즈 감염자를 위한 치료제 개발이다. 수많은 다른 미생물과 마찬가지로 에이즈 바이러스의 지질막도 MCFA에 취약하기 때문이다.

1980년대에 학자들은 중사슬 지방산, 특히 라우르산과 카프르산이 실험실에서 배양한 에이즈 바이러스를 효과적으로 죽인다는 사실을 알아냈다. 이는 현재 쓰이는 항바이러스 약제보다 훨씬 안전한 HIV/에이즈 치료제 개발 가능성의 문을 열어 주었다.

HIV 환자에게 투여하는 항바이러스 약제의 문제점은 근육 감소, 메스꺼움, 구토, 식욕 부진, 골수 생성 억제, 궤양 발생, 출혈, 피부 발진, 빈혈, 피로, 정신 기능 이상 같은 해로운 부작용들이다. 또 다른 문제는 에이즈 바이러스가 약에 내성이 생길 수 있고, 심지어 어떤 약도 통하지 않게 될 수도 있다는 점이다. 바이러스의 내성 조합은 환자마다 다르다. 내성이 생긴 변종 슈퍼 바이러스와 싸우려고 의사들은 되면 좋고 안 되면 말고 하는 식으로 에이즈 약들을 섞어서 투여한다. 들어가는 약이 많을수록 해로운 부작용이 발생할 위험은 더 커지게 마련이다.

HIV 치료에 쓰이는 기본 약제들은 바이러스의 유전 물질을 공격하지만, 중사슬 지방산은 그냥 바이러스를 분해해 버린

다. 바이러스의 지질막을 구성하는 다른 지방산들처럼 MCFA
가 바이러스에 흡수되면 지질막이 약해져 찢어지고 결국 바이
러스가 죽는다. 바이러스가 이런 메커니즘에 면역이 생길 가능
성은 없기 때문에 MCFA는 모든 변종 HIV를 공격해 죽일 수
있으며, 심지어 유전적으로 약에 내성이 생긴 슈퍼 바이러스도
죽인다.

지난 수년간 HIV 감염 환자들이 코코넛을 먹거나 코코넛
즙을 마시고 혈중 바이러스 수치가 떨어져 전반적인 건강이 개
선된 사례가 많이 보고되었다. 불과 몇 주 동안 코코넛을 먹고
바이러스 수치가 감지되지 않는 수준으로 호전된 환자들도 있
었다.

임상 실험을 통해 코코넛 오일의 HIV 환자 치료 효능을 최
초로 보고한 사람은 필리핀 대학 약학과 명예교수이자 필리핀
국립 과학기술원 전 원장인 의학박사 콘라도 데이리트였다. 이
연구에서는 22세부터 38세까지의 HIV 환자 14명을 세 그룹으
로 나누고, 실험이 진행되는 동안 어느 환자에게도 다른 HIV
치료제를 투여하지 않았다. 그들이 시험한 치료법은 코코넛 오
일에 함유된 라우르산의 모노글리세리드인 모노라우린과 순
수한 코코넛 오일을 비교하는 것이었다. 첫 번째 그룹(환자
4명)에게는 하루에 모노라우린 22그램을 투여했다. 두 번째
그룹(환자 5명)에게는 모노라우린 7.2그램을 투여했다. 세 번
째 그룹(환자 5명)에게는 코코넛 오일을 $3\frac{1}{2}$ 숟가락씩 먹였다.

세 번째 그룹에게 먹인 코코넛 오일에는 첫 번째 그룹에게 투여한 모노라우린에 함유된 양만큼의 라우르산이 들어 있었다. 치료가 시작되고 석 달 뒤, 환자 일곱 명의 바이러스 수치가 떨어졌다. 6개월 뒤 실험이 끝났을 때는 환자 14명 중 9명의 바이러스 수치가 떨어졌다(첫 번째 그룹에서 2명, 두 번째 그룹에서 4명, 세 번째 그룹에서 3명). 환자 11명은 체중이 늘어났고 병세도 호전된 것으로 보였다. 이 연구는 코코넛 오일에 항에이즈 효능이 있다는 각종 실험 결과와 사례 보고를 뒷받침해 주었으며, 모노라우린과 코코넛 오일 모두 HIV 치료에 효과적이라는 사실을 의학적으로 확실히 입증했다. 모노라우린과 코코넛 오일을 HIV/에이즈 치료에 사용하기 위한 더욱 심도 있는 연구는 현재 진행 중이다.

불행히도 에이즈를 비롯한 각종 바이러스성 질병 치료에 코코넛 오일을 활용하기 위한 연구가 지금껏 더뎠던 것은 코코넛 오일과 거기서 파생되는 지방산이 이미 상용화되어 있고 값이 저렴하기 때문이다. 누구나 구입할 수 있어 특허로 보호받기 어렵고 과도한 가격을 매길 수 없는 천연 물질 연구에 투자하려는 제약 회사에 대한 재정적 지원은 거의 없다. 현재 HIV 환자 한 사람이 기본 약제 구입에 쓰는 비용은 1년에 15,000달러가 넘는다. 에이즈 환자 수십만 명이 모두 이 비용을 감수하고 약을 산다면, 제약 회사들은 가히 천문학적인 수익을 올릴 게 뻔하다. 당연히 그들로서는 이런 엄청난 돈줄을 끊을지 모를 치료제 연구에 소극적일 수밖에 없다.

HIV 환자들은 대개 영양실조와 질병 재발로 고생한다. 병세가 악화되면 감염성 질병에 대한 저항력은 점점 떨어진다. 그 사이 질병을 일으킬 기회만 노리던 시토메갈로 바이러스, 칸디다균, 크립토스포르디움을 비롯한 온갖 미생물이 금세 자리를 잡는다. 시간이 지날수록 감염으로 몸이 크게 망가진 환자는 생존이 불가능해진다. 코코넛 오일에 함유된 지방산은 에이즈 바이러스 수치가 떨어질 가능성을 제공할 뿐만 아니라, 다른 해로운 미생물까지 죽인다. 더구나 라우르산을 비롯한 나머지 MCFA들은 소화를 촉진하고 활력을 주므로, 이런 효능들이 복합적으로 작용하면 전반적으로 건강이 좋아진다.

오늘날 연구에 따르면, HIV 감염 수치가 높을수록 빠르게 에이즈로 발전한다. 바이러스 수치를 감지 불능 수준으로 떨어뜨리면 환자의 에이즈 발병 가능성이 현저히 낮아지며, 다른 사람에게 전염될 가능성도 줄어든다. 최근 존스 홉킨스 대학에서 진행된 연구에서는 HIV 환자가 보유한 바이러스의 수에 따라 에이즈의 전염도가 달라진다는 사실이 밝혀졌다. 바이러스 수치가 200,000(혈액 1밀리리터 당 바이러스 개체 수)인 사람이 불과 2,000인 사람보다 HIV를 확산시킬 가능성이 2.5배 높다는 것이었다. 또한 바이러스 수치가 1,500미만인 사람은 에이즈를 전혀 옮기지 않는다는 사실도 알아냈다.

최근 일부 학자들은 HIV에 감염된 사람이 매일 24그램에서 28그램 정도의 라우르산을 섭취하면 바이러스 수치를 상당히 낮출 수 있다고 말한다. 이는 코코넛 오일 3½ 숟가락(50그램)에 상응하는 양이다. 라우르산이 훗날 에이즈 치료제가 될지는 아직 모르지만, 에이즈 감염자의 HIV 수치를 낮춰 준다는 사실은 의학적으로 입증되었다. 그런 사람들은 한결 정상적으로 생활할 수 있으며, 남에게 에이즈 바이러스를 옮길 위험도 대폭 줄어든다. 음식을 통해 라우르산을 충분히 섭취하고 HIV에 노출될 일을 피하면, 에이즈 감염을 원천적으로 봉쇄하고 예방하는 것도 가능할 수 있다.


## 암을 예방한다

여자는 8명 중 1명이 유방암에 걸린다. 남자는 9명 중 1명꼴로 전립선암에 걸린다. 오늘날 미국인 3명 중 1명은 살아가는 동안 어떤 형태로든 결국 암에 걸린다. 암은 심장병 다음으로 가장 대표적인 사망 원인이다. 심장병과 마찬가지로 확실한 치료법도 없다. 때로는 치료법이 암만큼이나 해롭다. 최선의 방어는 예방이며, 대부분의 암은 예방이 가능하다.

사람은 누구나 몸속에 암세포가 있다. 그런데도 우리 모두가 암에 걸려 죽지 않는 것은 그런 깡패 세포들이 멋대로 활개치기 전에 면역 체계가 그것들을 파괴하기 때문이다. 면역 체계가 원래대로 잘 작동하고 있다면 암을 걱정할 필요는 없다. 면역력을 강화하고 암을 예방하기 위해 스스로 할 수 있는 일은 여러 가지가 있는데, 몸에 좋은 음식을 먹고, 규칙적으로 운동하고, 스트레스를 줄이고, 적절하게 휴식을 취하기 등이 그런 것이다. 또한 흡연이나 산화된 식물성 기름 섭취처럼 암 발병을 부추기는 짓은 피해야 한다. 앞서 3장에서 설명했듯이, 식물성 정제유는 면역력을 저하시키고 자유 라디칼을 생성하여 암을 유발할 수 있다. 면역력을 키우는 또 다른 방법은 주기적으로 코코넛 오일을 먹는 것이다. 다른 기름들 대신 코코넛 오일을 섭취하면 암이 발생할 가능성이 대폭 낮아진다.

끊임없이 우리를 에워싸는 해로운 세균들은 대부분 우리 몸속으로 들어온다. 인체 면역 체계의 백혈구들은 이렇게 침입한 미생물과 쉴 새 없이 싸우면서 병든 세포와 암세포도 청소한다. 세균에 너무 많이 노출되거나 면역 체계가 스트레스를 받으면 백혈구가 과로하게 된다. 면역 체계가 스트레스 상태에 놓이면 암세포를 효과적으로 청소할 수 없다. 이럴 경우 암세포들이 자라나 제멋대로 퍼질 수 있다.

코코넛 오일은 면역 체계의 효율성을 높여 준다. MCFA는 골수의 백혈구 생산을 촉진하는데, 결국 질병과 싸우는 백혈구가 많아져 세균 감염 가능성이 낮아지고 깡패 같은 암세포의 증식이 억제된다. 이와 더불어 MCFA의 항균 기능은 인체에서 병원성 세균을 몰아내 면역 체계가 받는 스트레스를 해소한다. MCFA는 우리 몸에 침입한 미생물 제거 작업을 거든다. 문제를 일으키는 세균이 줄어들면 백혈구는 암세포를 찾아 파괴하는 일에 집중할 수 있다. 이런 식으로 코코넛 오일은 백혈구가 독소와 암세포 청소에 집중하게 함으로써 우리 몸이 세균에 맞서 스스로를 지키도록 돕는다. 즉, 암과의 싸움에서 코코넛 오일의 가장 큰 장점은 면역 체계가 받는 스트레스를 줄여 백혈구가 더 효과적으로 기능하게 해주는 것이다. 암세포가 난동을 부릴 기회를 원천 봉쇄하는 셈이다.

코코넛 오일은 면역 기능을 활성화할 뿐만 아니라 일부 암과의 싸움에서 실질적인 기여를 하는 것으로 보인다. 스리랑카 의학연구소의 혈청 연구실장 로버트 L. 위크레마싱헤 박사는 코코넛 오일이 탁월한 발암 억제 효능을 갖고 있다고 이야기한다. 최근 동물 실험에서 코코넛 오일은 대장암, 유방암, 피부암 등 각종 암을 일으키는 발암 물질의 활동을 억제하는 것으로 나타났다(Reddy, 1992/Cohen and Thompson, 1987). 실험용 동물에게 화학적으로 암을 유발하는 실험에서, 음식에 코코넛 오일을 넣어 먹였더니 암 발병이 억제되었다. 콩기름, 옥수수기름, 카놀라유, 올리브기름 같은 다른 기름들은 쉽게 산화되어 발암성 자유 라디칼을 생성하기 때문에 오히려 암 발병을 촉진한다(Hopkins, 1981). MCFA의 항산화 효과는 자유 라디칼 반응을 차단하고 각종 암으로부터 인체를 보호해 준다. 암에 걸릴까 봐 걱정된다면, 지금 쓰고 있는 기름들 대신 코코넛 오일로 음식을 조리하는 것이 좋다.

## 당뇨병

현대 사회의 많은 재앙 중 하나가 당뇨병이다. 지난 100년 사이에 발병률이 치솟은 당뇨병은 미국인의 사망 원인 6위에 해당된다. 이 질병은 환자를 죽음에 이르게 할 뿐만 아니라 신장병, 심장병, 고혈압, 뇌졸중, 백내장, 신경 손상, 청력 상실, 시력 상실도 초래할 수 있다. 오늘날 미국인의 45%가 당뇨병에 걸릴 위험이 있는 것으로 추정된다.

당뇨병은 혈당, 즉 포도당 대사 장애가 원인이다. 우리 몸의 모든 세포는 끊임없이 포도당을 공급받아야 신진대사를 할수 있다. 성장이나 치유 같은 세포 활동의 에너지원이 포도당이기 때문이다. 우리가 식사를 하면 소화계가 음식을 포도당으로 바꿔 혈류 속으로 보낸다. 췌장에서 분비하는 인슐린 호르몬이 세포막의 문을 열어 주면 포도당이 세포 안으로 들어간다. 따라서 세포가 포도당을 흡수하려면 인슐린이 꼭 필요하다. 혈관 속에 포도당이 아무리 많아도 인슐린이 충분하지 않으면 세포가 포도당을 받아들일 수 없다. 충분한 포도당을 지속적으로 공급받지 못한 세포는 말 그대로 굶어 죽는데, 당뇨병이 바로 이런 경우이다. 세포가 죽으면 조직과 장기도 퇴화하기 시작한다. 이는 결국 당뇨병과 연관된 온갖 질병을 일으키게 된다.

당뇨병의 종류는 크게 두 가지이다. 1형 당뇨병과 2형 당뇨병. 1형은 인슐린 이상 당뇨병 또는 미성년 당뇨병이라고도

불리는데, 대개 어린 시절에 시작되고 췌장에서 인슐린이 충분히 분비되지 않기 때문이다. 2형 당뇨병은 인슐린 이상 여부와 무관하게 흔히 성인기에 나타나는 당뇨병이다. 췌장에서 분비하는 인슐린의 양은 정상이지만, 세포가 인슐린에 반응하지 않거나 저항하는 양상을 보인다. 따라서 포도당이 세포에 흡수되려면 다량의 인슐린이 필요하다. 이를 인슐린 저항성이라고 부른다.

1형 당뇨병에서는 췌장이 인슐린을 제대로 생산하지 못해서 포도당이 인체의 모든 세포에 충분히 흡수되지 않는다. 이를 치료하려면 하루에 한 번 이상 인슐린을 투여하면서 당분이 적은 식단을 철저히 지켜야 한다. 전체 당뇨병 환자의 90% 정도는 2형인데, 이중 85%는 과체중이다. 따라서 올바른 식이요법이 발병 예방과 치료 모두의 핵심이다. 우리가 어떤 음식을 먹느냐에 따라 당뇨병에 걸릴 수도 있고 사전에 예방할 수도 있다.

전통 식단을 고수하는 태평양 섬 지역 사람들 사이에는 당뇨병 환자가 없다. 하지만 그들도 토속 음식을 포기하고 서구의 식습관에 적응하면 당뇨병 발병률이 높아진다. 이를 입증하는 흥미로운 사례가 남태평양 나우루 섬에서 있었다. 이 섬에 인신엄 광물이 풍부하다는 사실이 알려지자, 엄청난 자본이 유입되면서 생활방식이 바뀌었다. 주민들은 수 세기 동안 먹어온 코코넛과 참마(열대 뿌리채소의 일종) 대신 정제된 밀가루와 설탕, 식물성 가공유로 만든 음식을 먹기 시작했다. 그 결과 전에는 본 적도 없는 질병인 당뇨병이 등장했다. 세계보건기구(WHO)의 자료에 따르면, 도시화된 나우루 주민 중 30세에서 64세에 해당하는 사람들의 절반 가까이가 현재 당뇨병을 앓고 있다.

의사들은 당뇨병 환자에게 저당, 저지방 음식을 먹으라고 권고한다. 당분뿐만 아니라 지방 섭취도 줄이는 것은 체중 감량을 촉진하기 위해서이다. 당뇨병 환자에게는 과체중이 가장 큰 문제이므로 감량이 최우선이다. 저지방 식단을 고수해야 하는 또 다른 이유는 흔히 당뇨병의 여파로 발생하는 심장병의 위험을 줄이려는 것이다. 하지만 지방 섭취를 최소화해야 하는 가장 중요한 이유는 일부 지방, 특히 산화된 지방이 당뇨병의 요인일 뿐만 아니라 실질적인 원인일 수도 있기 때문이다.

학자들은 식물성 정제유를 과다 섭취하면 당뇨병에 걸린다는 사실을 알아냈다. 1920년대로 거슬러 올라가면, 당시 S. 스위니 박사가 자신이 가르치던 의대생 전원에게 식물성 기름 함량이 높은 음식을 48시간 동안 먹여 일시적인 당뇨병을 유발했다. 그 학생들 중 과거에 당뇨병을 앓은 사람은 없었다. 최근에도 고도불포화지방 함량이 높은 음식을 실험용 동물에게 먹여 당뇨병을 일으킨 사례가 있었다(Parekh, 1998). 하지만 당뇨병에 걸린 동물에게 지방 섭취를 제한하는 것만으로도 2형 당뇨병이 호전되는 결과가 나왔다. 마찬가지로 사람에게 저지방 음식을 먹이는 임상 실험에서도 병세가 호전되는 결과가 나온다.

최근에는 의사들이 모든 지방 섭취를 줄일 것을 권한다. 당뇨병에 악영향을 끼치지 않는다고 여겨지는 올리브기름 같은 단일불포화지방은 적당히 섭취해도 무방하지만, 여느 지방과 다름없이 올리브기름도 칼로리가 높기 때문에 썩 좋지 않다. 포화지방은 심장병 위험을 증가시킨다는 인식 때문에 제한된다. 하지만 가장 해로운 기름은 고도불포화지방이다. 각종 연구에서 밝혀졌듯이, 음식에 함유된 고도불포화지방이 세포 구조와 합쳐지면 세포의 인슐린 결합 능력이 떨어져서 포도당 흡수 능력도 저하된다. 비유적으로 표현하자면, 고도불포화지방 함량이 높은 음식을 너무 많이 먹을 경우 포도당을 받아들이는 세포막의 문에 달린 〈자물쇠〉가 고장 난다. 결국 열쇠 노릇을 하는 인슐린이 문을 열 수가 없다. 쉽게 산화되는 고도불포화지방은 자유 라디칼의 공격에 취약하다. 고도불포화지방을 비롯한 모든 지방은 세포막 형성의 기초 재료로 쓰인다. 산화된 고도불포화지방이 세포막에 들어가면 세포 기능을 약화시킬 수 있는데, 여기에는 호르몬이나 포도당 같은 여러 물질이 세포를 들락거리게 하는 능력도 포함된다. 따라서 정제한 고도불포화 식물성 기름이 많이 들어간 음식은 당뇨병을 촉진한다. 그런 기름 함량이 낮은 음식을 먹으면 증상 완화에 도움이 된다.

당뇨병 환자들이 걱정 없이 먹어도 되는 기름이 하나 있다. 바로 코코넛 오일이다. 이 기름은 당뇨병을 유발하지 않을뿐더러 혈당 조절 기능이 있어 당뇨병 증상을 완화해 준다. MCFA는 혈당이나 인슐린 수치에 악영향을 끼치지 않으면서 세포에 필요한 에너지를 공급할 수 있다. 코코넛 오일은 신진대사 활성화 기능도 있기 때문에(5장 참조) 인체가 더 많은 칼로리를 연소하여 살이 빠지게 해주고, 당뇨병이 악화되는 것도 막아 준다.

앞서 언급했듯이 코코넛 오일은 췌장의 효소 생산을 덜 요구한다. 결국 인슐린이 가장 많이 생산되는 식사 시간에 췌장의 부담을 줄여 줌으로써 췌장이 더욱 효율적으로 기능하게 해준다. 또한 코코넛 오일은 효소나 인슐린 없이도 쉽게 흡수되기 때문에 세포 에너지 공급이 원활해진다. 더구나 인슐린의 분비와 활용도 증진시킨다. 음식을 통해 섭취한 코코넛 오일은 인슐린의 활동을 촉진하고 여느 기름과 달리 세포와 결합하는 친화력을 강화한다. 『인도 의학 협회보 *Journal of the Indian Medical Association*』에는 인도인들이 코코넛 오일 같은 전통 기름 대신 〈심장에 좋은 기름〉이라고 광고하는 고도불포화 식물성 기름을 먹기 시작하면서 2형 당뇨병 환자가 늘었다는 글이 실렸다. 글쓴이는 고도불포화지방과 당뇨병의 연관성을 언급하면서, 당뇨병을 예방하는 수단으로 코코넛 오일 섭취량을 늘릴 것을 권한다.

## 간 질환

간은 우리 몸에서 가장 중요한 장기 중 하나이다. 인체의 독소를 제거하고, 단백질과 지방을 합성하고, 호르몬을 분비하고, 비타민과 무기질을 저장하고, 소화에 필요한 담즙을 생산하고, 건강 유지에 필수적인 수많은 기능을 수행한다. 간이 병들면 건강을 위협하는 온갖 문제가 발생할 수 있다. 우리가 가장 흔히 접하는 두 가지 간 질환은 간염과 간경변이다. 둘 다 치명적인 질병이다. 간염을 일으키는 요인은 다양하다. 대표적인 것이 음주, 약물, 바이러스, 박테리아이다. 간염의 세 종류인 A형 간염, B형 간염, C형 간염은 모두 바이러스 감염이 원인이다. 간에 가장 해로운 두 가지 적은 바이러스와 자유 라디칼인데, 둘 다 주기적인 코코넛 오일 섭취로 예방할 수 있다.

배설물에서 발견되는 A형 간염 바이러스를 옮기는 것은 열악한 위생 상태이다. 미국에서는 청소년의 40% 정도가 A형 간염 바이러스에 노출되는 것으로 추정된다. 위생 상태가 나쁜 일부 국가에서는 거의 전 국민이 이 바이러스에 노출된다. B형 간염과 C형 간염은 주로 성관계나 마약 복용자들의 주사 바늘 돌려쓰기로 전염된다. 아프리카와 아시아의 몇몇 국가들은 국민의 20%가량이 B형 간염 보균자인데, 미국은 1% 정도에 불과하다. 셋 중 가장 지독한 C형 간염은 종종 간경변으로 발전한다.

간경변은 만성 간염, 알코올 중독이나 마약 중독, 감염이 원인일 수 있다. 퇴행성 질환인 간경변의 특징은 대규모 세포 파괴와 반흔 형성이다. 알코올 중독자와 간염 환자가 겪는 간 손상은 대개 자유 라디칼의 파괴적인 활동이 원인이다. 자유 라디칼로 인해 간 기능은 심각하게 손상되고, 치료하지 않으면 장기 부전으로 사망에 이를 수 있다.

과학자들은 코코넛 오일이 간 건강에 매우 이롭다는 사실을 알아냈다. 소화관에서 간으로 즉시 흡수된 MCFA는 거기서 다양한 방식으로 간을 돕는다. 간염을 일으키는 바이러스를 무력화시켜 인체의 면역 체계가 위험한 세균을 물리치도록 돕는다.

자유 라디칼 생성에 내성을 가진 MCFA는 자유 라디칼이 간에 생기는 것을 효과적으로 억제한다. H. 코노 박사의 연구진은 MCFA가 자유 라디칼 생성을 억제하고 지방 축적을 둔화시킴으로써 음주로 인한 간 손상을 예방해 준다는 사실을 밝혔다. 다른 여러 연구에서도 코코넛 오일과 야자씨 기름에 함유된 지방산이 음주로 인한 자유 라디칼 생성과 세포 괴사를 막아 준다는 결과가 나왔다. 즉, 이런 기름을 섭취하면 간 손상을 예방할 수 있을 뿐 아니라 병든 세포에 활력을 불어넣을 수도 있다는 뜻이다. A. 난지 박사를 비롯한 여러 학자들은 음주로 인한 간 질환 치료의 식이요법으로 중사슬 지방산으로 이루어진 기름 섭취를 추천한다.

고지방 음식을 즐겨 먹으면 간에 지방이 과다 축적되는 지방간이 발생하는데, 고도불포화 식물성 경화유가 대표적인 범인이다. 어떤 지방이 들어간 음식을 먹느냐에 따라 지방간을 촉진할 수도 있고 막을 수도 있다. 코코넛 오일이 지방간의 원인이 아닐뿐더러 오히려 예방해 준다는 사실을 입증한 연구 사례는 무수히 많다. 인디애나 주 에번즈빌에 있는 미드 존슨 연구 센터Mead Johnson Research Center 식품영양 연구부의 리처드 듀어 박사와 동료들은 MCFA가 지방간 정상화 치료에 효과적이라는 연구 결과를 발표했다. 하지만 일부 코코넛 오일 회의론자들은 코코넛 오일도 간의 지방 축적을 심화할 수 있다는 소수의 연구 결과를 들이댄다. 왜 이런 모순이 생길까? 이런 부정적인 연구들은 〈코코넛 오일〉을 비난하지만, 이들의 연구 내용을 자세히 살펴보면 해당 실험에 일반적인 코코넛 오일, 즉 식품점에서 파는 코코넛 오일이나 신선한 코코넛에서 짜낸 기름이 사용되지 않았다는 사실이 드러난다. 지방간이 발생한 모든 경우에 그들이 사용한 기름은 수소를 첨가한 〈경화〉 코코넛 오일이었다. 모든 식물성 경화유는 원료가 무엇이건 간에 지방간을 유발할 수 있다. 따라서 경화 코코넛 오일도 당연히 그럴 수밖에 없다. 지방 축적의 주범은 수소를 첨가하는 과정에서 발생하는 해로운 트랜스지방이다. 이것은 모든 식물성 경화유를 멀리해야 하는 또 다른 이유이다. 평소에 식품 성분 표시를 읽는 습관을 들여야 한다.

## 신장병 예방

요로는 신장과 방광, 요관(신장과 방광을 이어 주는 관), 요도(오줌이 배출되는 관)으로 이루어져 있으며, 우리의 건강과 행복에 중요한 여러 가지 기능을 수행한다. 요로의 일꾼은 신장이다. 신장은 체액의 양과 구성, 산도를 조절한다. 이는 한 시간마다 약 60리터의 피를 걸러 내는 기능 덕분이다. 여기서 걸러지는 과잉 수분과 기타 노폐물은 오줌이 되어 방광에 모이고, 마침내 방광이 꽉 차면 밖으로 배출된다.

신장병은 혈액 속의 노폐물을 효과적으로 거르고 배출하는 기능이 떨어지는 것이다. 이 상태가 되면 고혈압이나 산도 및 전해질 불균형이 발생할 수 있으며, 배출되지 않고 쌓인 해로운 노폐물이 혈액 화학에 심각한 영향을 끼쳐 결국 신장 부전, 심할 경우 사망에도 이를 수 있다. 신장병은 급성도 있고 만성도 있다. 급성 신장병은 신장 기능 상실이 빠르게 진행된다. 만성 신장병은 몇 년에 걸쳐 아주 서서히 진행되다가 상태가 심각해지면 뚜렷한 증상이 나타난다. 둘 다 신장 부전으로 이어질 수 있다. 당뇨병과 고혈압은 신장병의 두 가지 주요 원인이다. 또 다른 원인은 방광염 악화인데, 이 염증이 요관을 타고 올라가 신장을 공격할 수 있다. 아스피린, 소염제(모트린, 애드빌), 해열제(타이레놀) 같은 일반 의약품을 과용해도 만성 신장 손상을 유발할 수 있다.

신장병의 일반적인 특징 두 가지는 염증과 산화 스트레스

(과도한 자유 라디칼 활동)이다. 둘 다 신장에 심각한 손상을 입혀 기능을 마비시킬 수 있다. 지독한 염증을 가라앉히고 산화 스트레스를 진정시키는 물질이 있다면 신장병 예방과 치료에 요긴하게 쓰일 것이다. 코코넛 오일이 이 요건에 부합한다. 코코넛 오일의 소염 효과와 항산화 기능은 실험으로 밝혀졌다 (Intahphuak, 2010). 이런 연구 결과는 코코넛 오일이 신장병 예방에 상당한 도움을 줄 수 있다는 강력한 증거이다.

급성신부전 환자에게 양분을 가장 잘 공급할 물질을 찾으려고 학자들은 장사슬 트리글리세리드(LCT) 기름과 중사슬 트리글리세리드(MCT) 기름의 효과를 비교했다. 실험용 동물에게 급성신부전을 일으키고 결과를 지켜보니, LCT는 제대로 걸러 낼 수 없어서 몸 밖으로 배출하지 못했다. 반면 신장이 심각하게 손상된 상태인데도 MCT는 쉽게 여과할 수 있었다. 실제로 정상적인 쥐와 급성신부전이 생긴 쥐 사이에 MCT 제거율의 통계적 차이는 전혀 없었다. 이 연구는 신장의 부담이 훨씬 적은 MCT가 급성신부전 환자에게 좋은 식이지방 공급원이라는 사실을 보여 주었다(Ge, 2002).

MCT는 망가진 신장에 끼치는 부담을 줄여 줄뿐더러 추가 손상도 막아 줄 수 있다. 또 다른 실험에서는 쥐들에게 신부전을 일으킨 다음 코코넛 오일이 함유된 음식을 먹였더니 탁월한 신장 보호 효과가 나타났다. 코코넛 오일이 신장에 발생한 손상을 줄이고 쥐의 생존 기간을 늘려 준 것이다(Monserrat,

1995).

코코넛 오일에 함유된 MCFA의 항미생물 성질은 요로 감염증을 예방하고 심지어 치료할 수도 있다. 전에 한 여자가 나를 찾아와 아침에 방광염 증상이 나타났다며 해결책을 물었다. 나는 그녀에게 코코넛 오일 이야기를 했고, 그녀는 당장 코코넛 오일을 먹기 시작했다. 다른 약을 먹지 않았는데도, 불과 이틀 만에 방광염이 감쪽같이 사라졌다. 그 후로 나는 방광염으로 고생하는 사람들에게 코코넛 오일을 권했으며, 결과는 모두 좋았다.

## 전립선 비대증

남자는 살아가는 동안 전립선 문제로 고생할 가능성이 높다. 가장 흔한 전립선 질환은 양성 전립선 비대증(BPH)이다. 40세에서 59세 사이 남성의 절반 가까이, 그리고 칠십대와 팔십대 남성의 90%가 BPH 증세를 보인다. 워낙 환자 수가 많아서 노화의 필연적인 결과로 인식되고 있다. 하지만 전립선 비대증은 단순히 노화 때문만은 아니다. 생활방식과 식습관도 중요한 요인이다. 이 질병은 서구화된 나라들에서만 큰 문제로 부각되고 있다. 덜 문명화된 지역에서 전통 음식을 먹으며 사는 사람들은 이 질병으로 그렇게 고생하지 않는다. BPH의 정확한 원인은 아직 모르지만, 예방과 치료에 코코넛 오일이 효과적일 수 있다는 사실이 최근 지질 연구에서 밝혀졌다.

남자는 나이가 들면 남성 호르몬인 테스토스테론이 디하이드로테스토스테론(DHT)으로 바뀌어 전립선에 축적된다고 한다. 이 호르몬이 전립선 세포 성장을 부추겨 전립선 비대를 유발하는데, 이렇게 커진 전립선은 방광에서 오줌이 흘러나오는 관인 요도를 압박한다. 이로 인해 특히 밤에 배뇨가 잦아지고 오줌발도 시원치 않으며, 종종 전립선에 염증이 생긴다. 대개 암으로 발전하지는 않지만, 그런 상황이 발생할 수 있는 단계이다.

이론적으로는 테스토스테론이 DHT로 바뀌는 것을 막으면 BPH를 치료할 수 있다. 이 논리에 부합하는 약인 피나스테리드는 꽤 효과적이다. 톱야자도 DHT 과다 생성의 해로운 효과를 차단하는 천연 치료제로 유명하다. 미국 남동부에서 발견되는 이 아열대 식물의 열매는 플로리다 원주민과 초기 미국 정착민이 임신 장애와 비뇨계 질환, 감기를 치료하는 민간 약제로 썼으며, 여자들은 모유량 증가와 생리통 완화에 사용해 왔다.

톱야자 열매가 BPH 증상 완화에 매우 효과적이면서 지극히 안전하다는 사실은 여러 연구에서 밝혀졌다. 흔히 BPH 치료약으로 처방되는 프로스카와 비교해도 톱야자의 전립선 질환 완화 효능이 더 뛰어나다. 연구 결과에 따르면, 4주에서 6주 정도 톱야자 추출물을 복용할 경우 사용량에 따라 최대 90%까지 효과가 있었다. 반면 프로스카를 꼬박 1년간 복용한 환자

중 증세가 완화된 경우는 37% 미만이었다. 톱야자는 부작용도 전혀 없다. 반면 프로스카는 무기력, 성욕 감퇴, 유방 비대를 유발할 수 있다. 요즘은 대체 의학 전문가뿐만 아니라 일반적인 건강 관리 전문가 사이에서도 톱야자가 효과적인 BPH 치료제로 인기를 얻고 있으며, 심지어 기존 의학계도 톱야자의 안정성과 효능을 인정한다.

아열대 식물인 톱야자는 이름에서 알 수 있듯이 야자의 일종이다. 코코야자의 사촌뻘인 셈이다. 실제로 톱야자 열매는 코코넛과 유사한 점이 많다. 둘 다 라우르산이나 미리스트산 같은 몇몇 독특한 지방산이 들어 있다. 라우르산은 코코넛에 가장 많이 함유된 중사슬 지방산이고, 미리스트산도 코코넛 오일의 주성분이다. 여러 연구에서 밝혀졌듯이, 전립선을 보호해 주는 톱야자 열매의 효능은 주로 이 두 지방산에서 비롯된 것이다. 그게 사실이라면 이런 좋은 지방산이 톱야자보다 훨씬 많이 들어 있는 코코넛 오일도 BPH를 예방하고 치료해 줄 것이며, 어쩌면 더 효과적일 수 있다. 이는 실제 사례로도 입증되었다.

『약학및약리학저널*Journal of Pharmacy and Pharmacology*』에 실린 한 연구는 테스토스테론 변질성 BPH에 대한 코코넛 오일과 톱야자 추출물의 효능을 비교한 실험이었다. 톱야자 추출물 400밀리그램을 투여했을 때는 환자의 증세가 43.8% 호전되었다. 같은 분량의 코코넛 오일을 투여했을 때는 훨씬 더 높

# 지금껏 제가 써본 것 중 가장 탁월한 영양 보충제예요

저는 미주리 주의 자연요법 건강 센터에서 일하는 간호사입니다. 제가 관리하는 모든 고객에게 버진 코코넛 오일을 기본식으로 제공하죠. 이 기름은 지금껏 제가 써본 것 중 가장 탁월한 영양 보충제입니다(저는 치료사로 30년을 일했고 자연요법 전문가로 20년간 활동했어요). 코코넛 오일은 모든 혈액형과 체질에 다 잘 듣는답니다. 다만 효과가 너무 뛰어나서 인체의 독소를 금세 해독시킨다는 점만 주의하면 돼요. 해독 반응이 너무 강렬해서 부담을 느끼는 일부 고객은 찻숟가락 하나 분량으로 시작해 차차 섭취량을 늘려가야 했습니다. 다른 고객들은 대부분 처음부터 하루에 3-4숟가락 분량을 먹는 편인데, 그 결과는 정말 놀라워요. 면역력이 좋아지고, 활력이 증가하고, 혈당이 안정되고, 갑상선 기능이 개선되고, 체중이 줄고, 정신이 맑아지고, 정서적/정신적 안정이 회복되었답니다. 코코넛 오일은 건강 보조제로서의 기능도 뛰어나지만, 음식을 조리할 때 다른 기름 대신 식용유로 써도 좋아요. 이렇게 다양한 효능이 있는 식품은 본 적이 없어요. 게다가 맛도 좋답니다!

간호사 마리 D.

은 수치인 61.5%가 나왔다. 코코넛 오일 투여량을 800밀리그램으로 높이자 놀랍게도 호전 수치가 82.8%로 급등했다. 코코넛 오일 1숟가락이 14그램(14,000밀리그램)이므로, 그 정도 복용하면 훨씬 더 좋은 결과가 나올 것이다.

### 알츠하이머병을 비롯한 각종 뇌장애

캐나다 페이즐리에 사는 캐롤 플렛의 사연을 들어 보자. 「머지 않아 일이 터지겠구나 싶었어요. 제 남편 브루스의 상태가 점점 나빠져 갔거든요. 치매가 빠르게 진행되고 있었어요. 그이는 간단한 문장을 말하는 것도 점점 더 어려워했어요. 필요한 게 있어도 저한테 알릴 수가 없었답니다. 계속 이러다가 무슨 일이 벌어질지 몰라 두려웠어요.」

은퇴한 목사이자 기독교 소설 작가인 브루스 플렛은 몇 달 전에 심장 내막염에 걸렸다. 심장이 세균에 감염된 병인데, 브루스의 경우는 곰팡이균이 원인이었다. 결국 심장의 일부가 망가져서 어쩔 수 없이 심장 판막 이식 수술을 받았지만, 세균이 혈류로 퍼져 비장과 담낭, 간, 뇌까지 감염되었다. 생명이 위태로운 상황에서 죽을 고비를 두세 번 넘기고 가까스로 목숨은 건졌다. 하지만 감염 때문에 뇌가 손상돼서 치매가 찾아왔다. 담당 의사는 캐롤에게 남편의 뇌가 영구 손상을 입어 다시는 교인들 앞에서 설교하지 못할 거라고 했다.

브루스는 더 이상 책을 읽을 수 없었으며, 심지어 말도 제대로 못 했다. 다른 사람의 도움을 받지 않고는 기본적인 욕구 해소도 불가능했다. 하나부터 열까지 아내가 수발을 들어야 했다. 「남편을 잃었구나 싶더군요. 체념했죠. 마치 어린애를 돌보는 기분이었답니다.」

브루스는 치매 환자의 인지 장애 정도를 측정하고 평가하는 정신상태 간이검사(MMSE)라는 테스트를 받았다. 30문항으로 이루어진 이 검사에서 정답이 25개 내지 30개면 정상 수준이고, 20개에서 24개 사이이면 가벼운 장애, 10개에서 19개 사이이면 상당한 장애, 10개 미만이면 심각한 장애로 분류된다. 브루스가 맞힌 답은 11개였고, 이는 심각한 치매로 접어드는 단계를 의미했다.

망가진 남편을 돌보는 고통에 캐롤의 심신마저 쇠약해지기 시작했다. 의사는 브루스를 요양원에 보내라고 권유했다. 캐롤은 그럴 수가 없었다. 다른 해결책을 찾아야만 했다. 그녀는 필사적으로 기도했다. 「주님, 당신의 지혜가 필요합니다. 저를 인도해 주세요. 어떻게 해야 남편을 살릴 수 있을지 알려 주세요.」

다음날 그녀는 페이스북에서 새 친구가 생겼다. 그 친구가 캐롤의 페이스북 페이지에 코코넛 오일로 알츠하이머병에 걸린 남편을 치료한 어떤 의사의 인터뷰가 실린 유투브 동영상을 링크해 주었다. 공교롭게도 캐롤은 코코넛 오일이 좋다는 간호사의 권유로 몇 주 전에 식품점에서 충동적으로 코코넛 오일을 사다 놓고는 줄곧 잊고 지냈다.

동영상을 보고 희망이 생긴 캐롤은 남편에게 코코넛 오일을 두 숟가락 먹였다. 세 시간 뒤, 브루스는 몇 달 만에 처음으로 더듬거리지 않고 정확하게 말하기 시작했다. 그 후로 캐롤은 날마다 남편에게 코코넛 오일을 먹였다. 한 달 뒤, 브루스는 개인적인 일들을 스스로 모두 해결하게 되었다. 전화를 사용하고, 혼자 컴퓨터를 작동하고, 얇은 책도 읽었다. 한 달 전만 해도 시도조차 못 했던 일들이었으며, 심지어 손수 책장까지 만들기 시작했다.

캐롤은 환호성을 지른다. 「남편을 되찾았어요! 요즘도 아침마다 눈을 뜨고 맑은 눈으로 또박또박 말하는 그이를 볼 때면 주님께 감사드려요.」

담당 의사도 놀랐다. 그는 브루스에게 희망이 없음을 알려주었던 치매 검사를 다시 해보자고 했다. 이번에는 브루스가 30문항 중 24개를 맞혀 정상 수준에 근접했다. 캐롤은 자신의 기도에 대한 응답이 코코넛 오일이었다고 의사에게 말했다. 의사는 비웃지 않았다. 그냥 이렇게 대답했다. 「효과가 있으니 앞으로도 계속 그렇게 하세요.」

브루스의 상태는 나날이 좋아지고 있으며, 결혼식 주례 같은 목사의 의무를 조금씩 재개하고 있다. 43년간 부부로 살아온 브루스와 캐롤은 간절한 기도의 응답으로 얻은 코코넛 오일 덕분에 더욱 행복한 여생을 기대할 수 있게 되었다.

코코넛 오일의 효능이 많은 것은 사실이지만, 과연 치매 치료까지 가능할까? 믿기 어려울지도 모르지만, 오늘날 코코넛 오일은 알츠하이머병을 비롯한 각종 치매 치료제로서의 가능성을 인정받고 있다.

알츠하이머병은 가장 일반적인 치매이다. 정신 기능이 점차 저하되는 이 질병은 대개 처음에는 기억이 오락가락하는 식으로 눈에 띄지 않게 진행되다가, 평소 익숙하던 일들을 계획하고 수행하지 못하거나 이성적으로 판단하고 실행하지 못하는 지경에 이른다. 결국 기억 상실 정도가 심해져 아예 기억력을 잃게 된다. 또박또박 말하지 못하고 태도와 성품이 변하는 증상도 나타날 수 있다. 쉽게 화를 내고, 판단력이 흐려지고, 정신이 혼란해지고, 위축감이 들고, 방향감각을 잃고, 환각을 보는 경우도 다반사다. 알츠하이머병에 걸리면 발작이나 대소변 실금으로 고생할 수도 있는데, 이런 환자에게는 지속적인 주의와 보살핌이 필요하다. 이 상태가 지속되면 결국 사망에 이르게 된다.

알츠하이머병은 일반적으로 60세 이후 무렵에 나타난다. 하지만 사십대나 오십대에 발병하는 환자 수가 점점 늘어나는 추세이다. 알츠하이머병에 걸린 사람들의 평균 수명은 진단 이후 8년 정도이지만, 조금 더 짧아질 수도 있고 길어질 수도 있다. 이 질병의 지속 기간은 진단 당시 환자의 연령과 다른 건강 문제의 존재 여부에 어느 정도 좌우된다.

알츠하이머병은 정상적인 노화 과정이 아니다. 노년의 질병일 뿐이다. 알츠하이머병 환자의 뇌는 정상적으로 나이를 먹은 노인의 뇌와 확연히 다르다. 알츠하이머병 환자의 뇌를 보면 퇴화와 손상, 뇌반 형성이 뚜렷하게 나타난다.

현재로서는 이 질병에 효과적인 치료제가 없다. 결국 알츠하이머병 진단은 사망 선고나 다름없다. 치료라고 해야 증세를 완화해 주면서 환자가 병과 더불어 조금 더 편하게 살 수 있도록 편의를 제공하는 것이 고작이다. 환자들은 퇴행의 모든 단계를 거치며 질병과 싸우다 고통스러운 최후를 맞게 된다.

알츠하이머병의 근본적인 문제는 뇌가 혈당, 즉 포도당을 이용해 효과적으로 에너지를 생산하지 못하는 것이다. 포도당이 에너지로 바뀌지 못하면 뇌세포가 굶주려서 스트레스에 대항하는 능력이 저하된다. 결국 뇌가 급속히 노화되어 치매로 발전하게 된다.

최근까지 치매는 영구적인 질병으로 인식되었다. 한때 과학자들은 뇌세포가 재생성 되지 못한다고 믿었다. 태어날 때 생긴 뇌세포는 평생 가는 것이라고 생각했다. 죽은 뇌세포는 영원히 되살릴 수 없다고 믿었다. 최근 연구에서 그것이 틀렸다는 사실이 밝혀졌다. 노년에도 뇌는 새로운 세포를 만들어 낼 수 있다. 즉, 제대로 치료하면 치매를 비롯한 각종 신경 장애가 호전될 수 있다는 뜻이다.

다행히 알츠하이머병에 효과적인 치료법이 현재 있으며,

투약이나 수술 없이 식이요법만으로 치료가 가능하다. 우리가 먹는 음식에 들어 있는 탄수화물은 체내에서 포도당으로 바뀐다. 세포는 포도당을 흡수해 에너지로 변환한다. 이 에너지는 세포의 생명과 기능에 꼭 필요하다.

끼니와 끼니 사이나 밤에 잘 때, 또는 단식을 할 때처럼 한동안 음식을 먹지 않으면 혈중 포도당 수치가 떨어진다. 하지만 인체의 세포는 끊임없이 에너지를 공급받아야 한다. 따라서 세포에 필요한 에너지를 유지하기 위해 지방 세포에서 지방산이 분비된다. 포도당과 마찬가지로 지방산이 연소하면 에너지가 발생된다. 이런 식으로 우리 몸의 세포들은 포도당이나 지방산을 흡수해 끊임없이 연료를 공급받는다. 이 과정은 체세포에만 해당되고 뇌세포에는 해당되지 않는다. 뇌는 지방산을 이용해 필요한 에너지를 얻을 수 없다.

인체에서 신진대사가 가장 활발한 기관인 뇌는 우리가 자는 동안에도 지속적으로 에너지를 공급받아야 기능을 유지할 수 있다. 에너지 공급이 잠시라도 끊기면 심각한 뇌 기능 장애가 올 수 있다. 혈중 포도당 수치가 떨어지면 다른 에너지원이 있어야 뇌의 기능과 생명이 유지된다. 이 대체 에너지원이 바로 케톤체, 또는 케톤이다. 간에서 생산되는 특수한 고열량 연료인 케톤은 특히 뇌에 에너지를 공급하는 물질이다. 평상시에는 혈중 포도당 수치가 낮을 때만 케톤이 생성된다. 포도당 수치가 떨어지면 케톤 생산이 시작된다. 다시 음식을 섭취하면 포도당 수치가 회복되고 케톤 생산량은 줄어든다. 이런 식으로 뇌는 포도당이나 케톤을 이용해 끊임없이 에너지를 생산한다.

알츠하이머병에 걸리면 뇌의 중요 에너지원인 포도당을 뇌세포가 제대로 대사하지 못한다. 충분한 에너지가 없으면 뇌는 서서히 퇴화되어 죽는다. 케톤은 알츠하이머병의 문제인 포도당 대사 장애에 영향을 받지 않는다. 따라서 케톤이 지속적으로 공급된다면 뇌에 필요한 에너지가 충족될 수 있다. 하지만 케톤은 포도당의 주요 공급원인 탄수화물 섭취량이 아주 적을 때만 생산된다. 이는 대개 음식을 거의 또는 먹지 않을 때 일어나는 현상이다.

물론 단식은 실질적인 해결책이 아니다. 하지만 탄수화물 섭취량이 너무 적을 경우, 우리 몸에 필요한 모든 칼로리와 영양소를 단백질과 지방에서 얻을 수도 있다. 이런 식이요법을 케톤 생성 다이어트라고 한다. 이 식이요법은 또 다른 뇌 장애인 간질을 치료할 목적으로 90여 년 전부터 행해졌다. 물 이외에 아무것도 먹지 않고 한 번에 몇 주씩 단식을 하면 간질 증세가 상당히 완화되고 심지어 완치되는 경우도 많다는 사실이 수년 전에 밝혀졌다. 단식 기간에는 케톤이 뇌에 끊임없이 공급되어 뇌 기능에 필요한 에너지를 충족시키고, 손상된 세포 치유와 새로운 뇌세포 성장을 촉진하기 때문이다. 당시 연구자들은 단식의 효과를 몇 주가 아니라 1년 정도 연장할 수 있다면 손상된 뇌가 회복되는 시간이 늘어나 치유율이 높아질 거라고 생각했다. 물론 환자를 1년 동안 단식하게 할 수는 없는 노릇이므로, 건강 유지에 필요한 양분을 충분히 공급하면서 단식의 신진대사 효과를 흉내 내는 식이요법을 궁리했다. 그 고민의 결과가 케톤 생성 다이어트였다. 이 식이요법은 약에 거부 반응을 보이는 매우 심각한 간질 환자에게조차 엄청난 효과를 발휘했다.

케톤 생성 다이어트를 이용한 간질성 뇌 장애 치료가 대성공을 거두자, 연구자들은 다른 뇌 장애에도 이 식이요법이 통하지 않을까 궁리하기 시작했다. 파킨슨병, 루게릭병, 헌팅턴병, 외상에 의한 뇌 손상, 뇌졸중, 만성 두통, 우울증 같은 신경퇴행성 장애에 관한 초기 연구들은 케톤 생성 다이어트가 광범위한 뇌 장애의 증상을 완화할 수 있다는 사실을 밝혀냈다 (Tieu, 2003/Gasior, 2006/Zhao, 2006/Duan, 2003). 알츠하이머병에 걸린 동물을 이용한 실험에서도 케톤 치료 효과가 뚜렷이 나타났다. 케톤을 주입한 동물들은 뇌 속에 생기는 플라크인 뇌반이 줄어들었으며, 시공간 기억력과 학습 능력, 단기 기억력이 향상되었다(Vander Auwera, 2005/Costantini, 2008).

전통적인 케톤 생성 다이어트에서는 지방을 케톤으로 변환하는 간을 자극하기 위해 탄수화물 섭취량을 아주 낮게 한다 (총 칼로리의 2% 정도). 일반적으로 하루에 섭취하는 칼로리의 60% 정도는 탄수화물이다. 이 수치가 겨우 2%로 떨어지면,

에너지를 생산하는 다른 영양소인 지방이나 단백질이 그 공백을 메워야 한다. 케톤 생성 다이어트에서 지방은 탄수화물을 대신해 케톤 생산에 필요한 기초 재료로 쓰인다. 이 식이요법이 알츠하이머병을 비롯한 각종 신경퇴행성 질환 치료에 놀라운 가능성이 있다고 해도, 80% 내지 90%의 지방으로 이루어진 음식을 만들어 먹는 것은 결코 만만치 않은 일이다.

다행히 음식 속의 탄수화물 함량이나 혈당 수치에 상관없이 체내에서 케톤으로 바뀌는 지방이 있는데, 중사슬 트리글리세리드(MCT)가 그것이다. 우리 몸에 들어온 MCT의 일부는 함께 먹은 다른 음식에 상관없이 케톤으로 변환된다. 따라서 MCT만 충분히 첨가하면 거의 모든 식이요법이 케톤 생성 다이어트로 바뀔 수 있다. 현재 간질 치료에 쓰이는 케톤 생성 다이어트는 음식에 MCT를 넣어 지방 함량을 낮추고 단백질과 탄수화물의 허용 함량을 늘림으로써 음식에 대한 거부감을 대폭 줄인다.

MCT가 함유된 음식은 알츠하이머병과 싸울 새로운 무기를 제공함으로써 뇌에 긍정적인 영향을 준다. 알츠하이머병 환자를 대상으로 한 실험에서 MCT는 현재 의학계에 알려진 그 어떤 치료제보다도 좋은 결과를 보여 주었다.

예컨대 알츠하이머병 환자들에게 MCT가 함유된 음료와 일반 음료를 먹이는 실험이 있었다. 환자들이 음료를 마시고 90분이 지났을 때 인지 능력 검사를 해보니, MCT를 섭취한 환자들은 그러지 않은 환자들보다 검사 성적이 월등히 좋았다 (Reger, 2004).

이 실험의 놀라운 점은 MCT 음료를 〈한 번〉 마신 뒤에 인지 기능이 눈에 띄게 개선되었다는 사실이다. 지금껏 그 어떤 알츠하이머병 약이나 치료법도 이런 놀라운 결과에 근접하지 못했기 때문이다.

코코넛 오일은 알츠하이머병을 비롯한 각종 신경퇴행성 장애 연구와 간질 치료에 사용되는 MCT의 원천이다. 코코넛 오일을 한두 숟가락 정도(15밀리리터에서 30밀리리터)만 섭취해도 혈중 케톤 수치가 치료 수준으로 올라간다. 케톤은 에너지 생산에 소모되기 때문에, 높아진 케톤 수치를 유지하려면 코코넛 오일을 하루에 세 번씩 이 정도 분량을 먹어야 한다.

코코넛 오일이 들어간 음식을 먹으면 뇌 건강이 놀랍도록 개선되지만, 코코넛 오일만 먹는 것은 완벽한 해법이 아니다. 음식은 뇌 건강에 영향을 끼친다. 무엇을 먹느냐에 따라 코코넛 오일 치료법의 효과가 증진될 수도 있고 방해 받을 수도 있다. 그래서 똑같이 음식에 코코넛 오일을 넣어 먹어도 어떤 환자는 큰 효과를 보는 반면 어떤 환자는 개선 효과가 미미하다.

체중 감량 전문가나 패션 잡지에서 추천하는 전형적인 〈건강〉 식이요법이 반드시 뇌에 좋은 식이요법은 아니다. 뇌 건강을 증진시키는 치료 목적의 식이요법이 필요하다.

적절한 식이요법과 코코넛 오일 섭취를 병행하면 알츠하

이머병 환자의 돌연사를 막고 건강을 크게 증진시킬 수 있다. 알츠하이머병의 악화는 거의 모든 단계에서 막을 수 있지만, 초기 단계나 중간 단계가 가장 효과적이다. 내가 쓴 책인 『지금 알츠하이머병을 끝내자!*Stop Alzheimer's Now!*』에는 뇌 건강에 좋은 식이요법과 코코넛 오일 섭취를 병행하여 알츠하이머병을 성공적으로 물리치는 요령이 상세히 실려 있다. 거기 소개된 프로그램을 잘 따르면 파킨슨병과 다발성 경화증을 비롯한 각종 신경퇴행성 장애뿐만 아니라 거의 모든 종류의 치매 치료에 효과를 볼 것이다. 이 방법은 간질이나 자폐증 같은 발달 장애 치료에도 도움이 된다. 어린이를 위한 프로그램은 조금 다른데, 앞서 소개한 책에 이어지는 『지금 자폐증을 끝내자!*Stop Autism Now!*』에 상세히 나와 있다.

알츠하이머병은 비단 노인만의 문제가 아니다. 누가 그 병에 걸릴지는 아무도 모른다. 우리 모두가 위험하다. 알츠하이머병은 어느 날 갑자기 발생하지 않는다. 첫 증상이 나타나고 수십 년 뒤에 시작되는 점진적인 질병이다. 훗날 알츠하이머병으로 발전하는 증상은 십대 시절이나 그 이전에 일찍 나타날 수도 있다. 사람이 나이가 들면 뇌세포가 죽는 속도가 점점 빨라진다. 하지만 사라진 뉴런을 보충하는 자연적인 뇌 기능 때문에 문제가 드러나지 않다가 결국 남은 뇌세포가 너무 부족해서 정상적인 뇌 활동이 불가능해진다. 증세가 확연히 나타날 때쯤에는 기억을 담당하는 뇌세포의 70% 정도가 이미 파괴되어 있다. 그런 증상이 나타나길 기다리지 말고 지금부터 대비해야 한다. 신경퇴행성 질환에는 백 번의 치료보다 한 번의 예방이 더 낫다. 알츠하이머병이 우리의 삶을 송두리째 앗아 가기 전에 얼마든지 예방할 수 있다. 날마다 코코넛 오일을 먹으면 이런 질병이 닥치는 것을 막을 수 있다.

## 코코넛 오일은 최고의 건강 식품이다

코코넛 오일은 전 세계 수많은 문화권에서 지난 수 세기 동안 음식과 약으로 쓰여 왔다. 코코넛 오일을 넣은 온갖 전통 약제들은 화상과 변비, 임질, 감기를 비롯한 광범위한 질병 치료에 사용된다. 이제 현대 의학도 다양한 질병을 이겨 내는 코코넛 오일의 효능을 확인하고 있다. 지난 수십 년간 이루어진 연구들은 코코넛 오일에 함유된 중사슬 지방산이 여타 기름들의 지방산과 다르게 소화되고 대사된다는 사실을 입증했다. 이런 차이 덕분에 코코넛 오일은 다른 기름에서 얻을 수 없는 다양한 효능을 보여 준다.

코코넛 오일에 들어 있는 중사슬 트리글리세리드는 췌장 효소나 담즙이 없어도 체내에서 쉽게 소화된다. 이런 특징 때문에 코코넛 오일은 유아와 낭포성 섬유증 환자, 소화 장애로 고생하는 사람들, 담낭 질환 환자와 담낭 제거 수술을 받은 사람들 모두에게 이상적인 기름이다.

코코넛 오일은 인체의 효소 체계를 혹사하지 않고도 빠르고 쉽게 영양을 공급하기 때문에 영양실조 치료에 권장된다. 또한 무기질(특히 칼슘과 마그네슘), 비타민B, 지용성 비타민 (A, D, E, K, 베타-카로틴)뿐만 아니라 일부 아미노산 흡수도 촉진한다. 코코넛 오일에 함유된 MCFA는 우리 몸에 들어오면 체지방을 만들지 않고 에너지를 생산한다. 코코넛 오일은 신진대사를 촉진해 에너지를 늘리고 갑상선 기능을 개선함으로써 쓸데없는 체지방 감소에 기여한다. 이런 이유로 코코넛 오일은 세상에 하나뿐인 저칼로리 지방이라는 명성을 얻었다. 그래서 학자들은 비만 예방과 치료의 수단으로 이 기름을 추천한다.

코코넛 오일은 심장을 건강하게 해준다. 혈중 콜레스테롤에 나쁜 영향을 끼치지 않고, 혈전 생성을 야기하는 혈소판 점성을 촉진하지도 않으며, 동맥 침전물로 쌓이지도 않는다. 또한 소염, 항균, 항산화 특성이 있어서 동맥경화와 심장병을 예방해 준다. 코코넛 오일을 많이 먹는 사람들은 심장병 발병률이 매우 낮다. 심지어 주로 코코넛 오일을 통해 하루 칼로리 섭취량의 50%를 포화지방으로 충당하는 사람들도 마찬가지이다.

강력한 항미생물 성질을 지닌 MCFA는 각종 병원성 박테리아와 바이러스, 곰팡이균, 기생충을 죽이지만, 몸에 좋은 장내 박테리아에게 해를 끼치거나 항생제 저항성을 유발하지는 않는다. 코코넛 오일은 독감이나 칸디다증 같은 흔한 전염병뿐만 아니라 에이즈처럼 훨씬 심각한 질병으로 고생하는 사람들에게도 큰 도움을 줄 수 있다.

자유 라디칼 생성을 억제하고 면역력을 강화해 주는 코코넛 오일은 각종 질환의 예방이나 치료에 효과적이며, 이 책에서 거론하지 않은 수많은 질병에도 효능을 발휘할 수 있다. 의학 연구자들과 건강 관리 전문가들은 지금도 코코넛 오일의 새로운 효능을 끊임없이 발견하고 있다.

여러 연구에서 밝혀졌다시피 코코넛 오일은 심장과 간, 신장, 전립선, 소화관을 질병으로부터 보호하고, 뼈와 치아를 튼튼하게 하고, 살이 빠지게 해주고, 피부와 모발 건강을 증진시키고, 당뇨병의 증상을 완화해 주며, 심지어 알츠하이머병이나 파킨슨병 같은 온갖 신경 장애를 유발하는 뇌 손상도 막아 준다. 실로 놀라운 건강 식품이다! 그 어떤 음식, 그 어떤 기름도 이런 코코넛 오일의 효능에 필적하지 못한다. 앞으로 연구가 계속 진행되면 이 신비로운 자연의 선물이 지닌 또 다른 장점과 용도가 밝혀질 것이다.

이런 수많은 특징과 효능이 각종 의학 학술지와 식품영양 잡지를 통해 세상에 알려졌지만, 놀랍게도 일부 몰지각한 사람들은 여전히 코코넛 오일이 몸에 해로운 음식이라고 비난한다. 부디 의사와 영양학사, 일반 대중 모두가 이 책에 실린 정보를 통해 코코넛 오일의 치유 기적을 깨닫게 되길 바란다.

# 코코넛 오일 하나로 온갖 질병이 호전됐다는 사실이 믿기지 않아요

지난 몇 달 동안 저는 심각한 불면증에 시달렸습니다. 잠이 안 온다고 수면제를 먹기는 싫지만, 상태가 너무 악화돼서 어쩔 수 없이 의사에게 처방을 받았죠. 하지만 약을 먹는 동안에도 (겨우 두세 번 복용했어요) 밤에 자는 시간이 고작 두 시간에서 네 시간밖에 늘지 않았고, 이튿날에는 상태가 훨씬 더 나빠져서 결국 수면제로 문제를 해결하는 건 포기했습니다. 그런데 코코넛 오일을 먹기 시작하면서부터는 꼬박 여덟 시간을 잡니다. 게다가 관절염 때문에 아팠던 손과 등, 무릎도 이제는 통증이 거의 없어요. 아직도 이따금 오른손 새끼손가락 마디가 욱신거리기는 하지만, 아마 그건 석회화 때문일 겁니다.

이런 글을 쓰는 제 자신이 바보 같습니다. 왜냐하면 코코넛 즙과 코코넛 오일을 먹은 것만으로 그간 저를 괴롭힌 온갖 질병이 믿을 수 없을 만큼 호전됐다는 사실이 믿어지지 않거든요. 어쩐지 예전처럼 도로 병들 것만 같아요. 코코넛 오일 덕분에 생긴 또 한 가지 변화는, 성격이 변한 게 아닌가 싶을 만큼 오래전부터 지속된 만성적인 짜증이 사라졌다는 겁니다. 이 모든 것이 코코넛 오일 덕분이라고 생각합니다. 그것 말고는 제 삶에서 달라진 게 없으니까요.

레아 L.

# 8

식습관이
건강을 좌우한다

코코넛 오일을 주기적으로 사용하면 우리의 삶에 극적인 변화가 찾아올 수 있다. 과체중인 사람은 과도한 체지방을 줄일 수 있다. 소화계 질환을 앓는 사람은 속이 편해질 것이다. 코코넛 오일을 사용하면 외모와 기분이 젊어지고 활력이 넘치며, 심장병이나 암 같은 수많은 퇴행성 질환과 각종 감염으로부터 자유로워진다.

기존의 생활방식을 무리하게 바꾸지 않고도 코코넛 오일의 효능을 얼마든지 만끽할 수 있다. 간단히 세 가지만 지키면 코코넛을 우리 삶의 일부로 만들 수 있다. (1)요리할 때 코코넛 오일을 사용하고 다른 식물성 기름은 음식에 넣지 않는다. (2)코코넛이나 코코넛 제품을 끼니때마다 꼬박꼬박 먹는다. (3)코코넛 오일을 피부와 모발에 발라 그 치유 효능을 직접적으로 받아들인다. 이번 상에서는 코코넛 오일과 코코넛 제품을 일상생활에 접목하는 요령을 알려 줄 것이다. 다음 장에는 코코넛이나 코코넛 오일을 넣어 여러 가지 맛있는 요리를 만드는 법이 소개된다. 이런 요리를 먹으면 건강과 미용에 큰 효과가 있다. 하지만 우선 어떤 제품에 코코넛 오일이 많이 들어 있는지, 코코넛 오일의 치유 효능을 100% 누리려면 정확히 얼마나 사용해야 하는지 알아야 한다.

## 열대 오일 제품

MCFA의 놀라운 효능을 경험하려면 MCFA가 들어 있는 식품을 먹어야 한다. MCFA를 제대로 섭취할 수 있는 식품은 가공하지 않은 우유와 버터, 그리고 함량이 가장 높은 야자씨와 코코넛뿐이다. 우유에 함유된 유지방에는 소량의 MCFA가 들어 있지만, 요즘은 우유와 낙농제품 대부분이 저지방이거나 무지방이어서 이런 몸에 좋은 지방산을 제대로 공급하지 못한다. 버터의 MCFA 함량은 고작 6% 정도이다. MCFA가 더 많이 함유된 식품은 열대 오일이다. 야자씨 기름에는 MCFA가 54% 정도 들어 있지만, 이 기름은 시중에 판매되는 몇몇 조리 음식의 성분 표시에서만 찾아볼 수 있다. 대개 일반인에게는 따로 팔지 않는다. 코코넛 오일에는 MCFA가 63% 함유되어 있으며, 신선한 코코넛이나 말린 코코넛 과육은 33%가 지방이다. 코코넛 즙은 지방이 17%에서 24%이다. 따라서 코코넛 과육, 코코넛 오일, 코코넛 즙 같은 코코넛 제품들이 MCFA가 가장 풍부한 식품이고, 현재 가장 쉽게 구할 수 있다.

## 필수 지방산

각병에 걸리지 않고 건강하게 살려면 몸에 필요한 영양소를 빠짐없이 섭취해야 한다. 지방은 중요한 양양소이며, 필수 지방산(EFA)은 건강의 필수 요소이다. 일부 지방산이 〈필수〉로 분류되는 것은 인체가 다른 영양소로 그런 지방산을 만들어 내지 못하기 때문이다. 따라서 음식을 통해 섭취해야 한다. 기본적인 필수 지방산 두 가지는 오메가-6 지방산(리놀레산)과 오메가-3 지방산(알파-리놀레산)이다. 코코넛 오일에 함유된 중사슬 지방산도 이들 못지않게 중요하며, 경우에 따라서는 필수적인 지방산이다. 특정 상황에서는 다른 필수 지방산만큼 중요한 기능을 하기 때문이다.

EFA는 대다수 식물성 기름에 들어 있지만, 정제 및 가공 과정에서 손상되거나 자유 라디칼에 파괴되는 일이 허다하다. 따라서 일반적인 방식으로 제조한 식물성 기름은 EFA 공급원으로 좋지 않다. 더구나 마가린이나 쇼트닝 같은 경화유에 함유된 트랜스지방은 인체가 EFA를 활용하지 못하게 하거나 방해한다. 이 때문에 기존 공법으로 만든 식물성 기름과 경화유를 먹으면 EFA가 부족해질 수 있다.

우리 몸에 필요한 EFA는 정제하지 않은 냉압식 식물성 기름이나 식품 보조제 등의 제품을 통해 직접 얻을 수 있다. 반면 코코넛 오일에는 그런 지방산의 함량이 매우 낮다(불과 2%). 하지만 날마다 음식에 코코넛 오일을 넣어 먹으면 MCFA가 필수 지방산과 시너지 효과를 일으켜 우리 몸이 이런 지방을 더욱 잘 활용하게 된다. 코코넛 오일이 풍부한 음식은 필수 지방산의 효율성을 100%까지 끌어올릴 수 있다(Gerster, 1998). 그뿐만 아니라 코코넛 오일의 항산화 기능은 체내에서 일어나는 해로운 산화 작용으로부터 EFA를 보호해 준다.

세계보건기구(WHO)는 하루 칼로리 섭취량의 3% 정도를 필수 지방산으로 충당하라고 권고한다. MCFA의 섭취량 하한선은 따로 정해져 있지 않지만, 유아의 경우 총 칼로리의 5%에서 10%가량을 MCFA로 섭취해야 한다고 알려져 있다. 그리고 태평양 섬 주민들은 총 칼로리의 50%를 코코넛 오일로 섭취해도 아무 문제가 없고 오히려 더 건강하다고 한다. 따라서 최적의 건강 수준을 유지하려면 EFA를 소량 섭취하면서 MCFA를 많이 섭취해야 할 것이다.

## 열대 오일

코코넛 오일과 야자유, 야자씨 기름이 열대 오일로 불리는 것들이다. 코코넛 오일은 코코야자의 씨나 인에서 추출한다. 야자유와 야자씨 기름은 기름야자에서 나온다. 야자열매는 크기가 작은 자두만하고 속에 희고 통통한 씨가 들어 있다. 모양은 작은 코코넛처럼 생겼고, 껍질이 씨를 에워싸고 있다. 증기로 찌거나 가열하거나 압착하는 방식으로 씨를 에워싼 과육이나 껍질에서 야자유를 추출한다. 야자씨 기름도 코코넛 오일처럼 씨 속에 들어 있는 하얀 인에서 뽑아내기 때문에 순백색을 띤다. 야자씨 기름은 코코넛 오일과 거의 동일하지만 MCFA 함량이 조금 적다. 이 기름만 따로 파는 경우는 드물고, 대개 제조 식품의 성분으로 쓰인다.

코코넛 오일이나 야자씨 기름과 달리 야자유는 MCFA가 아주 조금밖에 들어 있지 않다. 정제하지 않은 버진 야자유는 진홍색을 띠는데, 야자에 함유된 다량의 베타-카로틴과 각종 카로티노이드 때문이다. 카로티노이드가 함유된 과일과 채소는 노란색, 주황색, 빨간색을 띤다. 이 불그레한 색깔 때문에 버진 야자유는 적색 야자유라고 불린다. 적색 야자유를 정제하면 외형적 특징이 거의 사라져 연한 노란색으로 바뀐다. 구이 요리나 포장 식품에 많이 쓰이는 정제 야자유는 식물성 경화유를 대체할 수 있는 건강한 기름이다.

모든 열대 오일은 요리용 기름으로 좋다. 열에 강한 포화지방의 함량이 상대적으로 높아서 지지거나 볶아도 안전하다. 포화지방이 많은 이런 기름은 유통기한도 길다. 고도불포화 식물성 기름은 소비자가 구매하기도 전에 이미 매장에서 산패가 진행되지만, 열대 오일은 1년에서 3년가량 보관해도 상하지 않는다. 우리 집 찬장에 있는 적색 야자유는 구입한 지 2년도 넘었지만 처음 샀을 때와 다름없이 맛이 좋다. 산패의 징후는 전혀 없다. 물론 기름의 품질과 유통기한은 제조 회사의 공정 및 관리 방식에 좌우된다. 일부 저질 기름은 불과 몇 달 만에 상하기도 한다. 따라서 여러 브랜드를 살펴보고 선택하는 것이 좋다.

야자유, 특히 적색 야자유는 코코넛 오일이나 야자씨 기름의 효능과 다른 장점이 많다. 야자유의 효능을 더 자세히 알고 싶다면 나의 책 『야자유의 기적The Palm Oil Miracle』을 일독하길 강력 추천한다. 트랜스지방이 없고 수소를 첨가하지 않은 야자유 쇼트닝도 있는데, 이 기름을 사용하면 대두 경화유나 기존의 쇼트닝을 대체할 수 있다. 야자유와 코코넛 오일은 건강 식품 매장과 수입 식품 전문점을 비롯해 인터넷에서도 구입할 수 있다. 최근 몇 년 사이에 코코넛 오일의 인기가 워낙 높아져서 요즘은 대형 마트의 식료품 코너에서도 판매되고 있다.

## 어떤 코코넛 오일을 먹을까

코코넛은 지방 함량이 높기 때문에(33%) 비교적 간단하게 기름을 뽑아낼 수 있으며, 이렇게 짜낸 식물성 기름은 수천 년 전부터 열대 지방 사람들의 주식이었다. 예로부터 이 기름은 신선한 코코넛이나 말린 코코넛을 끓이거나 발효시켜 추출한다. 물에 넣고 끓이면 과육에서 분리된 기름이 수면에 떠서 쉽게 퍼낼 수 있다. 발효는 기름과 물을 자연적으로 분리시키는 방법이다. 과육을 짜면 코코넛 밀크라고 불리는 즙이 나오는데, 이 즙을 24시간에서 36시간 동안 놓아 두면 기름과 물이 분리된다. 이 기름을 걸어 내서 잠깐 동안 살짝 가열하면 수분이 모두 증발한다. 코코넛 오일은 비교적 높은 온도에서도 매우 안정적이기 때문에 이 정도 가열은 해롭지 않다.

코코넛 오일을 생산하는 다양한 가공 방식들은 최종 제품의 품질과 외형, 맛, 향기에 영향을 끼친다. 코코넛 오일의 종류는 크게 두 가지로 나뉜다. 〈정제하고, 표백하고, 탈취한 기름(RBD)〉과 〈버진 오일〉. 두 기름은 제조 과정의 복잡성에 차이가 있다. 〈버진virgin〉이라는 말은 그 기름을 덜 복잡한 제조 공정으로, 즉 낮은 온도에서 화학물질 첨가 없이 생산했다는 뜻이다.

RBD 오일은 코프라라고 부르는 말린 코코넛으로 만드는 것이 보통인데, 코프라는 코코넛을 햇볕에 말리거나, 훈연하거나, 가마에 넣고 가열하거나, 혹은 세 방식을 조합해서 만든다. 코프라로 만든 코코넛 오일은 대부분 화장품이나 식품 제조에 쓰인다. 이 기름은 고온으로 가열해서 만들고 간혹 화학적 용매를 넣기도 하지만, 코코넛 오일에 함유된 지방산은 정제 과정에서 손상되지 않기 때문에 이런 기름도 몸에 좋은 식품으로 간주된다. RBD 오일은 대개 색깔과 맛, 냄새가 없다. 그래서 요리의 맛을 변화시키거나 피부에 발랐을 때 냄새가 나지 않아 요리와 피부 관리에 이런 기름을 선호하는 사람이 많다.

진짜 버진 코코넛 오일은 코프라 대신 신선한 코코넛으로 만든다. 이 기름을 추출하는 방식은 끓이기, 발효, 냉장, 기계식 압착, 원심분리 등 다양하다. 고온으로 가열하거나 화학적 용매를 넣지 않기 때문에, 자연적으로 발생하는 피토케미컬(식물성 화학물질)이 계속 남아서 코코넛 특유의 맛과 냄새가 유지된다.

신선한 코코넛으로 만든 버진 코코넛 오일은 고체일 때는 순백색이고 액체일 때는 물처럼 맑고 투명하다. 코프라로 만든 RBD 오일은 대개 연한 노란색을 띠지만, 버진 코코넛 오일처럼 투명하고 하얀 것도 있다. 따라서 육안으로는 둘의 차이를 알기가 쉽지 않다. 이들을 구분해 주는 것은 냄새와 맛이다. RBD 오일은 냄새와 맛이 없다. 반면 버진 오일은 코코넛 특유의 맛과 향이 난다.

RBD 오일보다 고급 제품으로 간주되는 버진 코코넛 오일 제품 라벨에는 항상 〈버진〉이라는 단어가 적혀 있다. 버진 코코넛 오일 아닌 RBD 오일은 이 단어를 사용하지 않는다. 대개 〈착유기로 짜낸 기름Expeller-Pressed〉이나 〈천연 기름Pure〉 같은 문구가 라벨에 적혀 있다.

일부 제조사들은 신선한 코코넛 대신 햇볕에 말린 코프라로 만든 부분 정제 코코넛 오일 라벨에 〈버진〉이라는 단어를 넣어 더 비싸게 판다. 이런 코코넛 오일은 노르스름한 색을 띨 것이다. 맛과 냄새도 진해서 종종 역한 느낌을 주기도 한다. 대부분의 RBD 오일보다는 정제 과정이 간단하다고 해도 정제한 코프라 오일보다 더 순수한 기름은 아니다. 실제로는 품질이 더 떨어진다. 코프라를 만들려고 코코넛을 야외에서 건조시키면 대개 곰팡이가 피고 냄새가 나게 마련이다. 부분 정제로는 불순물과 냄새를 완전히 제거할 수 없다. 이런 기름은 흔히 아시아 시장에서 요리용 기름으로 팔린다. 대부분의 건강 식품 매장에서는 품질이 더 나은 제품을 판매한다. 아무리 정제 과정을 거쳤다 해도 코코넛 오일이 다른 식물성 기름보다는 훨씬 몸에 좋다는 점을 명심해야 한다(경화 코코넛 오일은 예외). 경화 코코넛 오일은 일반인에게 따로 판매되지 않는다. 제조 식품의 성분으로만 쓰인다. 제품 성분 표시를 읽어 보면 제조 사가 일반 코코넛 오일을 사용했는지 경화 코코넛 오일을 사용 했는지 알 수 있다.

시중에 판매되는 코코넛 오일은 용기 크기가 다양하다. 대 부분 500ml 이하인데, 나는 한 번에 몇 리터씩 구입한다. 종종 사람들이 내게 어떤 종류의 코코넛 오일을 써야 하는지, 어떤 브랜드가 좋은지 묻는다. 내 대답은 간단하다. 맛을 봐서 좋다 싶으면 사라고 한다. 특정 제품의 맛이 못마땅하면 다른 제품 을 써보라고 한다. 코코넛 오일의 맛은 제품마다 천차만별이 다. 코코넛 오일을 자주 쓸 사람은 자기한테 맞는 것을 사야 한 다. 어떤 사람들은 코코넛 오일을 음식에 넣으면 맛이 이상해 진다며 싫어한다. 그런 사람들에게는 아무 맛도 없는 제품을 써볼 것을 권한다. 개인적으로 나는 코코넛의 맛을 좋아하며, 버진 코코넛 오일의 미묘한 맛과 향을 사랑한다. 다른 종류의 코코넛 오일보다는 조금 비싸지만, 그만한 가치가 있다. 일부 제품은 맛이 진하다. 나는 상관없지만, 어떤 사람들에게는 부 담스러울 수도 있다.

## 코코넛 오일은 얼마나 먹을까

최적의 효과를 얻기 위해 코코넛 오일을 음식에 얼마나 넣을지는 사람에 따라 달라진다. 하지만 유아의 양분 공급과 건강 유지에 효과적이라고 알려진 모유의 MCFA 함량을 기준으로 성인에게 필요한 코코넛 오일의 적정량을 추정할 수는 있다. 평균 체구의 성인 한 사람이 하루에 코코넛 오일을 3½ 숟가락(50그램) 먹으면 젖먹이가 섭취하는 MCFA의 함량비와 비슷할 것이다. 또한 코코넛 즙 300그램이나 코코넛 과육 150그램(코코넛 반 개 정도)을 먹어도 그만큼의 MCFA를 섭취할 수 있다.

## 제품별 하루 섭취량

건강을 증진시켜 주는 적정량의 중사슬 지방산은 다양한 코코넛 제품을 통해 섭취할 수 있다. 아래 열거하는 제품별 섭취량에는 동일한 분량의 MCFA가 함유되어 있다.

순수한 코코넛 오일 3½숟가락
신선한 코코넛 과육 150그램(코코넛 반 개 정도)
말린 코코넛 플레이크 1컵(80그램)
코코넛 즙 300그램

여러 연구에서 밝혀졌듯이 코코넛 섭취량에 따라 MCFA의 항균 효과가 증가하므로, 질병과 싸우는 지방산이 우리 몸에 많을수록 방어력도 커진다. 코코넛 오일을 많이 먹으면 그만큼 효능도 증가하는데, 질병 예방을 비롯해 소화와 양분 흡수를 촉진하고 심장병을 막아 주는 등등 셀 수 없이 많다.

코코넛 오일이 기본적으로 사람에게 무해하다는 사실은 각종 실험에서 밝혀졌다. 또한 많은 사람들이 대량으로 섭취하는 콩기름보다 안전한 기름으로 인정받았다. 미국 식품의약국 (FDA)는 코코넛 오일을 〈일반적으로 안전한 식품〉 목록에 등재했다. 이것은 매우 권위 있는 목록이다. 엄격한 검사를 통과하고 안전한 사용 이력이 있는 식품만 GRAS에 등재될 자격을 얻는다. 태평양의 어떤 섬에서는 주민들이 코코넛 오일을 하루에 10순가락씩 대량 섭취해도 지극히 건강하다고 한다. 이는 보통 사람들이 먹는 것보다 훨씬 많은 양이다. 따라서 자신의 코코넛 오일 섭취량이 너무 많을까 봐 걱정할 필요는 없다. MCFA 섭취량이 체중 1킬로그램당 1그램까지는 안전하다는 사실이 여러 임상 실험에서 밝혀졌다. 이를 기준으로 하면, 체중이 70킬로그램인 사람은 5순가락을 먹어도 되고 90킬로그램인 사람은 6.5순가락까지 괜찮다. 어떤 사람들은 이보다 훨씬 많이 먹었는데도 아무 문제가 없었다. 최악의 상황이라고 해봐야 너무 많이 먹어서 장이 느슨해지는 바람에 자주 화장실을 들락거리게 되는 정도이나. 변비 환자에게는 오히려 좋을 수도 있다.

코코넛 오일을 처음 사용하는 몇몇 사람에게는 매우 강력

277

한 해독 효과가 나타날 수 있다. 코코넛 오일이 면역계를 자극하면, 우리 몸이 체내에 쌓인 독소와 세균을 청소하기 시작한다. 그 결과 어떤 사람들은 코코넛 오일을 바르거나 먹기 시작하면서 격렬한 해독 반응을 경험한다. 이를 치유 위기, 또는 명현 현상이라고 부르는데, 인체가 이렇게 치유되어 가는 과정에서 불쾌한 증상이 더러 발생할 수 있기 때문이다. 몇 가지만 예를 들면, 피부 발진, 메스꺼움, 구토, 축농증, 설사, 피로감 등이 있다. 대개는 이중 일부만 나타난다. 세상에 똑같은 사람이 없듯 증상도 사람마다 다르다. 인체가 몸속을 청소할 기운이 생겨 독소를 모두 제거하려 하기 때문에 그런 증상들이 나타난다. 이런 과정은 저절로 끝날 때까지 내버려 둬야 한다. 몸속에 쌓인 독소의 양에 따라 증상이 하루나 일주일, 또는 몇 주 동안 지속될 수 있다. 해독 작용을 촉진하려면 코코넛 오일을 날마다 먹어야 한다. 도중에 중단하거나 증상을 견디기 어려워 약을 복용하면, 청소 작용이 멈추고 몸속에 독소가 남게 된다. 이런 치유 위기는 좋은 현상이다. 우리 몸이 치유되고 있다는 뜻이기 때문이다. 증상이 사라지고 나면 몸이 더 건강하고 깨끗해져 기분도 훨씬 좋아진다. 처음 그런 증상을 겪을 때는 감기에 걸렸거나 혹은 코코넛 오일 알레르기가 있는 건가 싶을 것이다. 괜한 걱정이다. 코코넛 오일은 감기를 비롯한 각종 질병으로부터 우리를 지켜 준다. 그리고 저자극성 물질이라 코코넛 알레르기가 있는 사람은 극히 드물다. 오히려 매우 안전해서 다양한 알레르기로 고생하는 환자들에게 적극 권장하는 음식이다. 대부분의 사람들은 처음 코코넛 오일을 사용할 때 격렬한 해독 반응을 겪지 않지만, 설령 그런 증상이 나타나도 이제는 걱정할 필요가 없을 것이다.

내가 생각하는 권장량은 성인의 경우 하루에 코코넛 오일 2숟가락에서 4숟가락이다. 요리할 때 넣어 먹고, 가끔 숟가락으로 떠먹고, 피부에 직접 바르다 보면 그 정도 분량은 금방 쓴다. 코코넛 오일을 요리에 넣어 먹는 것이 하루 섭취량을 채우기에 가장 좋은 방법이다.

## 코코넛 오일은 어떻게 먹을까

현재 쓰고 있는 식용유를 코코넛 오일로 대체하는 것은 총 지방 섭취량을 늘리지 않고 음식에 MCFA를 추가하는 쉬운 첫걸음이다. 이제 마가린과 쇼트닝, 식물성 경화유는 모두 치워 버려라. 올리브기름과 버터는 괜찮지만, 가능한 한 코코넛 오일을 쓰는 게 좋다. 내가 9장에 소개하는 많은 요리법들을 보고 시작하면 된다. 코코넛 오일은 기본적으로 포화지방이기 때문에, 가열해서 요리해도 다른 식물성 기름처럼 자유 라디칼 수프가 생기지 않는다. 따라서 불에 익혀도 해롭지 않다는 생각에 안심하고 먹을 수 있다. 현재까지 발표된 모든 연구 결과를 종합해 보면, 코코넛 오일은 우리 몸에 가장 좋은 만능 기름이라고 봐도 무방하다.

코코넛 오일은 섭씨 24도쯤에서 녹으면 투명한 액체로 바뀌는데, 이 상태에서는 여느 식물성 기름과 비슷해 보인다. 하지만 24도 밑에서는 굳어져서 크림처럼 하얀색을 띤다. 적당한 실온에서는 질감이 버터처럼 부드러워 코코넛 버터라고 불리기도 하는데, 버터나 마가린 대신 코코넛 오일을 빵에 발라 먹어도 된다. 향이 순해서 발라 먹기 좋은 코코넛 스프레드도 시중에 판매되고 있다. 버터 맛을 좋아하는 사람은 코코넛 오일과 버터를 반반씩 섞어 더욱 맛있는 스프레드를 만들 수도 있다. 실온에서는 코코넛 오일이 버터 같은 질감이기 때문에 샐러드드레싱에는 잘 쓰이지 않는다. 차게 해서 쓰거나 실온에서 쓰기에 좋은 기름인 올리브기름이 차가운 샐러드에는 더 낫다. 나는 종종 올리브기름과 코코넛 오일을 섞은 기름으로 샐러드를 만든다. 올리브기름과 섞인 코코넛 오일은 샐러드에 부어도 액체 상태를 유지한다.

코코넛 오일은 발연점이 섭씨 180도 정도로 비교적 높은 편이며, 따라서 요리할 때 가스레인지의 온도를 그 이하로 두는 것이 좋다. 이 정도 온도면 거의 모든 요리를 할 수 있고, 채소 볶음도 괜찮다. 가스레인지에 온도 표시기가 없어도 기름에서 연기가 나는 것을 보면 발연점을 넘었다는 것을 알 수 있다. 코코넛 오일을 이용해 각종 빵을 오븐에서 구울 때는 온도를 180도 이상 높여도 된다. 빵 반죽의 수분 덕분에 빵 속의 온도는 100도 이하로 유지되기 때문이다.

특별한 교육이나 조리법 없이도 얼마든지 코코넛 오일을 활용할 수 있다. 버터나 쇼트닝, 마가린, 다른 식물성 기름이 필요한 요리에 그냥 코코넛 오일을 넣기만 하면 된다. 시중에 판매되는 제품은 대부분 맛이 아주 순해서 어떤 요리에도 쓸 수 있다. 쿠키나 케이크, 머핀, 파이 크러스트, 팬케이크 반죽에 코코넛 오일을 넣으면 좋다. 프라이팬에 코코넛 오일을 두르고 볶음 요리를 해도 좋다. 녹은 코코넛-버터 혼합물을 양념과 버무려 버터나 크림소스 대신 쌀 요리, 파스타, 채소에 부어 먹으면 맛있다.

튀김이나 볶음에는 코코넛 오일만한 것이 없다. 다른 식물성 기름들처럼 음식에 많이 스며들지 않고 많이 튀지도 않을뿐더러, 여러 번 사용할 수 있다. 튀기거나 볶으면 대개 식물성 기름에 독성이 생기기 때문에, 나는 보통 그런 음식을 먹으라고 권하지 않는다. 하지만 코코넛 오일로 볶은 음식은 너무 센 불로 요리하지만 않으면 몸에 좋다. 항상 요리 온도를 발연점 이하로 둬야 한다. 여느 오일처럼 코코넛 오일도 과열되면 해로운 부산물이 생긴다.

차, 커피, 핫초콜릿, 따뜻한 사과술, 달걀술, 따끈하게 데운 채소 주스, 따뜻한 우유 등등 대부분의 더운 음료에도 코코넛 오일을 넣으면 맛이 좋다. 평소에 마시던 대로 음료를 준비해 코코넛 오일을 한 숟가락 정도 섞으면 된다. 음료를 따뜻하게 해야(24도 이상) 코코넛 오일이 액체 상태를 유지할 수 있다.

기름은 물보다 비중이 낮기 때문에 음료와 잘 섞지 않으면 대개 위로 떠오른다. 상관없다. 그냥 저어서 마시면 된다. 기름진 맛은 나지 않는다. 이렇게 마시는 것이 가장 빠르고 쉽게 음식으로 코코넛 오일을 섭취하는 방법 중 하나다.

코코넛 오일은 매우 안정적인 식품이라 냉장 보관할 필요가 없다. 냉장고에 넣지 않아도 최소 2-3년은 신선도가 유지된다. 서늘한 곳에 보관하면 더 오래가기 때문에 비축용 기름으로 좋다. 어떤 코코넛 오일은 15년 동안 찬장에 넣어 뒀는데도 여전히 산화되지 않아서 사용에 아무 문제가 없었다고 한다. 내가 사는 곳은 늘 서늘한 편이어서 코코넛 오일이 대개 굳어 있다. 나는 그 상태의 코코넛 오일을 더 좋아한다. 병에 담긴 코코넛 오일을 국자로 퍼내는 것보다는 칼이나 숟가락으로 떠내는 것이 더 쉽기 때문이다. 부어서 사용하면 기름이 쏟아지거나 뚝뚝 떨어지기 십상이다. 액체 기름이 필요할 때는 달궈진 프라이팬에 올리고 살짝 데우면 그만이다. 또는 냉장고에서 병째 꺼내 한 시간 정도 놔뒀다가 쓰면 된다. 코코넛 오일은 금세 녹는다.

## 코코넛과 코코넛 제품

순수한 코코넛 오일 말고 다른 음식으로 이 기름을 직접 섭취하려면 코코넛 과육이나 씨앗 속살을 먹거나 코코넛 즙을 마시면 된다. 33% 정도가 지방인 신선한 코코넛 과육 200그램을 먹으면 코코넛 오일 3½ 숟가락을 마시는 것과 같다. 코코넛 즙 300그램을 마셔도 같은 효과가 생긴다. 이런 식으로 코코넛 오일을 많이 섭취하는 것이 좋다. 코코넛 과육이나 코코넛 즙을 즐겨 먹으면 몸에 좋은 코코넛 오일의 섭취량이 늘어난다.

### 말린 코코넛과 신선한 코코넛

말린 코코넛과 신선한 코코넛 모두 소화 기능 향상에 중요한 섬유질을 많이 함유하고 있다. 말린 코코넛 플레이크 한 컵에는 섬유질 9그램이 들어 있다. 이는 대부분의 과일과 채소에 함유된 섬유질의 서너 배에 달하는 수치다. 예를 들어 브로콜리 한 컵에는 섬유질이 고작 3그램 들어 있고, 신선한 양배추 한 컵에도 겨우 2그램이 들어 있다. 식빵 한 조각의 섬유질 함량은 불과 1그램이다. 코코넛에 함유된 단백질의 함량은 콩과 당근을 비롯한 각종 채소의 단백질 함량과 맞먹는다. 또한 비타민 B1, B2, B3, B6, C, E, 엽산과 더불어 칼슘, 철, 마그네슘, 인, 칼륨, 나트륨, 아연 같은 무기질도 풍부하다.

매장에서 구입할 수 있는 코코넛은 대부분 말려서 썰어 놓은 제품이다. 코코넛을 건조시키면 수분 함량이 52%(신선한 코코넛)에서 2.5% 정도로 감소한다. 반면 지방과 영양소 함량은 말린 코코넛이나 신선한 코코넛이나 거의 똑같다. 수분 함량이 낮은 코코넛 플레이크는 몇 달 지나도 괜찮지만, 신선한 코코넛은 며칠 만에 상할 수 있다.

신선한 코코넛은 간식으로 먹어도 좋고 요리에 넣어도 좋다. 요즘에는 일반 매장에서도 쉽게 찾아볼 수 있다. 기왕 사려면 최대한 신선한 코코넛을 사야겠지만, 안타깝게도 매장에서 살 때는 얼마나 오래된 코코넛인지 알 도리가 없다. 신선한 코코넛은 몇 주도 가지만, 오래된 코코넛은 구입한 날 바로 상할 수도 있다. 일단 코코넛을 흔들어 속에 수액이 있는지 확인한다. 물소리가 안 들리면 도로 내려놓는다. 그리고 세 눈이 멀쩡하면 괜찮지만, 갈라져 있거나 물이 새거나 곰팡이가 펴 있으면 곤란하다.

껍데기를 깨기 전에 수액부터 빼내야 한다. 그러려면 세 눈 중 적어도 두 곳을 송곳으로 뚫는다. 셋 중 하나는 얇은 막에 덮여 있어서 비교적 부드럽고 뚫기가 수월하다. 쉽게 찾을 수 있을 것이다. 나머지 두 눈은 뚫기가 조금 어려워서 망치와 못이 필요할 수도 있다. 일단 구멍이 나면 액체를 컵에 따른다. 액체가 다 빠지면 이제 껍데기를 깰 차례다.

코코넛 껍데기는 매우 단단해서 깨기가 쉽지 않다. 하지만 비교적 간단하게 깨는 방법이 있다. 열대 지방 사람들은 한 손으로 코코넛을 들고 칼등으로 내리친다. 한두 번 내리치면 거의 반으로 갈라진다. 물론 한 손으로 코코넛을 들고 칼로 내리치는 것은 조금 위험할 수 있으니, 코코넛을 단단한 도마 따위에 놓고 꽉 잡은 다음 망치로 내려치는 게 좋다. 코코넛을 쉽게 깨는 요령은 몸통 중앙을 때리는 것이다. 그 부분이 가장 약한 지점이라서 거의 둘로 쪼개지게 마련이다. 망치로 몇 번만 두드리면 금세 깨질 것이다.

껍데기가 깨졌으면 하얀 과육을 긁어 낸다. 과육이 껍데기에 닿은 부분에는 갈색 섬유질 막이 덮여 있을 것이다. 감자 껍질 벗기는 도구로 그 막을 벗겨 낸다. 이제 코코넛을 맛있게 먹기만 하면 된다. 갈색 막을 굳이 벗기지 않아도 된다. 그 상태로 먹어도 괜찮다.

코코넛은 수분 함량이 높기 때문에 일단 깨뜨리면 과육과 액체는 냉장고에 넣어야 한다. 안 그러면 며칠 안에 상할 수 있다. 코코넛 오일의 놀라운 항균 기능은 인체 안에서만 효과가 발생한다. 따라서 신선한 코코넛에 들어 있는 기름은 곰팡이나 박테리아의 발생을 막지 못한다.

## 코코넛 즙

코코넛 즙도 가장 흔한 코코넛 제품 중 하나이다. 엄밀히 따지면 코코넛 즙은 자연적으로 코코넛 속에 생기는 액체가 아니다. 이 액체는 〈코코넛 수액〉이라고 부르는데, 흔히 이 액체와 즙이 혼동되곤 한다. 진짜 코코넛 즙은 코코넛 과육에서 추출해 만든 것이다. 갈은 코코넛 과육과 물을 섞어 압착한 다음 과육 찌꺼기를 제거하면 액체만 남는다. 이렇게 만든 코코넛 즙의 지방 함량은 17%에서 24% 사이이다. 지방이 20% 이상 들어 있는 코코넛 즙은 대개 코코넛 크림이라고 부른다. 지방 함량이 17% 미만인 것은 저지방 코코넛 즙이라고 불린다. 사실 이건 물로 희석한 코코넛 즙일 뿐이다.

코코넛 내부 공간에 차 있는 수액은 무색이지만 살짝 뿌옇고 단맛이 난다. 반면 코코넛 즙은 우유처럼 순백색이며, 설탕을 넣지 않으면 달지 않다. 캔에 담은 코코넛 즙은 식료품점이나 건강 식품 매장에서 구입할 수 있는데, 우유 대용으로 먹거나 다양한 요리에 쓰인다(9장의 요리법 참조). 컵에 따라 마실 수도 있고, 차갑거나 더운 시리얼에 섞어 먹어도 되고, 신선한 과일에 부어 먹어도 좋다. 코코넛 즙은 차가운 음료에 넣어 먹을 수도 있다. 과일 주스, 우유, 초콜릿 우유 등등 각종 찬 음료와 섞어 먹으면 좋다.

물론 따뜻한 음료에 넣어 먹어도 된다. 나는 코코넛 즙과 오렌지 주스를 섞어 마시는 것을 좋아하다. 코코넛 즙을 오렌지 주스에 넣으면 달콤한 크림 같은 식감이 생긴다. 오렌지 주스 1컵에 코코넛 즙을 2숟가락 내지 4숟가락 섞는다.

코코넛 즙을 이용해 과일 스무디, 코코넛 팬케이크, 클램 차우더, 부드러운 닭고기 소스를 만들 수도 있으며, 이밖에도 다양한 요리가 가능하다(9장의 요리법 참조).

미국 매장에 판매하는·코코넛 즙은 대개 14온스(약 400그램) 캔에 담겨 있다. 냉동 코코넛 즙도 있긴 하지만 드문 편이다. 요즘에는 코코넛 즙을 우유 곽에 담에서 판매하는 회사들도 많다. 이런 제품은 진짜 코코넛 즙이 아니다. 코코넛 즙 음료일 뿐이다. 기본적으로 약간의 코코넛 즙과 물을 섞어 감미료, 안정제, 식용 색소 따위의 화학물질을 첨가하기 때문이다. 코코넛 즙으로 만드는 요리에 이런 음료를 대신 쓰면 안 된다.

## 피부와 모발에는 어떻게 바르나

코코넛 오일을 피부에 바르면 마술 같은 변화가 생긴다. 코코넛 오일 먹기를 망설이는 사람을 만날 때마다 나는 우선 피부에 발라 보고 어떻게 달라지는지 지켜보라고 권한다. 일단 코코넛 오일을 사용하고 그 효과를 목격한 사람들은 금세 열렬한 추종자가 되어 스스로 알아서 음식에 넣어 먹는다. 스킨 로션 대용으로 사용할 생각이라면 식용 코코넛 오일을 쓰는 게 좋다. 기름은 피부를 통해 몸속으로 쉽게 흡수된다. 먹는 것과 다를 바 없다. 따라서 먹지 않을 생각이라면 피부에도 바르지 말아야 한다.

기름은 피부에 쉽게 흡수되기 때문에 코코넛 오일을 피부에 바르면 먹는 것과 같은 효과가 있다. 유일한 문제는 살결과 피부 두께에 따라 흡수량이 달라져서 실제로 얼마나 흡수됐는지 알 길이 없다는 점이다. 게다가 특정 부위에 너무 많이 바르면 흡수되지 않고 피부 표면에 남은 기름이 쉽게 씻겨 나간다. 따라서 코코넛 오일을 스킨 로션이나 모발 보호제로만 쓰면 하루에 필요한 흡수량이 부족할 수 있다. 코코넛 오일로 만든 요리와 코코넛 제품을 먹는 것도 피부와 모발에 윤기를 줄 수 있다. 하지만 특정 미용 효과를 원한다면 피부와 모발에 직접 바르는 게 좋다.

비누와 물로 몸을 닦으면 피부를 보호하는 화학적 방벽이 씻겨 나가 피부가 병원성 세균에 취약해진다. 코코넛 오일을 몸에 바르면 이 방벽이 금세 재생된다. 더불어 피부를 부드럽고 윤기 있게 해준다. 나는 코코넛 오일을 몸 전체에 얇게 바를 것을 권한다. 너무 많이 바르면 피부 표면에 남은 기름이 옷에 묻어 씻겨 나가기 때문이다. 코코넛 오일 마사지도 좋은 방법이다. 피부가 유난히 건조하거나, 빨갛거나, 염증이 있거나, 베였거나, 멍들었을 경우 그 부위를 집중적으로 마사지하면 흡수량이 증가하고 치유 속도도 빨라진다. 발바닥과 발가락 사이사이에 코코넛 오일을 바르고 마사지하면 무좀을 예방하고 심지어 치료할 수도 있다. 대개 사람들은 발을 혹사하면서도 크게 신경 쓰지 않기 때문에 발바닥이 건조해지고, 갈라지고, 무좀이 생기기 쉽다. 코코넛 오일을 발라본 사람들은 놀랍도록 달라진 발의 상태와 느낌에 감탄하곤 한다.

코코넛 오일을 두피에 바르고 마사지하면 비듬 제거와 모발 상태 개선에 효과가 있다. 우선 두피에 코코넛 오일을 바르고 두피와 모발에 기름이 충분히 스며들 때까지 최소 15분 동안 기다린다. 시간은 길수록 좋다. 그런 다음 씻어 낸다. 샤워를 마치고 나서 소량의 코코넛 오일을 머리에 바르는 것도 좋다. 대신 조금만 발라야 한다. 안 그러면 떡진 머리처럼 기름져 보일 것이다.

얼굴에 바르는 것도 두려워할 필요가 없다. 낯빛이 환해질 것이다. 코코넛 오일을 바르면 마치 박피제를 바른 듯 죽은 세포들이 떨어져 나가 피부가 젊고 윤기 있어 보인다. 이 기름이 피부 표면에서 MCFA로 분해되면, 여드름을 유발하는 박테리아도 죽일 수 있다.

코코넛 오일은 온갖 종류의 피부 잡티 제거에 효과가 있다. 내 경우 3-4년 전에 다쳐서 심하게 변색된 부위에 발랐더니 몇 주 만에 원래 피부색이 회복되었다. 코코넛 오일을 바르면 여드름 발생이 줄고, 주름과 부스럼, 검버섯도 사라지기 시작한다. 또한 화상과 자상, 벌레 물린 상처를 비롯한 각종 상처의 통증이 완화되고 치유도 빨라진다. 코코넛 오일은 피부를 강하고 탄력 있게 해주며, 임신과 출산으로 인한 튼살 예방이나 치료에도 탁월한 효과가 있다. 임산부의 경우 날마다 코코넛 오일로 복부를 마사지해 주면 가장 효과가 좋다. 이 마사지는 출산 후에도 계속해야 한다. 그러면 튼살이 생기는 것을 막을 수 있다. 이미 튼살이 생긴 사람도 날마다 코코넛 오일을 바르면 그 크기가 상당히 줄어든다. 출산 후에 빨리 시작할수록 효과가 더 크다.

만성 질환이 있는 사람은 금세 효과가 나타나지 않을 수도 있다. 이 기름은 우리 몸이 피부를 치유하도록 돕는데, 대개 시간이 걸리게 마련이다. 필요하다면 하루에 두세 번씩 발라도 된다. 몇 주 지나면 효과를 확인하게 될 것이다. 피부에 바르면서 동시에 먹으면 더욱 효과가 좋다.

## 병에 걸렸을 때는 어떻게 할까

아프리카 해안 지대와 중남미를 비롯한 여러 열대 지역 사람들은 병에 걸리면 코코넛 오일이나 야자씨 기름을 마신다고 한다. 그들에게 이 열대 오일은 음식이자 약이다. 코코넛 오일은 흔히 발생하는 각종 계절병을 이겨 내는 데 효험이 있다. 감기 같은 바이러스성 질병의 경우에는 그 세균을 파괴할 수 있는 치료약이 없다. 이런 환자에게 처방하는 약은 대개 증상 완화가 목적이다. 환자는 사기 몸이 스스로 방어책을 세워 병이 낫기만 기다리는 수밖에 없다. 박테리아성 질병에 갈려 항생제를 복용한 경우에도 환자의 몸이 질병과 싸워 이겨야 한다. 그러려면 바이러스성 질병이건 박테리아성 질병이건 간에 환자는 음식을 섭취해야 한다. 이럴 때 코코넛 오일로 만든 음식을 먹으면 좋다. 코코넛 오일에 함유된 강력한 항균 지방산들이 질병 극복에 도움을 줄 것이기 때문이다.

어떤 사람들은 약물 치료에 수반되는 부작용이 두려워서 가능한 한 약을 멀리하려고 한다. 코코넛 오일은 질병을 이겨 낼 천연 무기를 제공하기 때문에 해로운 부작용이나 불쾌한 부작용이 전혀 없다. 약을 복용하건 안 하건 간에 코코넛 오일을 먹으면 질병을 이겨 내고 더 빨리 회복하는 데 도움이 된다.

병에 걸렸을 때 코코넛 오일을 얼마나 먹을지는 딱히 정해진 기준이 없지만, 몸이 나아질 때까지 하루에 4순가락에서 8순가락 정도 먹을 것을 권한다. 한 번에 다 먹지 말고 끼니때마다 몇 순가락씩 하루에 걸쳐 나눠 먹는 것이 좋다. 실제로 하루 종일 두세 시간마다 숟가락으로 떠먹고 계절병을 극복한 사례가 많다. 몸집이 큰 사람은 작은 사람보다 더 많이 먹어야 한다. 숟가락으로 떠먹는 것을 좋아하는 사람도 있지만, 음식에 섞어 먹는 편이 거부감이 덜하다. 가장 빠르고 간편한 방법은 두 숟가락 정도를 컵에 따라 오렌지 주스와 섞어 먹는 것이다. 물론 오렌지 주스 같은 음료는 실온 이상에서 마셔야 코코넛 오일이 굳는 것을 막을 수 있다. 주스와 기름은 잘 섞이지 않기 때문에, 코코넛 오일을 섞고 저은 다음 바로 마셔야 한다. 코코넛 오일의 맛이 부담스러운 사람은 9장에 소개된 요리법을 활용하면 된다. 충분한 휴식을 취하고 물을 많이 마시면서 비타민 보조제, 특히 비타민C를 섭취해야 회복이 빨라진다는 점도 명심해야 한다. 건강이 회복돼도 코코넛 오일을 하루에 2순가락 내지 4순가락 정도 계속 먹어야 병이 도지지 않는다.

병세가 심해서 구역질을 하는 사람은 코코넛 오일을 먹지 못할 수도 있다. 이럴 때는 피부에 바르고 마사지하면 된다. 기름은 피부를 통해 체내로 쉽게 흡수된다. 이렇게 하면 소화관을 거치지 않고 인체에 필요한 양분과 에너지, 질병과 싸울 항균 지방산이 공급된다. 설령 병을 일으킨 세균이 MCFA에 취약하지 않다 해도, 코코넛 오일이 제공하는 양분은 환자의 몸에 기운을 불어넣어 더 빨리 낫게 해줄 것이다. 그러려면 1-2순가락 분량의 코코넛 오일로 하루에 두세 번씩 몸 전체를 마사지하는 것이 좋다. 그리고 두껍게 한 번 바르는 것보다는 얇게 여러 번 바르는 것이 낫다. 한 곳에 기름을 너무 많이 바르면 세포가 포화돼서 흡수가 제한되고, 남은 기름이 종종 옷이나 이불에 씻겨 나가기 때문이다. 코코넛 오일을 바른 뒤에는 상태가 가장 나쁜 부위 근처의 피부를 마사지해야 한다. 목이 아플 때는 목 부위에 바르고 마사지한다. 가슴이나 폐에 염증이 생겼다면 가슴과 등에 충분히 발라야 한다.

감기 같은 가벼운 질병에 걸렸을 때는 스스로 진단하고 치료할 수 있다. 하지만 심각한 병일 경우에는 섣불리 치료하려 들지 말고 먼저 의사나 건강 관리 전문가와 상의할 것을 권한다. 코코넛 오일의 수많은 놀라운 효능을 알고 나면 이 기름이 모든 병을 치료해 준다고 믿기 쉽다. 코코넛 오일이 좋은 것은 사실이지만, 그렇다고 만병통치약은 아니라는 점을 잊으면 안 된다. 코코넛 오일에 함유된 MCFA가 모든 세균을 죽이는 것은 아니기 때문에, 상황에 따라 병원 치료가 필요할 수도 있다.

코코넛 오일을 가장 잘 활용하는 방법은 각종 질병을 예방해 주는 효과적인 보조제로 쓰는 것이다. 이미 걸린 병을 치료하는 것보다는 병이 나지 않도록 예방하는 것이 훨씬 쉽다. 날마다 코코넛 오일을 2순가락 내지 4순가락씩 먹으며 건강한 식단을 유지하면 병에 걸리는 일이 없을 것이다. 그래도 병에 걸린다면 MCFA에 취약하지 않은 세균에 감염됐을 수 있다. 이럴 경우에는 다른 천연 치료제를 써보거나 병원 치료를 받아야 할지도 모른다.

### 미심쩍다면 6개월만 써보라

코코넛 오일의 효능에 관한 과학적인 지식은 50년 전부터 등장하기 시작했다. 그 후 이 기름의 독특한 건강 증진 효과는 소수의 연구자들 사이에서만 인정받았다. 병원에서는 코코넛 오일 파생물이 함유된 식품을 오래전부터 환자들의 영양 공급에 써왔지만, 대다수 의사와 영양학자, 식품 과학자 들은 코코넛 오일의 잠재적 효능을 깨닫지 못했다. 오히려 콜레스테롤이 혈중 콜레스테롤을 증가시키는 해로운 포화지방의 원천이라고 믿었다. 다행히 코코넛 오일의 수많은 효능이 차츰 알려지면서 상황이 바뀌고 있다. 이 책의 목적은 코코넛 오일의 잠재력을 건강 관리 전문가뿐만 아니라 일반 대중에게도 알리고, 돈에 눈이 먼 식용유 제조 업계의 선동이 만들어 낸 허위를 일소하는 것이다.

이 책에서 제시하는 여러 증거에도 불구하고, 코코넛 오일이 몸에 해롭다고 주장하는 의사나 저술가는 앞으로도 많이 나타날 것이다. 오랜 세월 거짓에 길들여지면 새로운 진실을 받아들이기 어려운 법이다. 하지만 마음을 열고 새로운 진실을 기꺼이 수용하면 코코넛 오일의 가치를 인정하게 될 것이다. 그렇게 많은 효능을 무시할 수는 없다. 이건 내가 지어낸 이야기가 아니다. 이 책에 실린 정보는 각종 연구 결과와 임상 실험을 비롯해 과거의 질병 연구까지 아우른다. 따라서 엄연한 사실에 기반을 두고 있으며, 의학 논문이 부담스럽지 않은 사람은 직접 읽어 봐도 된다(이 책 말미의 참고 문헌 참조). 조금만 상식적으로 생각해 보면 코코넛 오일이 해롭지 않다는 것이 명백해진다. 코코넛과 코코넛 오일을 대량 섭취하는 사람들이 세상에서 가장 건강하다는 사실은 이미 밝혀졌다. 하지만 코코넛에 대한 비난은 앞으로도 수년간 계속 들려올 것이다. 여러분은 누굴 믿겠는가? 위선적인 대두 업계의 거짓 정보를 맹신하며 퇴행성 질환으로 사방에서 죽어 나가는 작가와 의사 들을 믿겠는가, 아니면 건강을 누리며 사는 태평양 섬 주민들과 과학적인 실험을 하는 연구자들을 믿겠는가? 나라면 대두 업계의 교활한 선동 대신 과학적인 사실들을 믿겠다.

주위에서 의심의 목소리를 높인다고 줏대 없이 동조해서는 안 된다. 놀라운 가능성이 여러분을 기다리고 있다. 코코넛 오일을 주기적으로 먹으면 MCFA의 항균 능력이 여러분의 몸을 지켜 주고 면역력을 강화해 줄 것이다. 코코넛 오일을 먹는 것은 수많은 질병을 예방하고 심지어 물리치는, 값싸고 무해한 방법이다. 어쩌면 훗날 코코넛 오일이 현재 쓰이는 각종 항생제나 백신만큼 효과적이라는 연구 결과가 나올지도 모른다. 오히려 더 안전하다. 코코넛 오일은 해로운 부작용을 일으키지 않는다.

의대를 졸업한 의사들이 대부분 제약 회사에서 교육받는다는 사실을 명심해야 한다. 거기서 그들이 읽는 논문과 참석하는 세미나는 거의 전적으로 그런 회사들이 돈을 댄다. 그들이 접하는 정보는 오로지 약물 치료에만 초점을 맞추는, 지극히 경도된 것일 수밖에 없다. 이런 까닭에 의사들은 대부분 영양에 대해 잘 모르고, 현재 진행 중인 MCFA 연구는 아는 바가 거의 없다. MCFA 연구와 그 발전상을 아는 의사는 앞으로도 한동안 드물 것이다. 아는 바가 없으니 코코넛 오일을 비롯한 모든 포화지방을 멀리하라는 소리만 되풀이할 테고. 어쩌면 그들은 중사슬 지방산이라는 말조차 들어 본 적이 없거나, 종류가 다른 포화지방들이 많다는 사실을 모를 수도 있다. 우리는 의사들이 이런 지식을 갖출 때까지 기다릴 필요가 없다.

이 책을 읽은 사람은 자신의 건강을 크게 향상하고 삶의 질을 개선할 정보로 무장하는 셈이다. 우리 식탁에서 식물성 정제유를 치우고 대신 코코넛 오일을 사용하는 간단한 행위가 놀라운 변화를 가져다준다. 유독한 물질을 수많은 신비로운 효능을 지닌 물질로 바꾸는 것이다.

이 변화는 평생 지속되어야 한다. 코코넛 오일 섭취는 수많은 사람들이 체중 감량 다이어트를 할 때처럼 고작 몇 달만 하면 안 된다. 영구적인 효과를 보려면 영구적으로 해야 한다. 코코넛 오일의 효능에 대해 아무것도 모르는 사람들의 부정적인 말들은 무시해 버려라. 그들에게 이 책을 사주고 코코넛 오일의 기적적인 치유력을 그들 스스로 깨닫게 해줘라. 친구에게 줄 수 있는 최고의 선물 중 하나는 건강이다. 친구들에게 이 책을 사주는 것이다. 그러면 당신은 친구들에게 건강을 선물할 뿐만 아니라 친구들이 당신을 응원하고 지지하게 될 것이다.

그래도 여전히 미심쩍다면 6개월만 써보길 권한다. 딱 6개월. 그 후에 전보다 외모와 건강이 나아졌는지 살펴보기 바란다. 그러려면 식물성 정제유, 특히 경화유(쇼트닝과 마가린 등등)를 모든 음식에서 빼야 한다. 버터와 엑스트라 버진 올리브 오일은 조금 먹어도 괜찮나. 흔히 사람들은 버터가 몸에 해롭다고 믿고 대신 마가린을 쓴다. 우유에는 건강에 이로운 MCFA가 많이 들어 있는데, 라우르산도 여기에 포함된다. 버터는 이 중요한 지방산을 어느 정도 함유하고 있다. 통계에 따르면, 음식에 버터 대신 마가린을 넣어 먹은 사람들은 심장병 발병률이 오히려 증가한다! 따라서 음식을 조리할 때는 코코넛 오일을 쓰고, 샐러드드레싱에는 엑스트라 버진 올리브오일을 써야 한다.

처음에는 천천히 하는 게 좋다. 우선 코코넛 오일을 1-2순가락 정도만 먹는다. 너무 많이 섭취하면 몸이 감당하지 못해서 설사로 고생하기 쉽다. 서둘지 말고 천천히 하루에 3-4순가락까지 섭취량을 늘려간다. 코코넛 오일을 음식과 함께 먹어도 좋다. 가능한 한 모든 요리에 사용한다. 버터를 사용하듯 음식에 첨가한다. 피부에도 꾸준히 바른다.

이런 식습관 변화를 위협하는 가장 큰 문제는, 외식을 할 경우 그 식당이 어떤 기름을 쓰는지 모른다는 점이다. 가능하다면 식당에 올리브기름이나 코코넛 오일로 조리해 달라고 부탁한다. 마가린 대신 버터를 써달라고 요구한다. 이게 곤란하다면, 뭘 먹는지 알 수 없는 곳에서는 외식하지 않는 것이 상책이다. 다들 알다시피, 손님의 건강을 걱정하는 식당은 거의 없다. 특히 음식에 들어가는 기름 따위는 신경 쓰지 않는다. 가장 저렴한 저질 정제유를 사용하는 곳이 허다하다. 대개 식당에서 쓰는 기름은 한 번 사면 며칠, 심지어 몇 주 동안 고온으로 가열하는 일이 반복되는데, 결국 기름이 극도로 산패해서 지극히 해로워진다. 감자튀김이나 치킨, 도넛처럼 오래 튀긴 음식들이 가장 몸에 해롭다. 굳이 이런 음식을 먹으려면 코코넛 오일로 조리해야 한다. 일반적인 식물성 기름과 달리 코코넛 오일은 가열해도 자유 라디칼이나 해로운 트랜스지방을 생성하지 않기 때문이다.

가끔 어떤 사람들은 코코넛 오일을 아무리 먹어도 눈에 띄게 좋아지는 점이 없다고 불평한다. 다시 말하지만, 코코넛 오일은 만병통치약이 아니다. 이 기름이 모든 건강 문제를 해결해 줄 수는 없다. 그리고 효과가 나타나려면 시간이 필요하다. 나아진 게 없다고 불평하는 이들에게 얼마나 오래 사용했냐고 물어보면, 대개 사나흘쯤 써봤다는 대답이 돌아온다. 고작 며칠 사이에 엄청난 변화를 기대하는 것은 무리다. 더구나 수십 년을 앓아 온 만성 질병이 하루아침에 완쾌될 수는 없다. 오랫동안 지속된 문제가 눈에 띄게 개선되려면 몇 주 또는 몇 달이 걸릴 수도 있다. 그리고 코코넛 오일 섭취의 결과는 생활방식과 식습관에 따라 사람마다 천차만별이다. 탄산음료와 도넛을 입에 달고 사는 사람은 현명한 식단을 유지하는 사람만큼의 효능을 기대하기 어렵다. 코코넛 오일은 인체가 스스로 치유하도록 돕는다. 비타민과 무기질을 충분히 섭취하지 않으면 코코넛 오일을 아무리 많이 먹어도 우리 몸이 병을 이겨 낼 수는 없다. 지극히 상시적인 이야기다.

코코넛 오일을 이용한 식습관 변화는 반드시 성공한다. 나는 그런 사람들을 숱하게 봐왔다.

## 코코넛 오일 하루 섭취량

MCFA가 함유된 코코넛 오일을 섭취하는 방법은 여느 액상 식품 보조제와 다를 바 없다. 숟가락으로 떠먹거나 음료에 섞어 마시면 된다. 성인에게 권장하는 하루 섭취량은 3½숟가락이다. 물론 더 적게 먹고도 좋은 성과를 얻은 사람들이 많다. 따라서 하루에 한두 숟가락만 먹어도 충분히 효과를 볼 수 있다.

어떤 기름이든 숟가락으로 떠서 바로 먹기에는 부담스럽다. 거리낌 없이 먹는 사람도 더러 있지만, 기름진 식감 때문에 삼키기 어려워하는 경우가 대부분이다. 하지만 신선한 코코넛 밀크에서 추출한 버진 코코넛 오일은 맛이 아주 부드러워서 숟가락으로 떠먹기에 부담이 없다. 마치 코코넛 크림을 먹는 것처럼 식감이 좋다. 하지만 숟가락으로 떠먹기가 영 내키지 않으면 다른 방법으로 섭취할 수 있다. 9장에서는 하루 권장량의 코코넛 오일을 더욱 맛있게 섭취하는 다양한 요리법이 소개된다.

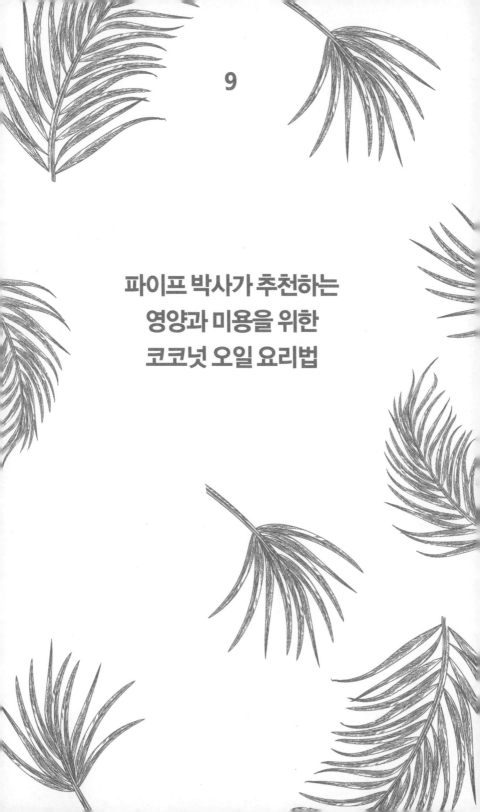

9

파이프 박사가 추천하는
영양과 미용을 위한
코코넛 오일 요리법

여기 소개하는 요리법들은 평소 코코넛 오일을 요리 기름으로 쓰거나 음식에 넣어 먹는 일이 많지 않지만 코코넛 오일을 섭취하고 싶은 사람들에게 유용하다. 코코넛 오일 섭취 적정량을 한 끼에 다 먹는 것보다는 3-4숟가락 분량을 하루에 걸쳐 나눠 먹는 것이 낫다. 여기 나오는 요리법대로 만들어 먹어도 좋고, 이것들을 바탕으로 새로운 요리를 만들어도 좋다. 기름 함량도 각자 기호에 맞게 조절하면 된다.

# 음료

## 1. 달콤한 코코넛 밀크

캔에서 바로 쏟은 코코넛 밀크는 아주 걸쭉한 크림 같고 별로 달지 않아서 수프나 소스를 만들기에 좋다. 하지만 달지 않고 걸쭉한 크림을 잔에 따라 마시기는 부담스럽다. 대신 조금만 변화를 주면 훌륭한 우유 대용 음료를 만들 수 있다. 이 요리법에 따라 캔에 든 코코넛 밀크를 부드러운 코코넛 음료로 만들면 잔에 따라 마시거나, 시리얼에 부어 먹거나, 그릇에 담은 복숭아나 딸기 같은 신선한 과일과 섞어 먹기에 좋다. 코코넛 밀크를 물에 살짝 희석해 꿀을 조금 넣으면 컵에 따라 마시기 좋은 부드럽고 달콤한 음료가 된다.

코코넛 밀크 1캔(400그램)
물 200그램(반 캔)
꿀 2숟가락(또는 자기가 좋아하는 감미료)
약간의 소금

약 1리터들이 그릇에 코코넛 밀크를 붓는다. 물과 꿀, 소금을 넣는다. 잘 저은 다음 차게 해서 내놓는다.
**주의** 액체의 온도가 실온 이상이면 꿀이 잘 섞일 것이다. 물을 더 넣으면 덜 걸쭉한 음료가 된다.
이렇게 만든 음료를 따르면 2½컵이 조금 넘는다. 이 음료의 ½

컵에는 대략 1숟가락 분량의 코코넛 오일이 들어 있다.

1½컵을 마시면 코코넛 오일 3숟가락 정도를 섭취하는 셈이고,

1¾컵은 코코넛 오일 3½숟가락에 해당된다.

½컵씩 따르면 다섯 컵

## 2. 가미한 코코넛 밀크

바닐라나 아몬드 추출액을 첨가하면 색다른 맛이 난다. 그밖에
다른 추출액을 넣어도 다양한 맛을 낼 수 있다.

달콤한 코코넛 밀크 2½컵(위에서 만든 것)
바닐라 추출액이나 아몬드 추출액 1숟가락

추출액을 코코넛 밀크에 넣고 저어서 내놓는다.

½컵씩 따르면 다섯 컵

# 아침식사

## 3. 해시 브라운

볶거나 튀긴 감자는 조리 과정에서 기름을 많이 흡수한다. 열에 강한 코코넛 오일은 프라이용 기름으로 아주 좋다.

중간 크기 감자 1개
코코넛 오일 2숟가락
소금과 후추

감자를 강판에 갈아서 한쪽에 둔다. 코코넛 오일을 프라이팬에 붓고 섭씨 150도로 가열한다. (나는 정확한 온도를 알려 주는 전기 프라이팬을 쓴다.) 갈아 놓은 감자를 달궈진 프라이팬에 쏟고 고르게 펼친 다음, 주걱으로 눌러 프라이팬 바닥의 기름이 감자 조각 사이사이로 스며들게 한다. 뚜껑을 덮고 10분에서 12분 정도 익힌다. 뚜껑을 열고 감자가 완전히 익었는지 확인한다. 이 해시 브라운을 뒤집어 윗부분을 익힐 필요는 없다. 익은 아랫부분이 위로 오도록 접시에 뒤집어 놓는다. 소금과 후추를 뿌려 간을 하고 맛을 낸다. 크게 한 장으로 만든 해시 브라운에는 코코넛 오일이 2숟가락 정도 함유되어 있고, 절반 크기로 만든 것 하나에는 1숟가락 정도가 들어 있다.

큰 것 1장 또는 작은 것 2장

## 4. 코코넛 밀크 스무디

숙성 바나나 1개
코코넛 밀크 1컵
오렌지 주스 1컵

모든 재료를 미리 차게 해둔다. 믹서에 전부 넣고 곱게 간다.
냉장고에 한 시간 정도 넣어 두면 살짝 걸쭉해진다. 한 컵에
2숟가락 분량의 코코넛 오일이 들어 있다.

스무디 1컵

## 5. 피나 콜라다 스무디

코코넛 밀크 1컵
오렌지 주스 1컵
신선한 파인애플 다진 것 ½컵

모든 재료를 미리 차게 해둔다. 믹서에 전부 넣고 곱게 간다.
냉장고에 45분 정도 넣어 두면 살짝 걸쭉해진다. 한 컵에 2숟
가락 분량의 코코넛 오일이 들어 있다.

스무디 1컵

## 6. 과일 스무디

코코넛 밀크 1컵
신선한 딸기나 블루베리 1컵
숙성 바나나 ½개
꿀(선택 사항)

모든 재료를 미리 차게 해둔다(과일은 얼려도 된다). 믹서에 전부 넣고 곱게 간다. 냉장고에 45분 정도 넣어 두면 살짝 걸쭉해진다. 꿀이나 다른 감미료를 조금 넣으면 더 달콤해진다. 한 컵에 2숟가락 분량의 코코넛 오일이 들어 있다.
스무디 1컵

## 7. 혼합 과일 스무디

딸기 1컵
라즈베리 1컵
블루베리 1컵
코코넛 밀크 1컵
오렌지 주스 1컵
꿀(선택 사항)

모든 재료를 미리 차게 해둔다(과일은 얼려도 된다). 믹서에 전부 넣고 곱게 간다. 냉장고에 45분 정도 넣어 두면 살짝 걸쭉해진다. 꿀이나 다른 감미료를 조금 넣으면 더 달콤해진다. 한 컵에 2순가락 분량의 코코넛 오일이 들어 있다.

스무디 1컵

## 8. 요구르트 스무디

코코넛 오일이 함유된 스무디를 만들려고 항상 코코넛 밀크를 사용할 필요는 없다. 이 음료에는 코코넛 오일이 쓰인다. 코코넛 오일로 스무디를 만드는 비법은 믹서로 재료를 갈다가 마지막에 코코넛 오일을 넣는 것이다. 이렇게 하면 코코넛 오일이 음료 속에서 더 고르게 섞인다. 과일을 가는 동안 코코넛 오일을 넣으면 종종 작고 단단한 알갱이나 덩어리가 생기는데, 스무디를 마실 때 그런 게 씹히면 언짢을 수도 있다.

바닐라 요구르트 1컵
과일 주스 1컵
과일 2컵
녹인 코코넛 오일 2순가락*

코코넛 오일을 제외한 모든 재료를 미리 차게 해둔다(과일은 얼려도 된다). 요구르트와 주스, 과일을 믹서에 넣고 곱게 간다. 믹서를 끄기 직전에 액체 코코넛 오일을 천천히 붓는다. 그 상태로 30초 정도 더 간다. 한 컵에 1순가락 분량의 코코넛 오일이 들어 있다.

스무디 2컵

● 기호에 따라 6숟가락까지 넣어도 된다. 그러면 스무디 한 컵에 3숟가락 분량의 코코넛 오일이 들어간다.

## 9. 통밀 머핀

미지근한 물 ¾컵

달걀 1개

꿀 ⅓컵

사과 소스 ½컵

바닐라 추출액 1찻숟가락

녹은 코코넛 오일 3숟가락

통밀 분말 1¾컵

베이킹파우더 2찻숟가락

소금 ¼찻숟가락

오븐을 섭씨 200도로 예열한다. 표준 머핀 컵에 기름을 발라 놓는다. 물, 달걀, 꿀, 사과 소스, 바닐라, 녹은 코코넛 오일(뜨겁지 않은 것)을 그릇에 담고 잘 섞는다. 다른 그릇에는 통밀 분말과 베이킹파우더, 소금을 넣고 섞는다. 분말 재료를 액상 재료에 넣고 촉촉한 반죽이 될 때까지 섞는다. 기름을 발라 둔 머핀 컵에 붓는다. 15분 동안 굽는다. 머핀 한 개에는 ¼숟가락 분량의 코코넛 오일이 들어 있다. 반죽에 넣는 코코넛 오일을 6숟가락으로 늘리면 머핀 한 개에 ½숟가락 분량의 코코넛 오일이 들어가게 된다.
머핀 12개

## 10. 블루베리 머핀

미지근한 물 ½컵

달걀 1개

꿀 ½컵

바닐라 추출액 1찻숟가락

녹은 코코넛 오일 3숟가락

통밀 분말 1½컵

베이킹파우더 2찻숟가락

소금 ¼찻숟가락

신선한 블루베리 1컵

오븐을 섭씨 200도로 예열한다. 표준 머핀 컵에 기름을 발라 놓는다. 물, 달걀, 꿀, 바닐라, 녹은 코코넛 오일(뜨겁지 않은 것)을 그릇에 담아 잘 섞는다. 다른 그릇에는 통밀 분말과 베이킹파우더, 소금을 넣고 섞는다. 분말 재료를 액상 재료에 넣고 촉촉한 반죽이 될 때까지 섞는다. 블루베리를 얹는다. 기름을 발라 둔 머핀 컵에 붓는다. 15분 동안 굽는다. 머핀 한 개에는 ¼숟가락 분량의 코코넛 오일이 들어 있다. 블루베리 대신 라즈베리나 체리 같은 다른 과일을 넣어 변화를 줘도 된다.

머핀 12개

## 11. 코코넛 밀기울 머핀

물 1컵
바닐라 추출액 1숟가락
꿀 ⅓컵
달걀 1개
밀기울 ¼컵
통밀 분말 1컵
갈아 놓은 무가당 코코넛 ¼컵
베이킹파우더 2찻숟가락
소금 ¼찻숟가락
계피 1찻숟가락
육두구 ½찻숟가락
녹은 코코넛 오일 3숟가락
호두나 피칸 ½컵

오븐을 섭씨 200도로 예열한다. 물, 바닐라, 꿀, 달걀, 밀기울을
그릇에 담고 10분 정도 놔둔다(그 사이 밀기울이 수분을 흡수하
면 최종 요리의 식감이 좋아진다). 다른 그릇에는 통밀 분말과
코코넛, 베이킹파우더, 소금, 계피, 육두구를 넣어 섞는다. 녹은
코코넛 오일(뜨겁지 않은 것)과 호두나 피칸을 앞서 만든 액상
재료에 넣어 섞는다. 이 액상 재료와 분말 재료를 한 그릇에 담아
촉촉한 반죽이 될 때까지 섞는다. 너무 오래 섞으면 머핀이 제대
로 부풀지 않는다. 기름을 칠해 둔 컵에 붓는다. 15분 동안 굽는

다. 머핀 한 개에는 ¼컵 분량의 코코넛 오일이 들어 있다.
처음에 넣는 코코넛 오일의 양을 6숟가락으로 늘리면 머핀 한
개에 ½숟가락 분량의 코코넛 오일이 들어가게 된다.
머핀 12개


## 12. 베이킹파우더 비스킷

통밀 분말 2컵
베이킹파우더 3숟가락
소금 ½찻숟가락
굳은 코코넛 오일 5숟가락
코코넛 밀크 ¾컵


오븐을 섭씨 230도로 예열한다. 통밀 분말, 베이킹파우더, 소
금을 한 그릇에 담는다. 여기에 굳은 코코넛 오일을 썰어 넣으
면 밀가루가 들러붙어 굵은 덩어리들이 생긴다. 코코넛 밀크를
붓고 포크로 빠르게 젓는다. 반죽이 포크에 들러붙을 정도가
되면, 밀가루를 뿌린 도마 따위에 반죽을 놓고 10분 정도 치댄
다. 밀대로 반죽을 밀거나 두드려 1센티미터 정도 두께로 편다.
비스킷 틀을 밀가루에 넣었다가 꺼내 반죽을 찍는다. 기름을 바
르지 않은 쿠키 판에 비스킷 반죽틀을 놓고 12분 동안 굽는다.
비스킷 하나에는 ½숟가락 분량의 코코넛 오일이 들어 있다.
비스킷 10개

## 13. 통밀 팬케이크

코코넛 오일 ¼컵
통밀 분말 1½컵
소금 ¼찻숟가락
베이킹파우더 2숟가락
달걀 1개
미지근한 물 ¾컵
사과 소스 ½컵

코코넛 오일을 프라이팬에 붓고 살짝 가열해 녹인다. 밀가루, 소금, 베이킹파우더를 한 그릇에 담아 섞는다. 다른 그릇에는 달걀, 물, 사과 소스, 녹은 코코넛 오일(뜨겁지 않은 것)을 붓고 잘 젓는다. 프라이팬에 남은 코코넛 오일은 섭씨 150도 정도로 가열한다. 프라이팬이 달궈지는 동안, 액상 재료와 분말 재료를 섞고 저어 걸쭉한 반죽을 만든다. 3숟가락 분량으로 팬케이크를 굽는다. 표면에 거품이 생기면 잘 뒤집어 갈색 면을 위로 한다. 꿀이나 메이플 시럽, 과일 같은 토핑을 얹어 따뜻할 때 먹는다. 팬케이크 한 장에는 ⅓숟가락 분량의 코코넛 오일이 들어 있다. 코코넛 오일의 사용량은 기호에 따라 조절한다. 반죽에 넣는 코코넛 오일을 2숟가락으로 줄이면 팬케이크 6장에 1숟가락 분량의 코코넛 오일이 들어간다.

*팬케이크 12장*

## 14. 코코넛 오렌지 팬케이크

통밀 분말 1컵
베이킹파우더 1½찻숟가락
소금 ¼찻숟가락
갈아 놓은 코코넛 ¼컵
달걀 1개
당밀 1숟가락
녹은 코코넛 오일 ¼컵
미지근한 오렌지 주스 1¼컵

밀가루와 베이킹파우더, 소금, 코코넛을 그릇에 담아 섞는다. 다른 그릇에는 달걀과 당밀, 녹은 코코넛 오일(뜨겁지 않은 것), 오렌지 주스를 붓는다. (따뜻한 오렌지 주스를 써야 코코 넛 오일이 굳지 않는다.) 코코넛 오일 한 숟가락을 프라이팬에 두르고 가열해 팬케이크가 눌어붙지 않게 한다. 액상 재료와 분말 재료를 섞고 저어 걸쭉한 반죽을 만든다. 너무 오래 저으 면 팬케이크가 잘 부풀지 않는다. 반죽을 떠서 프라이팬에 붓 고 지름 7센티미터 정도의 팬케이크를 만든다. 좋아하는 토핑 을 얹어 내놓는다. 팬케이크 한 장에는 ⅓숟가락 분량의 코코 넛 오일이 들어 있다.

팬케이크 12장

## 15. 그래놀라

가공하지 않은 귀리 6컵
계피 2찻숟가락
코코아 플레이크 4컵
잘게 부순 피칸 2컵
해바라기 씨 1컵
코코넛 오일 1컵
꿀 1컵
바닐라 추출액 1숟가락
건포도 1컵

오븐을 섭씨 160도로 예열한다. 커다란 그릇에 귀리, 계피, 코코넛 플레이크, 피칸, 해바라기 씨를 담아 섞는다. 코코넛 오일과 꿀을 작은 소스팬에 붓고 중간 불로 살짝 가열해 녹이되 뜨겁지 않게 한다. 불을 끄고 바닐라를 첨가한다. 꿀 혼합물을 귀리 혼합물에 넣고 젓는다. 큼지막한 오븐 그릇에 붓는다. 귀리가 누르스름한 갈색을 띨 때까지 1시간 15분 정도 굽는다. 구워지는 동안 갈색이 진해지도록 가끔 저어 준다. 오븐에서 꺼내 식힌다. 건포도를 뿌린다. 공기 밀폐 용기에 담아 보관한다. 그래놀라 한 컵에는 1숟가락 분량의 코코넛 오일이 들어 있다.
1컵 분량으로 14개

## 16. 코코넛 바나나 빵

녹은 코코넛 오일 ½컵
설탕 1컵
국물이 들어 있는 으깬 파인애플 1캔(240그램)
달걀 2개
으깬 숙성 바나나 1개
밀가루 2컵
무가당 코코넛 플레이크 ½컵
베이킹파우더 1찻숟가락
베이킹소다 ½찻숟가락
소금 ½찻숟가락

오븐을 섭씨 180도로 예열한다. 가로 23센티미터 세로 13센티미터 크기의 빵틀에 기름을 바르고 밀가루를 뿌린다. 녹은 코코넛 오일(뜨겁지 않은 것)과 설탕을 한 그릇에 담고 젓는다. 으깬 파인애플과 그 국물, 달걀, 바나나를 넣어 섞는다. 여기에 밀가루, 코코넛 플레이크, 베이킹파우더, 베이킹소다, 소금을 넣는다. 준비된 빵틀에 반죽을 붓는다. 가운데를 칼로 찔렀을 때 반죽이 묻어 나오지 않을 때까지 60분 정도 굽는다. 만든 빵을 1센티미터 간격으로 자르면 16개 정도 나온다. 한 조각에 ½ 숟가락 분량의 코코넛 오일이 들어 있다.

빵 1개

# 소스

## 17. 코코넛 오일 딥소스

몇몇 이탈리아 레스토랑에서는 올리브기름과 양념을 섞어 만든 딥소스가 인기다. 그 혼합물에 빵을 찍어 애피타이저로 먹는다. 올리브기름 대신 코코넛 오일로도 비슷한 딥 소스를 만들 수 있다.

코코넛 오일 3½숟가락
잘게 다진 양파 2숟가락
잘게 다진 마늘 1숟가락
바질 ½찻숟가락
오레가노 ½찻숟가락
파프리카 ¼찻숟가락
소금 ¼찻숟가락
후추 또는 고춧가루 ⅛찻숟가락

작은 소스팬에 재료를 전부 담는다. 가열하다가 끓기 시작하면 불을 끄고 식힌다. 여러 맛을 섞는 것이 목적이지 조리하려는 게 아니니 과열시킬 필요는 없다. 이렇게 만든 소스에 빵을 찍어 먹거나, 소스를 빵에 바르거나, 파스타나 야채수프 토핑으로 쓰거나, 샐러드드레싱으로 뿌린다.

소스 ⅓컵

## 18. 코코넛 마요네즈

이 요리법에 따라 100% 코코넛 오일로 만든 코코넛 마요네즈는 만들자마자 바로 먹을 때 가장 맛있다. 냉장고에 넣으면 기름이 굳어서 딱딱해지기 십상이다. 만들어 먹고 나서 남은 마요네즈를 하루 이틀 뒤에 쓰려면, 냉장고에서 꺼내 실온에서 30분 정도 놔둔다(부엌 온도에 따라 다르다). 그러면 다시 부드러워진다. 갓 만들었을 때 같지는 않지만 그런 대로 먹을 만하다.

달걀 1개
사과 식초 1숟가락
겨자 소스 ½숟가락
파프리카 ⅛찻숟가락
소금 ¼찻숟가락
녹은 코코넛 오일 1¼컵

달걀, 식초, 겨자 소스, 파프리카, 소금, 녹은 코코넛 오일(뜨겁지 않은 것) ¼컵을 믹서에 넣고 60초 정도 돌린다. 재료를 믹서로 가는 동안, 남은 코코넛 오일(뜨겁지 않은 것) 1컵을 아주 천천히 가늘게 지속적인 흐름으로 붓는다. (이렇게 천천히 넣어야 좋은 마요네즈가 만들어진다.) 기름을 넣으면 마요네즈가 굳기 시작한다. 맛을 보고 필요하다면 좀 더 간을 한다. 마요네즈 한 숟가락에는 ½숟가락 분량의 코코넛 오일이 들어 있다.

마요네즈 1½컵

## 19. 식초 오일 드레싱

코코넛 오일은 녹는점(섭씨 24도)이 높아서 샐러드드레싱 재료로 썩 좋지 않다. 보통 차게 해서 먹는 샐러드에 코코넛 오일을 넣으면 금세 굳는다. 올리브기름처럼 녹는점이 낮은 기름과 코코넛 오일을 섞으면 문제가 해결된다. 이 요리법이 좋은 본보기이다.

녹은 코코넛 오일 ¼컵(뜨겁지 않은 것)
엑스트라 버진 올리브기름 ¼컵
물 3숟가락
사과 식초 ¼컵
소금 ½찻숟가락
후추 ⅛찻숟가락

돌려 여는 뚜껑이 달린 병에 모든 재료를 넣는다. 뚜껑을 닫고 힘차게 흔들어 재료를 섞는다. 1시간 동안 실온에 뒀다가 냉장고에 보관한다. 이 드레싱 한 숟가락에는 ¼숟가락 분량의 코코넛 오일이 들어 있다. 결국 꼭대기로 떠오른 기름은 냉장고 안에서 굳는다. 꺼내서 한 시간가량 실온에 두면 다시 녹는다. 드레싱 병을 뜨거운 물에 몇 분 정도 담가 두면 기름이 더 빨리 녹는다.

드레싱 1컵

## 20. 버터밀크 드레싱

코코넛 마요네즈(317쪽 참조) ¾컵
버터 밀크 ½컵
말린 딜 1찻숟가락
양파 분말 ½찻숟가락
마늘 분말 ¼찻숟가락
소금 ½찻숟가락
후추 약간


재료를 모두 믹서에 넣고 돌린다. 최소 1시간은 냉장고에 넣어
둔다. 이 드레싱 한 숟가락에는 ⅓숟가락 분량의 코코넛 오일
이 들어 있다.

드레싱 1컵

# 샐러드

## 21. 토마토 식초 샐러드

중간 크기 토마토 2개 썰어 놓은 것
상추
식초 오일 드레싱 ¾컵(318쪽 참조)
오레가노 1찻숟가락
소금 ½찻숟가락
후추 ¼찻숟가락
말린 겨자 ¼찻숟가락
으깬 마늘 1쪽
부추 4개 잘게 다진 것
잘게 다진 고수 1숟가락

접시 네 개에 상추를 고르게 깔고 토마토 슬라이스를 얹는다. 식초 오일 드레싱, 오레가노, 소금, 후추, 겨자, 마늘을 섞어 토마토 위에 붓는다. 부추와 고수로 장식한다. 한 접시에 ¾숟가락 분량의 코코넛 오일이 들어 있다.

샐러드 4접시

## 22. 월도프 샐러드

중간 크기 사과 4개 깍둑썰기한 것
잘게 다진 셀러리 ¾컵
다진 호두 ⅓컵
건포도 ½컵
코코넛 마요네즈 ¾컵(317쪽 참조)
상추

상추를 제외한 모든 재료를 섞는다. 접시에 상추를 깔고 그 위에 얹는다. 한 접시에 1½순가락 분량의 코코넛 오일이 들어 있다.
샐러드 4접시

## 23. 과일 코코넛 샐러드

다진 파인애플 1½컵
바나나 2개 저민 것
오렌지 2개 껍질을 벗겨 깍둑썰기한 것
사과 2개 심을 빼고 깍둑썰기한 것
건포도나 다진 대추 1컵
코코넛 플레이크 ½컵
코코넛 마요네즈 ¾컵
상추

상추를 제외한 모든 재료를 섞는다. 접시에 상추를 깔고 그 위에 얹는다. 한 접시에 1숟가락 분량의 코코넛 오일이 들어 있다.

샐러드 6접시

## 24. 감자 샐러드

붉은 감자 900그램(중간 크기 6개 정도)
작은 양파 1개 다진 것
잘게 다진 딜 피클 ½컵
식초 오일 드레싱 ¼컵(318쪽 참조)
소금 1찻숟가락
후추 ⅛찻숟가락
코코넛 마요네즈 ½컵(317쪽 참조)
중간 길이 셀러리 1개 다진 것
굵게 다진 완숙 달걀 2개

감자를 1센티미터 크기 정도로 깍둑썰기한 다음, 끓는 물에 넣고 푹 익을 때까지 삶는다. 물을 따라 버리고 식힌다. 감자와 나머지 재료들을 큼지막한 그릇에 담아 섞고 덮개를 씌운 뒤 조금 차게 해서 내놓는다. 한 접시에 ½숟가락 분량의 코코넛 오일이 들어 있다.

샐러드 4접시

## 25. 세 가지 콩 샐러드

완두콩 1캔(450그램)
까치콩 1캔(450그램)
강낭콩 1캔(450그램)
잘게 다진 부추 4개
다진 피망 1컵
다진 딜 피클 ½컵
식초 오일 드레싱 ¾컵(318쪽 참조)
소금 ½찻숟가락
후추 ⅛찻숟가락

모든 재료를 큰 그릇에 담고 잘 섞는다. 조금 차게 해서 내놓는다. 한 접시에 ½숟가락 분량의 코코넛 오일이 들어 있다.
샐러드 6접시

## 26. 토마토 병아리콩 샐러드

중간 크기 토마토 2개 다진 것
잘게 다진 피망 ½컵
다진 양파 ½컵
마늘 1쪽 으깬 것
병아리콩 1캔(450그램)
다진 고수 ¼컵
말린 마조람 또는 오레가노 ½찻숟가락

소금 ¼찻숟가락
후추 ⅛찻숟가락
식초 오일 드레싱 ½컵(318쪽 참조)

모든 재료를 큰 그릇에 담고 잘 섞는다. 덮개를 씌우고 한 시간 이상 실온에 놔둔다. 잘 흔들어 섞고 접시에 담는다. 한 접시에 ½숟가락 분량의 코코넛 오일이 들어 있다.
샐러드 4접시


## 27. 마카로니 샐러드

엘보 마카로니 230그램
깍둑썰기 한 셀러리 1컵
다진 부추 ½컵
잘게 다진 피망 ⅓컵
코코넛 마요네즈 1컵(317쪽 참조)
화이트 식초나 레몬 즙 2숟가락
겨자 소스 2숟가락
소금 1½찻숟가락
후추 ⅛찻숟가락

포장지에 적힌 대로 마카로니를 삶는다. 물을 따라 버리고 식힌다. 마카로니가 식으면 나머지 재료들을 큰 그릇에 담아 섞은 다음, 덮개를 씌우고 살짝 차게 해서 접시에 담는다. 한 접시에 2숟가락 분량의 코코넛 오일이 들어 있다.

샐러드 4접시

**응용 요리** 삶아서 네모나게 저민 닭고기 3컵과 마요네즈 ⅓컵
을 추가로 넣으면 메인 요리로 내놓을 수 있다. 6접시가 나온
다. 한 접시에 대략 2숟가락 분량의 코코넛 오일이 들어 있다.

# 수프

## 28. 클램 차우더

물 ½컵
대합조개 주출액 1병(230그램)
다진 양파 ½컵
마늘 4쪽 다진 것
셀러리 1줄기 다진 것
깍둑썰기 한 감자 2컵
소금 1찻숟가락
백색 후추 ⅛찻숟가락
코코넛 밀크 1캔(400그램)
으깨거나 다진 대합조개와 그 국물 1캔(230그램)
파프리카 ¼찻숟가락

중간 크기 소스팬에 물, 대합조개 추출액, 양파, 마늘, 셀러리, 감자, 소금, 후추를 넣고 끓인다. 불을 줄이고 감자가 푹 익을 때까지 20분 정도 더 끓인다. 대합조개와 그 국물, 코코넛 밀크를 넣고 5분 정도 끓여 완전히 익힌다. 파프리카를 뿌린다. 완성된 수프 한 그릇에는 1숟가락 분량의 코코넛 오일이 들어있다. 모자라다 싶을 때는 요리에 코코넛 오일을 더 넣으면 된다.
*수프 4그릇*

## 29. 아스파라거스 크림수프

아스파라거스 450그램
다진 셀러리 ½컵
다진 양파 ¼컵
물 1컵
코코넛 밀크 1캔(400그램)
소금 1¼찻숟가락
후추 ⅛찻숟가락
사철쑥 ¼찻숟가락

아스파라거스는 물로 씻어서 다듬고 2센티미터 정도로 자른
다. 아스파라거스, 셀러리, 양파를 물에 넣고 푹 익을 때까지
20분 정도 끓인다. 코코넛 밀크를 넣는다. 한 번에 조금씩 믹서
에 넣고 저속으로 돌려 퓌레를 만든다. 다시 냄비로 옮겨 소금
과 후추, 사철쑥을 첨가하고 가끔씩 저어 주면서, 끓지 않을 정
도로만 뜨겁게 데운다. 완성된 수프 한 그릇에는 1⅓숟가락 분
량의 코코넛 오일이 들어 있다.

수프 3그릇

## 30. 아티초크 크림수프

다진 셀러리 ½컵
다진 양파 ¼컵
마늘 2쪽
코코넛 오일 2숟가락
밀가루 2숟가락
물 1컵
코코넛 밀크 1캔(400그램)
국물을 따라 버리고 물로 씻은 아티초크 하트 1캔(400그램)
소금 1찻숟가락
백색 후추 ¼찻숟가락
타임 ¼찻숟가락

프라이팬에 코코넛 오일을 두르고 셀러리, 양파, 마늘을 담아 전부 물러질 때까지 약한 불로 볶는다. 밀가루를 뿌려 잘 젓고 2분 더 익힌다. 물과 코코넛 밀크를 붓고 8분에서 10분 동안 끓인다. 이 혼합물의 절반과 아티초크 하트 전부를 믹서에 넣어 퓌레로 만든 다음 프라이팬으로 옮긴다. 나머지 재료들을 마저 넣고 2분에서 3분 정도 잘 저으며 익힌다. 완성된 수프 한 그릇에는 2숟가락 분량의 코코넛 오일이 들어 있다. 채소를 볶을 때 들어가는 기름의 양을 조절하면 기름 함량을 줄이거나 늘릴 수 있다.

수프 3그릇

## 31. 콜리플라워 크림수프

다진 콜리플라워 2컵
다진 셀러리 ½컵
다진 양파 ½컵
물 1컵
버터 2숟가락
밀가루 2숟가락
코코넛 밀크 1캔(400그램)
소금 1¼찻숟가락
후추 ⅛찻숟가락
카레 분말 ¼찻숟가락

콜리플라워, 셀러리, 양파를 물에 넣고 푹 익을 때까지 20분 정도 끓인다. 한 번에 조금씩 믹서에 넣고 저속으로 돌려 퓌레를 만든다. 소스팬에 버터를 올리고 중간 불로 가열한다. 밀가루를 넣어서 섞고 연한 갈색이 될 때까지 잘 저으며 익힌다. 콜리플라워 퓌레와 소금, 후추, 카레 분말을 섞고 가끔씩 저어 주면서 끓지 않을 정도로 뜨겁게 익힌다. 완성된 수프 한 그릇에는 1⅓숟가락 분량의 코코넛 오일이 들어 있다.
수프 3그릇

## 32. 야채 쇠고기 스튜
코코넛 오일은 어떤 요리에든 쉽게 넣을 수 있다. 이번 요리를 보면 얼마나 간단한 일인지 알 수 있다.

코코넛 오일 ¼컵
한 입 크기로 자른 쇠고기 450그램
다진 양파 ½개
다진 당근 2개
물 3컵
토마토소스 ½컵
중간 크기 감자 2개 다진 것●
완두콩 1컵
다진 고수 1순가락
소금과 후추

큼지막한 프라이팬에 코코넛 오일을 두르고 중간 불로 가열한다. 쇠고기를 얹고 연한 갈색을 띨 때까지 익힌다. 물, 토마토소스, 감자, 완두콩을 넣는다. 뚜껑을 덮고 감자와 완두콩이 푹 익을 때까지 20분 정도 끓인다. 소금과 후추, 고수를 넣어 간을 하고 1분 더 익힌다. 완성된 수프 한 그릇에는 1순가락 분량의 코코넛 오일이 들어 있다. 쇠고기를 구울 때 코코넛 오일의 양을 조절하면 기름 함량을 줄이거나 늘릴 수 있다.

수프 4그릇

● 저탄수화물 쇠고기 야채 스튜를 만들려면 감자 대신 다진 콜리플라워 2컵을 넣는다.

# 메인 요리

## 33. 닭고기 샐러드

깍둑썰기 한 삶은 닭고기 3컵
깍둑썰기 한 셀러리 1컵
다진 양파 ¼컵
다진 파프리카 ¼컵
피망 2숟가락
코코넛 마요네즈 ¾컵(317쪽 참조)
레몬 즙 2숟가락
소금 ¼찻숟가락
후추 ⅛찻숟가락
파프리카

파프리카를 제외한 모든 재료를 그릇에 담아 섞고, 덮개를 씌운 다음 살짝 차게 해서 내놓는다. 파프리카는 장식에 사용한다. 샐러드 한 접시에 1숟가락 분량의 코코넛 오일이 들어 있다.
샐러드 6접시

## 34. 달걀 샐러드

완숙 달걀 12개 굵게 잘라서 차게 한 것
다진 양파 1숟가락
다진 셀러리 ½컵

다진 파슬리 1숟가락

소금 1찻숟가락

후추 ⅛찻숟가락

코코넛 마요네즈 ⅓컵(317쪽 참조)

모든 재료를 함께 버무린다. 잘 저은 다음, 상추나 토마토 슬라이스를 접시에 깔고 그 위에 얹는다. 샌드위치에 발라 먹어도 된다. 샐러드 한 접시에 ¾숟가락 분량의 코코넛 오일이 들어 있다.

샐러드 4접시

## 35. 참치 샐러드

참치 2캔 국물을 따라 버리고 살코기를 뜯어 놓은 것

다진 양파 ½컵

레몬 ½개의 즙

코코넛 마요네즈 ½컵(317쪽 참조)

다진 고수 2숟가락

말린 딜 ½찻숟가락

소금 약간

후추 ⅛찻숟가락

모든 재료를 함께 버무린다. 상추나 토마토 슬라이스를 접시에 깔고 그 위에 얹는다. 샌드위치에 발라 먹어도 된다. 샐러드 한 접시에 1숟가락 분량의 코코넛 오일이 들어 있다.

샐러드 4접시

## 36. 카레 새우 샐러드

코코넛 마요네즈 ⅓컵

사워크림 3숟가락

카레 분말 1찻숟가락

레몬 즙 1찻숟가락

다진 부추 2개

후추 ⅛찻숟가락

껍질을 벗기고 찐 새우 450그램

혼합 상추

상추만 빼고 모든 재료를 한데 버무린다. 접시에 혼합 상추를 깔고 그 위에 샐러드를 얹는다. 한 접시에 ¾숟가락 분량의 코코넛 오일이 들어 있다.

샐러드 4접시

## 37. 닭고기 오리엔탈 샐러드

코코넛 오일 ¼컵

중간 크기 양파 1개 다진 것

다진 마늘 3쪽

다진 피망 ½개

브로콜리 ½개 저민 것

한 입 크기로 자른 닭고기 450그램

저민 버섯 230그램

콩나물 2컵

갈아 놓은 생강 1찻숟가락

소금 1찻숟가락

옥수수 분말 3숟가락

닭고기 육수나 물 1½컵

타마리 소스 ¼컵

구워서 저민 아몬드 ½컵

큰 프라이팬에 코코넛 오일을 두르고 중간 불로 가열한다. 양파, 마늘, 피망, 브로콜리를 넣고 잘 익을 때까지 볶는다. 닭고기와 버섯, 콩나물, 생강, 소금을 넣는다. 뚜껑을 덮고 가끔 저어 주면서 3분 정도 익힌다. 옥수수 분말을 닭고기 육수에 붓고 계속 저으면서, 국물이 걸쭉해지고 거품이 생길 때까지 끓인다. 타마리 소스를 넣고 저은 다음, 구운 아몬드를 위에 뿌리고 내놓는다. 샐러드 한 접시에 1숟가락 분량의 코코넛 오일이 들어 있다.

샐러드 4접시

## 38. 코코넛 치킨 소스 브로콜리 찜

몇 토막으로 나눠 놓은 큼지막한 브로콜리 1개(약 4컵)

다진 피망 ½컵

중간 크기 양파 ½개 다진 것(약 ½컵)

코코넛 오일 ¼컵

밀가루 ¼컵

소금 1찻숟가락

후추 ¼찻숟가락

코코넛 밀크 1캔(400그램)

물이나 닭고기 육수 1컵

국물을 뺀 버섯 줄기와 갓 1캔(110그램)

삶아서 저민 닭고기 3컵

브로콜리를 찜통에 넣고 익힌다. 그 사이 프라이팬에 코코넛 오일을 두르고 피망과 양파를 5분 정도 볶는다. 불을 끄고 밀가루, 소금, 후추를 넣고 잘 섞는다. 다시 불을 약하게 켜고 계속 저으면서 채소가 물러질 때까지 익힌다. 코코넛 밀크와 물, 버섯, 닭고기를 넣고 버무린다. 자주 저으면서 끓이다가 불을 줄이고 소스가 걸쭉해질 때까지 10분 정도 더 끓인다. 김이 피어오르는 뜨거운 브로콜리에 붓는다. 한 접시에 1숟가락 분량의 코코넛 오일이 들이 있다.

4인분

## 39. 코코넛 크림소스 연어 구이

코코넛 밀크 1캔(400그램)
옥수수 분말 1숟가락
카레 분말 1찻숟가락
소금 ⅛찻숟가락
백색 후추 ⅛찻숟가락
껍질 없는 연어 살코기 약 600그램
다진 토마토 ½컵
다진 고수 ¼컵

오븐을 섭씨 180도로 예열한다. 뚜껑이 있는 납작한 냄비에 코
코넛 밀크, 옥수수 분말, 카레 분말, 소금, 후추를 넣어 섞는다.
연어를 올리고 뚜껑을 덮은 다음, 오븐에 넣어 한 시간 동안 굽
는다. 연어를 꺼내 접시에 담고 냄비 안에 고인 코코넛 크림소
스를 연어에 부은 다음, 토마토와 고수를 위에 얹는다. 다른 접
시에 브로콜리나 완두콩 같은 채소를 담고, 거기에도 소스를
붓는다. 연어 구이 한 접시에는 1숟가락 분량의 코코넛 오일이
들어 있다. 기호에 따라 더 넣어도 된다.

4인분

## 40. 코코넛 밀크 가자미 요리

코코넛 오일 ¼컵
양파 1개 다진 것
피망 1개 다진 것
다진 콜리플라워 2컵
마늘 5쪽 다진 것
가자미 살 4개 *
옥수수 분말 1찻숟가락
가람 마살라 1찻숟가락 **
코코넛 밀크 1캔(400그램)
소금과 후추

프라이팬에 코코넛 오일을 쏟고 가열해 녹인다. 양파, 피망, 콜리플라워, 마늘을 넣고 물러질 때까지 볶는다. 채소를 프라이팬 한쪽으로 밀고 가자미를 올린다. 옥수수 분말과 가람 마살라를 코코넛 밀크에 넣고 저은 다음 프라이팬에 붓는다. 뚜껑을 덮고 10분 동안 끓인다. 소금과 후추로 간을 한다. 한 접시에 2숟가락 분량의 코코넛 오일이 들어 있다.

4인분

● 이 요리에는 어떤 흰살 생선을 써도 좋다.
●● 가람 마살라는 인도 요리에 흔히 쓰이는 혼합 향신료로, 키레 분말과 비슷하다. 식료품점의 향신료 코너에서 구입할 수 있다. 가람 마살라가 없으면 카레 분말을 써도 된다.

## 41. 태국식 새우 볶음국수

밀국수나 쌀국수 약 250그램
코코넛 오일 ¼컵
양파 1개 다진 것
초록 피망 1개 다진 것
브로콜리 1개 다진 것
그린 카레 페이스트 1찻숟가락●
껍질을 벗기고 꼬리를 뗀 새우 230그램
생선 소스 ¼컵●
소금

포장지에 적힌 대로 국수를 삶는다. 체로 걸러 한쪽에 놓아 둔다. 프라이팬에 코코넛 오일을 쏟고 가열해 녹인다. 양파와 초록 피망, 브로콜리를 넣고 물러질 때까지 볶는다. 그린 카레 페이스트와 새우를 넣고 새우가 완전히 익을 때까지 5분 정도 계속 볶는다. 생선 소스를 붓고 불을 끈 다음 국수를 넣어 젓는다. 소금으로 간을 한다. 국수 한 접시에는 1숟가락 분량의 코코넛 오일이 들어 있다.

4인분

● 그린 카레 페이스트와 생선 소스는 태국 요리에 흔히 쓰이는 양념이다. 대형 마트의 수입식품 코너에서 구입할 수 있다.

# 디저트

## 42. 통밀 코코넛 브라우니

녹은 코코넛 오일 ½컵

달걀 2개

설탕 1컵

바닐라 추출액 1찻숟가락

통밀 분말 ¾컵

코코아 분말 ⅓컵

베이킹파우더 ½찻숟가락

소금 ¼찻숟가락

다진 피칸 ½컵

코코넛 칩이나 플레이크 1컵

오븐을 섭씨 180도로 예열한다. 녹은 코코넛 오일(뜨겁지 않은 것)과 달걀을 그릇에 담고 섞는다. 설탕과 바닐라도 넣고 잘 저어 한쪽에 놓아 둔다. 다른 그릇에는 밀가루, 코코아, 베이킹파우더, 소금을 넣고 섞는다. 액상 재료와 분말 재료를 섞는다. 피칸을 붓고 젓는다. 가로 20센티미터, 세로 20센티미터, 깊이 5센티미터 크기의 빵틀에 반죽을 붓는다. 위에 코코넛을 뿌리고 오븐에 넣어 30분에서 35분 정도 굽는다. 실온에서 식혀 16조각으로 자른다. 브라우니 한 조각에는 ½숟가락 분량의 코코넛 오일이 들어 있다. 브라우니 16조각

## 43. 코코넛 쿠키

밀가루 3컵
코코넛 플레이크 1½컵
베이킹파우더 1½찻숟가락
소금 1찻숟가락
녹은 코코넛 오일 1¼컵
달걀 3개
설탕 1½컵
아몬드 추출액 1½찻숟가락

오븐을 섭씨 190도로 예열한다. 밀가루, 코코넛, 베이킹파우더, 소금을 함께 버무리고 한쪽에 놓아 둔다. 녹은 코코넛 오일(뜨겁지 않은 것), 달걀, 설탕, 아몬드 추출액을 함께 섞는다. 액상 재료와 분말 재료를 한데 섞는다. 밀대로 반죽을 밀어 4센티미터 크기 원형들로 만든 다음, 쿠키 판 위에 5센티미터 간격으로 늘어놓는다. 연한 갈색으로 변할 때까지 12분에서 15분 정도 굽는다. 쿠키 판을 꺼내 식힌다. 쿠키 하나에는 ½숟가락 분량의 코코넛 오일이 들어 있다.

쿠키 36-40개

# 44. 코코넛 오트밀 쿠키

황설탕 1컵

녹은 코코넛 오일 ½컵

달걀 2개

바닐라 추출액 ½찻숟가락

밀가루 1½컵

오트밀 1컵

코코넛 플레이크 ½컵

베이킹파우더 ½찻숟가락

계피 ½찻숟가락

소금 ¼찻숟가락

다진 호두 ½컵

오븐을 섭씨 190도로 예열한다. 설탕, 녹은 코코넛 오일(뜨겁지 않은 것), 달걀, 바닐라를 한데 섞는다. 다른 그릇에는 밀가루, 오트밀, 코코넛, 베이킹파우더, 계피, 소금을 담아 섞은 다음, 액상 혼합물에 넣고 젓는다. 호두를 넣어 섞는다. 밀대로 반죽을 밀어 4센티미터 크기 원형들로 만든 다음, 기름을 바르지 않은 쿠키 판에 5센티미터 간격으로 늘어놓고 살살 눌러 납작하게 한다. 쿠키 한 개에는 ⅓숟가락 분량의 코코넛 오일이 들어 있다.

쿠키 24개

## 45. 통밀 코코넛 케이크

통밀 분말 2⅓컵
설탕 1⅔컵
베이킹파우더 ½찻숟가락
베이킹소다 1찻숟가락
소금 1찻숟가락
녹은 코코넛 오일 1컵
달걀 2개
숙성 바나나 2개 으깬 것
레몬 즙 2찻숟가락
다진 호두 ¾컵
코코넛 플레이크 1컵

오븐을 섭씨 180도로 예열한다. 가로 30센티미터, 세로 20센티미터, 깊이 5센티미터 크기의 빵틀에 기름을 바르고 밀가루를 살짝 뿌린다. 밀가루, 설탕, 베이킹파우더, 베이킹소다, 소금을 큰 그릇에 담고 섞는다. 녹은 코코넛 오일(뜨겁지 않은 것), 달걀, 바나나, 레몬 즙을 넣고 밀가루가 걸쭉해질 때까지 2분간 힘차게 치댄다. 반죽 속에 호두를 넣고 코코넛을 뿌린다. 칼로 찔렀을 때 반죽이 묻어 나오지 않을 때까지 35분 정도 굽는다. 빵틀에 담긴 채로 10분 동안 식힌다. 16조각으로 자른다. 케이크 한 조각에는 1숟가락 분량의 코코넛 오일이 들어 있다.
*케이크 16조각*

# 관련 자료

지방과 기름이 음식과 건강에 끼치는 영향, 특히 코코넛 오일
과 중사슬 지방산의 특성을 좀 더 자세히 알고 싶다면 아래 열
거하는 자료를 참고하기 바란다.

## 책

브루스 파이프, *Coconut Lover's Cookbook*, Piccadilly Books,
2004. 책 전체가 코코넛 요리로 채워져 있다. 코코넛 오일과 코
코넛 밀크, 코코넛 과육을 이용한 450가지 요리법이 소개되어
있다.

브루스 파이프, *Eat Fat, Look Thin: A Safe and Natural Way to
Lose Weight Permanently*, Piccadilly Books, 2002. 지방은 우리
몸에 이로울 수 있으며, 원치 않는 살을 빼도록 도와줄 수도 있
다. 좋은 지방을 섭취한다면 그렇다. 이 책은 칼로리 걱정을 하
거나 평소 좋아하는 음식을 끊지 않고도 체중을 줄이도록 도와
주는 〈코코넛 다이어트〉를 자세히 설명해 준다. 더불어 각종

요리법도 실려 있다.

브루스 파이프, *Stop Alzheimer's Now*, Piccadilly Books, 2001. 이 책은 코코넛 오일을 이용한 식단으로 알츠하이머병을 비롯해 흔히 나타나는 각종 신경퇴행성 질환을 예방하고 치료하는 요령을 알려 준다.

브루스 파이프, *Stop Autism Now*, Piccadilly Books, 2012. 코코넛 오일이 어떻게 아이들의 건강과 발육을 증진시키고 자폐증을 비롯한 각종 발달장애 치료에 쓰이는지 알려 주는 책이다.

브루스 파이프, *The New Arthritis Cure*, Piccadilly Books, 2009. 코코넛 오일 섭취와 치료 목적 식이요법을 병행하면 섬유근육통을 비롯한 수많은 관절염을 예방하고 치료할 수 있다. 이 책에 그 원리가 설명되어 있다.

브루스 파이프, *Coconut Water for Health and Healing*, Piccadilly Books, 2008. 코코넛 속에 들어 있는 수액에는 코코넛 오일과는 다른 효능이 많다. 이 놀라운 묘약의 역사와 과학적 사실들이 이 책에 실려 있다.

브루스 파이프, *The Palm Oil Miracle*, Piccadilly Books, 2007. 코코넛 오일과 마찬가지로 야자유도 건강에 이로운 점이 많다. 하지만 코코넛 오일과 달리 야자유의 효능은 MCFA에서 비롯된 것이 아니다. 건강을 증진시키는 야자유의 효능은 일반 비타민E보다 항산화 기능이 60배나 강한 특수한 비타민E를 비롯해 야자유에 함유된 다양한 영양소에서 나온다.

찰스 T. 맥지, *Heart Frauds: Uncovering the Biggest Health Scam in History*, Piccadilly Books, 2001. 콜레스테롤이 심장병의 원인이라는 논리는 오래전에 허위로 판명되었지만, 지금도 사람들은 콜레스테롤 수치에 연연한다. 의학계와 제약 업계, 식품 업계는 오로지 이윤 추구에 눈이 멀어 여전히 콜레스테롤 괴담을 부추기고 있다. 이 책은 콜레스테롤 괴담의 역사를 들춰내면서 의사들이 그 논리를 차마 포기하지 못하는 까닭을 설명해 준다. 건강에 관심이 많은 사람이라면 이 충격적인 책을 반드시 읽어야 한다.

샐리 팰런, 메리 G. 이니그, 퍼트리샤 코널리. *Nourishing Traditions: The Cookbook That Challenges Politically Correct Nutrition and the Diet Dictocrats*, New Trends, 1999. 이 책은 단순히 요리법을 소개하는 수준을 넘어, 수 세기 동안 전 세계 사람들에게 귀중한 양분을 공급해 온 진짜 음식을 섭취하는 요령을 알려 준다. 옛 선현의 지혜와 현대의 과학적 연구 결과가 결합되어 있는 책이다. 다양한 분야의 의사들과 영향학자들이 제시하는 통찰이 담겨 있다. 또한 코코넛 오일 같은 몸에 좋은 기름을 이용한 멋진 요리법들도 소개한다.

메리 G. 이니그, *Know Your Fats: The Complete Primer for Under standing the Nutrition of Fats, Oils, and Cholesterol*, Bethesda Press, 2000. 코코넛 오일의 효능을 비롯해 각종 지방과 기름이 건강에 끼치는 영향을 예리하게 분석한 책이다.

## 웹사이트

www.price-pottenger.org

프라이스-포텐저 영양 재단The Price-Pottenger Nutrition Foundation은 치과 의학박사 웨스턴 A. 프라이스와 의학박사 프랜시스 M. 포텐저의 의학적 발견에 기반을 둔 건전한 영양 섭취 원칙을 주창한다.

www.westonaprice.org

웨스턴 A. 프라이스 재단이 후원하는 이 웹사이트는 식품영양에 관한 훌륭한 정보를 제공하며, 일반 대중에게 올바른 식습관과 영양 섭취 요령을 알려 주고 식품 회사들이 고착화시킨 그릇된 통념을 깨는 일에 주력하고 있다. 이곳에는 코코넛 오일과 여타 기름 관련 정보를 비롯해 건강과 영양 문제를 다룬 뛰어난 기사와 글이 다양하게 실려 있다.

# 참고 문헌

## 1장. 코코넛 오일의 오해와 진실

Blonz, E. R. Scientists revising villain status of coconut oil. Oakland Tribune, January 23, 1991.

Enig, M. G. 1999. Coconut: In support of good health in the twenty-first century. Paper presented at the Thirty-sixth Annual Meeting of the APCC.

Enig, M. G. 2000. Know your fats. Silver Spring, Md.: Bethesda Press.

Heimlich, J. 1990. What your doctor won't tell you. New York: Harper-Perennial.

Konlee, M. 1997. Return from the jungle: An interview with Chris Dafoe. Positive Health News 14 (Summer).

Okoji, G. O., Peterside I. E., Oruamabo R. S. 1993. Childhood convulsions: A hospital survey on traditional remedies. African Journal of Medicine and Medical Sciences 22(2).

Price, W. A. 1998. Nutrition and physical degeneration. 6th

ed. Los Angeles: Keats.

Prior, I. A. M. 1971. The price of civilization. Nutrition Today, July/August.

Spencer, P. L. 1995. Fat faddists. Consumers' Research 78(5).

## 2장. 심장병에 맞서는 새로운 무기

Addis, P. B., and G. J. Warner. 1991. In Free radicals and food additives, edited by O. I. Aruoma and B. Halliwell. London: Taylor and Francis.

Ball, M. J. 1993. Parenteral nutrition in the critically ill: Use of a medium chain triglyceride emulsion. Intensive Care Medicine 19(2).

Belitz, H. D., and W. Grosch. 1999. Food chemistry. 2nd ed. Translated by D. Hadziyev. New York: Springer-Verlag.

Booyens, J., and C. C. Louwrens. 1986. The Eskimo diet: Prophylactic effects ascribed to the balanced presence of natural cis unsaturated fatty acids. Medical Hypotheses 21.

Calabrese, C., Myer S., Munson S., Turet P., Birdsall T. C. 1999. A crossover study of the effect of a single oral feeding of medium chain triglyceride oil vs. canola oil on post-ingestion plasma triglyceride levels in healthy men. Alternative Medicine Review 4(1).

Carroll, K. K., and H. T. Khor. 1971. Effects of level and type of dietary fat on incidence of mammary tumors induced in female Sprague-Dawley rats by 7, 12-dimethylbenzanthracene. Lipids 6.

Jiang, Z. M., Zhang S. Y., Wang X. R. 1993. A comparison

of medium-chain and long-chain triglycerides in surgical patients. Annals of Surgery 217(2).

Kritchevsky, D., and S. A. Pepper. 1967. Cholesterol vehicle in experimental atherosclerosis. 9. Comparison of heated corn oil and heated olive oil. Journal of Atherosclerosis Research 7.

Loliger, J. 1991. In Free radicals and food additives, edited by O. I. Aruoma and B. Halliwell. London: Taylor and Francis.

McCully, K. S. 1997. The homocysteine revolution. Los Angeles: Keats.

Moore, T. H. 1989. The cholesterol myth. Atlantic Monthly, September.

Passwater, R. A. 1985. The antioxidants. New Canaan, Conn.: Keats.

Passwater, R. A. 1992. The new superantioxidant-plus. New Canaan, Conn.: Keats.

Raloff, J. 1996. Unusual fats lose heart-friendly image. Science News 150(6).

Tantibhedhyangkul, P., and S. A. Hashim. 1978. Medium-chain triglyceride feeding in premature infants: Effects on calcium and magnesium absorption. Pediatrics 61(4).

Thampan, P. K. 1994. Facts and fallacies about coconut oil. Jakarta: Asian and Pacific Coconut Community.

Willett, W. C., Stampfer M. J., Manson J. E., Colditz G. A., Speizer F. E., Rosner B. A., Sampson L. A., Hennekens C. H. 1993. Intake of trans fatty acids and risk of coronary heart disease among women. Lancet 341(8845).

## 3장. 지방을 이해하자

Anonymous. 1998. Bad teeth and gums a risk factor for heart disease? Harvard Heart Letter 9(3).

Ascherio, A., and W. C. Willett. 1997. Health effects of trans fatty acids. American Journal of Clinical Nutrition 66(4 supp.).

Baba, N. 1982. Enhanced thermogenesis and diminished deposition of fat in response to overfeeding with a diet containing medium chain triglycerides. American Journal of Clinical Nutrition 35.

Bray, G. A., Cee M., Bray T. L. 1980. Weight gain of rats fed medium-chain triglycerides is less than rats fed long-chain triglycerides. International Journal of Obesity 4.

Danesh, J., and R. Collins. 1997. Chronic infections and coronary heart disease: Is there a link? Lancet 350.

Enig, M. G. 1993. Diet, serum cholesterol and coronary heart disease. In Coronary heart disease: The dietary sense and nonsense, edited by G. V. Man. London: Janus.

Enig, M. G. 1999. Coconut: In support of good health in the twenty-first century. Paper presented at the Thirty-sixth Annual Meeting of the APCC.

Enig, M. G. 2000. Know your fats: The complete primer for understanding the nutrition of fats, oils, and cholesterol. Silver Spring, Md.: Bethesda Press.

Fong, I. W. 2000. Emerging relations between infectious diseases and coronary artery disease and atherosclerosis. Canadian Medical Association Journal 163(1).

Gaydos, C. A., Summersgill J. T., Sahney N. N., Ramirez J. A., Quinn T. C. 1996. Replication of Chlamydia pneumoniae in vitro in human macrophages, endothelial cells, and aortic artery smooth muscle cells. Infection and Immunity 64.

Geliebter, A. 1983. Overfeeding with medium-chain triglycerides diet results in diminished deposition of fat. American Journal of Clinical Nutrition 37.

Greenberger, N. J., and T. G. Skillman. 1969. Medium-chain triglycerides: physiologic considerations and clinical implications. New England Journal of Medicine 280.

Gura, T. 1998. Infections: A cause of artery-clogging plaques? Science 281.

Hegsted, D. M., McGandy R. B., Myers M. L., Stare F. J. 1965. Qualitative effects of dietary fat on serum cholesterol in man. American Journal of Clinical Nutrition 17.

Heimlich, J. 1990. What your doctor won't tell you. New York: Harper-Collins.

Hornung, B., Amtmann E., Sauer G. 1994. Lauric acid inhibits the maturation of vesicular stomatitis virus. Journal of General Virology 75.

Kaunitz, H. 1986. Medium chain triglycerides (MCT) in aging and arteriosclerosis. Journal of Environmental Pathology, Toxicology, and Oncology 6(3 - 4).

Kaunitz, H., and C. S. Dayrit. 1992. Coconut oil consumption and coronary heart disease. Philippine Journal of Internal Medicine 30.

Kurup, P. A., and T. Rajmohan. 1994. Consumption of coconut oil and coconut kernel and the incidence of atherosclerosis. In Coconut and Coconut Oil in Human Nutrition, Proceedings. Symposium on Coconut and Coconut Oil in Human Nutrition, sponsored by the Coconut Development Board, Kochi, India, March 27, 1994.

Leinonen, M. 1993. Pathogenic mechanisms and epidemiology of Chlamydia pneumoniae. European Heart Journal 14(supp. K).

Mendis, S., and R. Kumarasunderam. 1990. The effect of daily consumption of coconut fat and soya-bean fat on plasma lipids and lipoproteins of young normolipidaemic men. British Journal of Nutrition 63.

Millman, C. 1999. The route of all evil. Men's Health 14(10).

Muhlestein, J. B. 2003. Chronic infection and coronary artery disease. Clinical Cardiology 21(3).

Price, W. A. 1998. Nutrition and physical degeneration. 6th ed. Los Angeles: Keats.

Prior, I. A., Davidson F., Salmond C. E., Czochanska Z. 1981. Cholesterol, coconuts, and diet on Polynesian atolls: A natural experiment: The Pukapuka and Tokelau Island studies. American Journal of Clinical Nutrition 34(8).

Ross, R. 1993. The pathogenesis of atherosclerosis: A perspective for the 1990s. Nature 362.

Sircar, S., and U. Kansra. 1998. Choice of cooking oils. myths and realities. Journal of the Indian Medical Association

96(10).

Stanhope, J. M., Sampson V. M., Prior I. A. 1981. The Tokelau Island migrant study: Serum lipid concentrations in two environments. Journal of Chronic Diseases 34.

Thampan, P. K. 1994. Facts and fallacies about coconut oil. Jakarta: Asian and Pacific Coconut Community.

## 4장. 자연이 선사한 놀라운 세균 박멸제

Anonymous. 1987. Monolaurin. AIDS Treatment News 33.

Anonymous. 1998. Summertime blues: It's giardia season. Journal of Environmental Health 61 July/August.

Bergsson, G., Arnfinnsson S., Karlsson S. M., Steingrimsson O., Thormar H. 1998. In vitro inactivation of Chlamydia trachomatis by fatty acids and monoglycerides. Antimicrobial Agents and Chemotherapy 42.

Chowhan, G. S., Joshi K. R., Bhatnagar H. N., Khangarot D. 1985. Treatment of tapeworm infestation by coconut (Concus nucifera) preparations. Journal of the Association of Physicians of India 33.

Crook, W. 1986. The yeast connection. New York: Vintage Books.

Crouch, A. A., Seow W. K., Whitman L. M., Thong Y. H. 1991. Effect of human milk and infant milk formulae on adherence of Giardia intestinalis. Transactions of the Royal Society of Tropical Medicine and Hygiene 85.

Enig, M. G. 1999. Coconut: In support of good health in the

twenty-first century. Paper presented at the Thirty-sixth Annual Meeting of the APCC.

Galland, L. 1999. Colonies within: Allergies from intestinal parasites. Total Health 21.

Galland, L., and M. Leem. 1990. Giardia lamblia infection as a cause of chronic fatigue. Journal of Nutritional Medicine 1.

Hernell, O., Ward H., Blackberg L., Pereira M. E. 1986. Killing of Giardia lamblia by human milk lipases: An effect mediated by lipolysis of milk lipids. Journal of Infectious Diseases 153.

Hierholzer, J. C., and J. J. Kabara. 1982. In vitro effects of monolaurin compounds on enveloped RNA and DNA viruses. Journal of Food Safety 4.

Holland, K. T., Taylor D., Farrell A. M. 1994. The effect of glycerol monolaurate on growth of, and production of toxic shock syndrome toxin-1 and lipase by, Staphylococcus aureus. Journal of Antimicrobial Chemotherapy 33.

Isaacs, C. E., and H. Thormar. 1991. The role of milk-derived antimicrobial lipids as antiviral and antibacterial agents. In Immunology of milk and the neonate, edited by J. Mestecky, Blair C., and Ogra P. L. New York: Plenum Press.

Isaacs, C. E., Litov R. E., Marie P., Thormar H. 1992. Addition of lipases to infant formulas produces antiviral and antibacterial activity. Journal of Nutritional Biochemistry 3.

Isaacs, C. E., Kim K. S., Thormar H. 1994. Inactivation of enveloped viruses in human bodily fluids by purified lipid.

Annals of the New York Academy of Sciences 724.

Kabara, J. J. 1978. Fatty acids and derivatives as antimicrobial agents. In The pharmacological effect of lipids, edited by J. J. Kabara. Champaign, Ill.: American Oil Chemists' Society.

Kabara, J. J. 1984. Antimicrobial agents derived from fatty acids. Journal of the American Oil Chemists' Society 61.

Kent, C. Food-borne illnesses a growing threat to public health. American Medical News, June 10, 1996.

Merewood, A. 1994. Taming the yeast beast. Women's Sports and Fitness 16.

Novotny, T. E., Hopkins R. S., Shillam P., Janoff E. N. 1990. Prevalence of Giardia lamblia and risk factors for infection among children attending day-care. Public Health Reports 105.

Petschow, B. W., Batema R. P., Ford L. L. 1996. Susceptibility of Helicobacter pylori to bactericidal properties of medium-chain monoglycerides and free fatty acids. Antimicrobial Agents and Chemotherapy 145.

Reiner, D. S., Wang C. S., Gillin F. D. 1986. Human milk kills Giardia lamblia by generating toxic lipolytic products. Journal of Infectious Diseases 154.

Thormar, H., Isaacs C. E., Brown H. R., Barshatzky M. R., Pessolano T. 1987. Inactivation of enveloped viruses and killing of cells by fatty acids and monoglycerides. Antimicrobial Agents and Chemotherapy 31.

Wan, J. M., and R. F. Grimble. 1987. Effect of dietary

linoleate content on the metabolic response of rats to Escherichia coli endotoxin. Clinical Science 72(3).

## 5장. 지방을 먹으면 살이 빠진다

Baba, N. 1982. Enhanced thermogenesis and diminished deposition of fat in response to overfeeding with diet containing medium-chain triglyceride. American Journal of Clinical Nutrition 35.

Bray, G. A., Cee M., Bray T. L. 1980. Weight gain of rats fed medium-chain triglycerides is less than rats fed long-chain triglycerides. International Journal of Obesity 4.

Divi, R. L., Chang H. C., Doerge D. R. 1997. Anti-thyroid isoflavones from soybean: Isolation, characterization, and mechanisms of action. Biochemical Pharmacology 54(10).

Geliebter, A. 1980. Overfeeding with a diet containing medium chain triglyceride impedes accumulation of body fat. Clinical Research 28.

Geliebter, A., Torbay N., Bracco E. F., Hashim S. A., Van Itallie T. B. 1983. Overfeeding with medium-chain triglycerides diet results in diminished deposition of fat. American Journal of Clinical Nutrition 37.

Hashim, S. A., and P. Tantibhedyangkul. 1987. Medium chain triglyceride in early life: Effects on growth of adipose tissue. Lipids 22.

Hill, J. O., Peters J. C., Yang D., Sharp T., Kaler M., Abumrad N. N., Greene H. L. 1989. Thermogenesis in humans during overfeeding with mediumchain triglycerides. Metabolism 38.

Ingle, D. L. 1999. Dietary energy value of medium-chain triglycerides. Journal of Food Science 64(6).

Murray, M. T. 1996. Herbal formulas containing natural sources of caffeine and ephedrine. American Journal of Natural Medicine 3(3).

Seaton, T. B., Welle S. L., Warenko M. K., Campbell R. G. 1986. Thermic effect of medium-chain and long-chain triglycerides in man. American Journal of Clinical Nutrition 44.

Shepard, T. H. 1960. Soybean goiter. New England Journal of Medicine 262.

Thampan, P. K. 1994. Facts and fallacies about coconut oil. Jakarta: Asian and Pacific Coconut Community.

Whitney, E. N., Cataldo C. B., Rolfes S. R. 1991. Understanding normal and clinical nutrition. 3rd ed. St. Paul, Minn.: West.

## 6장. 아름다운 피부와 모발

Anonymous. 1999. Shine to dye for. Redbook, February.

Cross, C. E., Halliwell B., Borish E. T., Pryor W. A., Ames B. N., Saul R. L., McCord J. M., Harman D. 1987. Oxygen radicals and human disease. Annals of Internal Medicine 107.

Harman, D. 1986. Free radical theory of aging: Role of free radicals in the origination and evolution of life, aging, and disease processes. In Free radicals, aging and degenerative diseases,

357

edited by R. L. Walford, J. E. Johnson, D. Harman, and J. Miguel. New York: John Wiley & Sons.

Kabara, J. J. 1978. The pharmacological effect of lipids. Champaign, Ill.: American Oil Chemists' Society.

Noonan, P. 1994. Porcupine antibiotics. Omni 16.

Sadeghi, S., Wallace F. A., Calder P .C. 1999. Dietary lipids modify the cytokine response to bacterial lipopolysaccharide in mice. Immunology 96(3).

# 7장. 코코넛 오일은 음식이자 약이다

Anonymous. 1999. Low-fat diet alone reversed type 2 diabetes in mice. Comprehensive Therapy 25(1).

Applegate, L. 1996. Nutrition. Runner's World 31.

Azain, M. J. 1993. Effects of adding medium-chain triglycerides to sow diets during late gestation and early lactation on litter performance. Journal of Animal Science 71(11).

Balzola, F. A., Castellino F., Colombatto P., Manzini P., Astegiano M., Verme G., Brunetto M. R., Pera A., Bonino F. 1997. IgM antibody against measles virus in patients with inflammatory bowel disease: A marker of virus-related disease? European Journal of Gastroenterology & Hepatology 9(7).

Barnard, R. J., Massey M. R., Cherry S., O'Brien L. T., Pritikin, N. 1983. Long-term use of a high-complex-carbohydrate, high-fiber, low-fat diet and exercise in the treatment of NIDDM patients. Diabetes Care 6(3).

Berry, E. M. 1997. Dietary fatty acids in the management of

diabetes mellitus. American Journal of Clinical Nutrition 66 (supp.).

Campbell-Falck, D., Thomas T., Falck T. M., Tutuo N., Clem K. 2000. The intravenous use of coconut water. American Journal of Emergency Medicine 18(1).

Cha, Y. S., and D. S. Sachan. 1994. Opposite effects of dietary saturated and unsaturated fatty acids on ethanol-pharmacokinetics, triglycerides and carnitines. Journal of the American College of Nutrition 13(4).

Cohen, L. A. 1988. Medium chain triglycerides lack tumor-promoting effects in the n-methylnitrosourea-induced mammary tumor model. In The pharmacological effects of lipids, vol. 3, edited by J. J. Kabara. Champaign, Ill.: American Oil Chemists' Society.

Cohen, L. A., and D. O. Thompson. 1987. The influence of dietary medium chain triglycerides on rat mammary tumor development. Lipids 22(6).

Costantini, L. C., Barr L. J., Vogel J. L., Henderson S. T. 2008. Hypometabolism as a therapeutic target in Alzheimer's disease. BMC Neuroscience 9.

Daszak, P. 1997. Detection and comparative analysis of persistent measles virus infection in Crohn's disease by immunogold electron microscopy. Journal of Clinical Pathology 50(4).

Dayrit, C. S. 2000. Coconut oil in health and disease: Its and monolaurin's potential as cure for HIV/AIDS. Paper presented at the Thirty-seventh Annual Cocotech Meeting, Chennai, India, July 25.

de Lourdes Arruzazabala, M., Molina V., Mas R., Carbajal D., Marrero D., Gonzalez V., Rodriguez E. 2007. Effects of coconut oil on testosteroneinduced prostatic hyperplasia in Sprague-Dawley rats. Journal of Pharmacy and Pharmacology 59(7).

Duan, W., Guo Z., Jiang H., Ware M., Li X. J., Mattson M. P. 2003. Dietary restriction normalizes glucose metabolism and BDNF levels, slows disease progression, and increases survival in Huntington mutant mice. Proceedings of the National Academy of Science USA 100(5).

Francois, C. A., Connor S. L., Wander R. L., Connor W. E. 1998. Acute effects of dietary fatty acids on the fatty acids of human milk. American Journal of Clinical Nutrition 67.

Fushiki, T., and K. Matsumoto. 1995. Swimming endurance capacity of mice is increased by chronic consumption of medium-chain triglycerides. Journal of Nutrition 125.

Garfinkel, M., Cee S., Opara E. C., Akwari O. E. 1992. Insulinotropic potency of lauric acid: A metabolic rationale for medium chain fatty acids(MCF) in TPN formulation. Journal of Surgical Research 52.

Gasior, M., Rogawaki M. A., Hartman A. L. 2006. Neuroprotective and disease-modifying effects of the ketogenic diet. Behavioural Pharmacology 17(5-6).

Ge, Y., Xu Y., Liao L. 2002. Comparison of the fat elimination between longchain triglycerides and medium-chain triglycerides in rats with ischemic acute renal failure. Renal Failure 24(1).

Ginsberg, B. H., Jabour J., Spector A. A. 1982. Effect of alterations in membrane lipid unsaturation on the properties of the insulin receptor of Ehrlich ascites cells. Biochimica et biophysica acta 690(2).

Goldberg, B., ed. 1994. Alternative medicine. Fife, Wash.: Future Medicine.

Hopkins, G. J., Kennedy T. G., Carroll K. K. 1981. Polyunsaturated fatty acids as promoters of mammary carcinogenesis induced in Sprague-Dawley rats by 7, 12-dimethylbenz[a]anthracene. Journal of the National Cancer Institute 66(3).

Intahphuak, S., Khonsung P., Panthong A. 2010. Anti-inflammatory, analgesic, and antipyretic activities of virgin coconut oil. Pharmaceutical Biology 48(2).

Jiang, Z. M., Zhang S. Y., Wang X. R. 1993. A comparison of medium-chain and long-chain triglycerides in surgical patients. Annals of Surgery 217(2).

Kiyasu, G. Y. 1952. The portal transport of absorbed fatty acids. Journal of Biological Chemistry 199.

Kono, H., Enomoto N., Connor H. D., Wheeler M. D., Bradford B. U., Rivera C. A., Kadiiska M. B., Mason R. P., Thurman R. G. 2000. Mediumchain triglycerides inhibit free radical formation and TNF-alpha production in rats given enteral ethanol. American Journal of Physiology, Gastrointestinal and

Liver Physiology 278(3).

Lewin, J., Dhillon A. P., Sim R., Mazure G., Pounder R. E., Wakefield A. J. 1995. Persistent measles virus infection of the intestine: confirmation by immunogold electron microscopy. Gut 36(4).

Macalalag, E.V., Macalalag M. L., Macalalag A. L., Perez E. B., Cruz L. V., Valensuela L. S., Bustamante M. M., Macalalag M. E. 1997. Buko water of immature coconut is a universal urinary stone solvent. Paper presented at the Padivid Coconut Community Conference, Manila, August 14 - 18.

Monserrat, A. J., Romero M., Lago N., Aristi C. 1995. Protective effect of coconut oil on renal necrosis occurring in rats fed a methyl-deficient diet. Renal Failure 17(5).

Montgomery, S. M., Morris D. L., Pounder R. E., Wakefield A. J. 1999. Paramyxovirus infections in childhood and subsequent inflammatory bowel disease. Gastroenterology 116(4).

Murray, M. 1994. Natural alternatives to over-the-counter and prescription drugs. New York: Morrow.

Nanji, A. A., Sadrzadeh S. M., Yang E. K., Fogt F., Meydani M., Dannenberg A. J. 1995. Dietary saturated fatty acids: A novel treatment for alcoholic liver disease. Gastroenterology 109(2).

Oakes, N. D., Bell K. S., Furler S. M., Camilleri S., Saha A. K., Ruderman N. B., Chisholm D. S., Kraegen E. W. 1997. Diet-induced muscle insulin resistance in rats is ameliorated by acute dietary lipid withdrawal or a single bout of exercise: Parallel relationship between insulin stimulation of glucose uptake and suppression of long-chain fatty acyl-CoA. Diabetes 46(12).

Parekh, P. I., Petro A. E., Tiller J. M., Feinglos M. N., Surwit R. S. 1998. Reversal of diet-induced obesity and diabetes in C57BL/6J mice. Metabolism 47(9).

Reddy, B. S. 1992. Dietary fat and colon cancer: Animal model studies. Lipids 27(10).

Reger, M. A., Henderson S. T., Hale C., Cholerton B., Baker L. D., Watson G. S., Hyde K., Chapman D., Craft S. 2004. Effects of beta-hydroxybutyrate on cognition in memory-impaired adults. Neurobiology of Aging 25(3).

Ross, D. L., Swaiman K. F., Torres F., Hansen J. 1985. Early biochemical and EEG correlates of the ketogenic diet in children with atypical absence epilepsy. Pediatric Neurology 1(2).

Shimada, H., Tyler V. E., McLaughlin J. L. 1997. Biologically active acylglycerides from the berries of saw-palmetto. Journal of National Products 60.

Sircar, S., and Kansra U. 1998. Choice of cooking oils—myths and realities. Journal of the Indian Medical Association 96(10).

Tantibhedhyangkul, P., and S. A. Hashim. 1978. Medium-chain triglyceride feeding in premature infants: Effects on calcium and magnesium absorption. Pediatrics 61(4).

Thampan, P. K. 1994. Facts and fallacies about coconut oil. Jakarta: Asian and Pacific Coconut Community.

Theuer, R. C., Martin W. H., Friday T. J., Zoumas B. L., Sarett H. P. 1972. Regression of alcoholic fatty liver in the rat by medium-chain triglycerides. American Journal of Clinical Nutrition 25(2).

Tieu, K., Perier C., Caspersen C., Teismann P., Wu D. C., Yan S. D., Naini A., Vila M., Jackson-Lewis V., Ramasamy R., Przedborski S. 2003. D-beta-hydroxybutyrate rescues mitochondrial respiration and mitigates features of Parkinson disease. Journal of Clinical Investigation 112(6).

Van der Auwera, I., Wera S., Van Leuven F., Henderson S. T. 2005. A ketogenic diet reduces amyloid beta 40 and 42 in mouse model of Alzheimer's disease. Nutrition and Metabolism (London) 2.

Vaidya, U. V., Hegde V. M., Bhave S. A., Pandit A. N. 1992. Vegetable oil fortified feeds in the nutrition of very low birthweight babies. Indian Pediatrics 29(12).

Wakefield, A. J., Montgomery S. M., Pounder R. E. 1999. Crohn's disease: The case for measles virus. Italian Journal of Gastroenterology and Hepatology 31(3).

Watkins, B. A. 2000. Importance of vitamin E in bone formation and in chondrocyte function, Purdue University. Cited in S. Fallon and M. G. Enig. Dem bones.do high protein diets cause osteoporosis? Wise Traditions 1(4).

Yost, T. J., and R. H. Eckel. 1989. Hypocaloric feeding in obese women: Metabolic effects of medium-chain triglyceride substitution. American Journal of Clinical Nutrition 49(2).

Zhao, Z., Lange D. J., Voustianiouk A., MacGrogan D., Ho L., Suh J., Humala N., Thiyagarajan M., Wang J., Pasinetti G. M. 2006.

A ketogenic diet as a potential novel therapeutic intervention in amyotrophic lateral sclerosis. BMC Neuroscience 7.

## 8장. 식습관이 건강을 좌우한다

Gerster, H. 1998. Can adults adequately convert alpha-linolenic acid (18:3n-3) to eicosapentaenoic acid (20:5n-3) and docosahexaenoic acid (22:6n-3)? International Journal for Vitamin and Nutrition Research 68(3).

Isaacs, C. E., and H. Thormar. 1990. Human milk lipids inactivated enveloped viruses. In Breastfeeding, nutrition, infection and infant growth in developed and emerging countries, edited by S. A. Atkinson, L. A. Hanson, and R. K. Chandra. St. John's, Newfoundland: Arts Biomedical.

Kabara, J. J. 1984. Laurcidin: The nonionic emulsifier with antimicrobial properties. In Cosmetic and drug preservation, principles and practice, edited by Jon J. Kabara. New York: Marcel Dekker.

Traul, K. A., Driedger A., Ingle D. L., Nakhasi D. 2000. Review of the toxicologic properties of medium-chain triglycerides. Food and Chemical Toxicology 38(1).

World Health Organization/Food and Agriculture Organization. 1977. Dietary fats and oils in human nutrition. Report of an expert consultation. Rome: U.N. Food and Agriculture Organization.

지은이 **브루스 파이프 의학박사 Bruce Fife, C.N., N.D.** 강연과 저술 활동으로 바쁜 나날을 보내는 저명한 영양학자이자 자연요법 전문가이다. 지금껏 스무 권이 넘는 책을 썼으며, 대표작으로 『뚱뚱하게 먹고, 날씬해 보이기 *Eat Fat, Look Thin*』, 『치매를 당장 없애자! *Stop Alzheimer's Now!*』, 『코코넛의 치유 기적 *Coconut Cures*』, 『코코넛 애호가의 요리책 *Coconut Lover's Cookbook*』 등이 있다. 한국에는 코코넛 오일로 입안의 독소를 제거하는 방법을 소개하는 『오일 풀링』이 소개되기도 했다. 또한 『건강한 삶의 뉴스레터 *Healthy Ways Newsletter*』 발행인이자 코코넛 연구 센터 Coconut Research Center의 대표이기도 하다. 이 비영리 단체는 건강 관리 전문가들과 일반 대중에게 코코넛의 영양과 효능을 알리고자 노력하고 있다.

파이프 박사는 최초로 코코넛 오일의 효능에 관한 의학 연구를 종합해 일반 대중이 이해할 수 있는 쉬운 언어로 소개했다. 그래서 오늘날 코코넛 오일의 효능을 알리는 데 앞장서는 대표적인 학자로 인정받고 있다. 흔히 사람들은 그를 가리켜 〈코코넛 전도사〉라고 부르며, 존경을 담아 〈코코넛 박사님〉이라고 부르는 이들도 많다.

옮긴이 **이원경** 이원경은 경희대학교 국어국문학과를 졸업하고 번역가의 길로 들어섰다. 지금껏 『홀』, 『바이킹』 3부작, 『마스터 앤드 커맨더』, 『와인드업 걸』, 『어느 미친 사내의 고백』, 『위철리 가의 여인』, 『모든 것이 중요해지는 순간』 등의 영미권 소설 및 어린이 책 등을 번역했다.

## 코코넛 오일의 기적

**지은이** 브루스 파이프 **옮긴이** 이원경 **발행인** 홍예빈·홍유진
**발행처** 사람의집(열린책들) **주소** 경기도 파주시 문발로 253 파주출판도시
**대표전화** 031-955-4000 **팩스** 031-955-4004
**홈페이지** www.openbooks.co.kr **email** webmaster@openbooks.co.kr
Copyright (C) 주식회사 열린책들, 2014, *Printed in Korea*.
**ISBN** 978-89-329-6965-7 13510 **발행일** 2014년 7월 15일 초판 1쇄 2022년 3월 15일 신판 1쇄